LARYNGOPHARYNGEAL REFLUX DISEASE

咽喉反流性疾病

主　编　李进让　肖水芳
副主编　李湘平　张立红　庄佩耘

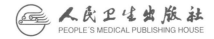

人民卫生出版社
PEOPLE'S MEDICAL PUBLISHING HOUSE

图书在版编目（CIP）数据

咽喉反流性疾病 / 李进让，肖水芳主编 .—北京：
人民卫生出版社，2019

ISBN 978-7-117-28101-0

Ⅰ.①咽…　Ⅱ.①李…②肖…　Ⅲ.①食管返流－诊疗　Ⅳ.① R571

中国版本图书馆 CIP 数据核字（2019）第 026345 号

人卫智网	www.ipmph.com	医学教育、学术、考试、健康，购书智慧智能综合服务平台
人卫官网	www.pmph.com	人卫官方资讯发布平台

咽喉反流性疾病

主　　编：李进让　肖水芳

出版发行：人民卫生出版社（中继线 010-59780011）

地　　址：北京市朝阳区潘家园南里 19 号

邮　　编：100021

E - mail：pmph @ pmph.com

购书热线：010-59787592　010-59787584　010-65264830

印　　刷：北京盛通印刷股份有限公司

经　　销：新华书店

开　　本：787×1092　1/16　印张：13

字　　数：316 千字

版　　次：2019 年 3 月第 1 版　2019 年 3 月第 1 版第 1 次印刷

标准书号：ISBN 978-7-117-28101-0

定　　价：136.00 元

打击盗版举报电话：010-59787491　E-mail：WQ @ pmph.com

（凡属印装质量问题请与本社市场营销中心联系退换）

编者及单位

（以姓氏拼音为序）

曹　杰　北京大学人民医院
高占成　北京大学人民医院
郭红光　中国人民解放军总医院第六医学中心
郭宇姝　中国人民解放军总医院第六医学中心
胡志伟　中国人民解放军火箭军特色医学中心
焦彦超　厦门大学附属中山医院
李　兰　深圳市儿童医院
李进让　中国人民解放军总医院第六医学中心
李湘平　南方医科大学南方医院
李晓雨　中国人民解放军总医院第六医学中心
罗花南　西安交通大学第二附属医院
吕秋萍　中日友好医院
马　鑫　北京大学人民医院
马艳利　厦门大学附属中山医院
潘　杨　厦门大学附属中山医院
彭莉莉　中国人民解放军总医院第六医学中心
冉桃桃　中国人民解放军总医院第八医学中心
任晓勇　西安交通大学第二附属医院
宋　徽　中国人民解放军总医院第八医学中心
田师宇　民航总医院
王　静　中国人民解放军总医院第六医学中心
王　路　南方医科大学南方医院
王嘉森　中国人民解放军总医院第六医学中心
王丽萍　中国医科大学附属盛京医院
王文伦　北京大学人民医院
王宇光　北京大学人民医院
吴继敏　中国人民解放军火箭军特色医学中心
吴慕坤　中国人民解放军总医院第六医学中心
肖水芳　北京大学第一医院
徐新林　厦门大学附属中山医院
闫　燕　北京大学第三医院
张俊波　北京大学第一医院
张立红　北京大学人民医院
张延平　中国人民解放军总医院第八医学中心
赵一馨　北京大学人民医院
郑雅莉　北京大学人民医院
庄佩耘　厦门大学附属中山医院
邹　剑　四川大学华西医院

序

　　近年来，随着人们生活和工作节奏的不断加快等原因，咽喉反流性疾病的发生不断增多，影响了患者生活质量，也增加了医疗费用。咽喉反流与许多疾病的发病密切相关，尤其是耳鼻咽喉疾病，所以越来越受到耳鼻咽喉科医生的关注和重视。为提高和规范咽喉反流性疾病的诊断和治疗，耳鼻咽喉科专家李进让教授、肖水芳教授主编了《咽喉反流性疾病》一书。

　　咽喉反流性疾病研究在我国尚处于起步阶段，国内外研究也尚不充分，需要同仁们在基础和临床领域做更多的工作。可喜的是，国内咽喉科专家们紧跟国外研究进展，进行了相关的基础和临床研究，取得了一些研究结果，制订了《中国咽喉反流性疾病诊断和治疗专家共识》，开展了多中心、大宗患者的流行病学调查，并计划开展多中心的临床诊断和治疗研究，相信在不久的将来我国在咽喉反流性疾病方面会有更多新的研究进展。

　　这本书论述了有关咽喉反流机制、诊断、治疗及相关疾病，涉及多个交叉学科，是一本比较全面、客观且颇具实用价值的专业书籍，希望这本书能成为同仁们工作、学习的助手。

高志强

2019 年 1 月

前　言

　　咽喉反流性疾病是指胃内容物反流至食管上括约肌以上部位，引起一系列症状和体征的总称。咽喉反流是许多耳鼻咽喉头颈外科疾病的致病因素之一，是许多疾病的源头，其引起的咽喉反流性疾病症状和体征无特异性，国内外仍缺乏统一的诊断和治疗标准，在临床诊疗过程中存在认识不足、过度诊断、治疗不规范等情况。为此，国内咽喉科专家根据自己的临床工作体会及参考国内外诊疗文献，共同编写了《咽喉反流性疾病》这本书，目的是规范咽喉反流性疾病的诊断和治疗，为今后进一步深入开展该病的临床和基础研究奠定基础。

　　本书共分 12 个章节，紧密结合临床实际，以科学、规范、实用为编写原则，首先循序渐进阐述了咽喉反流的发病机制、临床症状、体征、诊断及内外科、中医治疗，随后系统地论述了与咽喉反流相关的 19 种疾病及与儿童相关疾病等内容，还介绍了该病对艺术嗓音及生活质量的影响及动物模型的建立。

　　本书凝聚了国内咽喉专家的实际临床工作经验，突出实用性，同时，尽可能涵盖与之相关疾病，力求对疾病进行详细、系统的阐述，同时兼顾全面性。适用于耳鼻咽喉科及相关学科（消化内科、呼吸内科、胸外科、胃肠外科、儿科等）的专科医生及研究生作为医学继续教育的参考书，也可作为各级医院医生，尤其是临床一线医生的临床参考书。

　　在医学飞速发展和知识日新月异的今天，由于编者的水平及经验所限，本书难免有一定的局限性及片面性，恳请广大读者赐教，以备今后修改。

李进让　肖水芳
2019 年 1 月

目　录

第一章

咽喉反流性疾病概述

　　胃食管反流病很早就被广大医生所了解，但是，直到 20 世纪初才认识到其症状和胃食管反流的关系。尽管食管镜于 1890 年应用于临床，但直到 1935 年 Winkelstein 才在文献中报道成人消化性食管炎。1950 年 Berenberg 等报道了儿童胃食管反流病。早期胃食管反流病主要靠症状进行诊断，随着消化内镜及食管 pH 监测的广泛应用，使得胃食管反流病的诊断客观化。20 世纪 60 年代文献出现咽喉反流的报告，认为胃食管反流病对喉和咽部有损伤，其与喉接触性溃疡或肉芽肿有关，但未引起重视[1]。至 20 世纪 80 年代，Koufman 带领的团队应用 24 小时 pH 监测证实胃酸反流可引起声门下狭窄和声音嘶哑，并发现咽喉反流的特征明显不同于胃食管反流，咽喉反流多发生于直立位（白天），而临床常见的胃食管反流多发生于平卧位（夜间），而且，不到三分之一的咽喉反流患者有食管炎表现，因此认为咽喉反流性疾病不同于胃食管反流病，是一个独立的疾病[1]。之后 Koufman 教授总结了 225 例 24 小时喉咽和食管双探头 pH 监测的结果，发现喉癌、反流性咽喉炎、喉气管狭窄、咽异感症、慢性咳嗽等与胃酸反流关系密切，并通过动物实验证实胃酸和胃蛋白酶可引起喉部损伤[2]。1996 年对 12 例喉痉挛的患者进行 24 小时双探头 pH 监测发现 10 例患者食管 pH 监测异常，所有患者抑酸治疗有效。而对 113 例喉和嗓音疾病患者进行 24 小时 pH 监测发现 50% 以上的患者存在咽喉反流。鉴于咽喉反流的普遍存在，1996 年美国专家达成共识，规范了咽喉反流的一些基本概念，推动了咽喉反流性疾病在世界范围内的开展，至此，咽喉反流性疾病逐渐被广大耳鼻咽喉头颈外科医师所认识。随后 Belafsky 等通过对患者详细的病史询问、喉镜检查、pH 监测结果、治疗效果等临床资料进行统计学分析，设计了反流症状指数评分量表（reflux symptom index，RSI）和反流体征评分量表（reflux finding score，RFS），并进行了信度和效度验证[3, 4]，目前作为咽喉反流性疾病的筛查量表，在国际范围内得到了广泛应用和认可。若 RSI>13 分和（或）RFS>7 分，可诊断为疑似咽喉反流性疾病。这两个量表中文版的信度和效度也得到了验证，在国内也作为诊断筛查工具广泛应用[5-7]。但这两个量表没有涵盖咽喉反流的所有症状和体征，表中的各项指标也缺乏特异性，且受患者和医生主观因素影响较大。Hicks 等报道喉镜下 86% 的健康人可出现至少一项咽喉反流的阳性体征，因此需要进一步研究设计更合适的诊断量表。鉴于目前临床上没有更合适的诊断咽喉反流的方法，这两个量表作为诊断咽喉反流疑似患者仍被广泛应用。

一、咽喉反流性疾病的流行病学研究

Sone 等调查体检的 410 例正常人，RSI 大于 13 分的发生率为 7.1%[8]。而希腊学者，抽样调查 188 例正常人中，RSI 大于 13 的发生率为 8.5%。希腊其他学者随机调查 340 例正常人中，RSI 大于 13 的发生率为 18.8%，男女之间无统计学差异，饮酒和抽烟与咽喉反流发生有关。国内李丽娜等调查健康体检的部队中年干部 2616 名，采用 RSI 进行随机抽样问卷调查，以 RSI ≥ 13 为咽喉反流性疾病可疑组，咽喉反流性疾病可疑组有 307 例，占 11.7%。黄靖等采取多阶段随机抽样法抽取 2500 例南京市居民，对其咽喉反流的患病情况进行调查，RSI 大于 13 分为阳性。结果有效问卷 1950 例，阳性 75 例，患病率为 3.86%（75/1950），其中男性的患病率为 3.77%（43/1140），女性的患病率为 3.95%（32/810），51~70 岁年龄组 RSI 阳性率为 9%，显著高于其他年龄组[9]。陈贤明等采用随机整群抽样的方法对福州地区居民小区 4100 名 10~70 岁的常住居民进行问卷调查，采用 RSI 进行调查，并对相关因素进行分析。有效问卷 4063 例，RSI 大于 13 分为阳性，咽喉反流性疾病患病率为 5.00%（203/4063），其中 30~39 岁年龄段患病率最高[10]。

Jaspersen 等对 6215 例有烧心病史的患者进行研究，其食管外症状的发生率为 32.8%。按胃镜检查结果分为侵蚀性食管炎组和非侵蚀性食管炎组，两组食管外症状的发生率分别为 34.9% 和 30.5%。Matsuzaki 等研究发现腰椎后突的患者 RSI ≥ 13 的发病率（25%）明显高于正常对照组（3.2%）。美国学者调查发现，耳鼻咽喉科门诊患者 RSI ≥ 13 的发病率大约为 4%~10%，而喉部疾病和嗓音疾病 50% 左右的患者有咽喉反流。Vandenplas 等研究发现所有婴幼儿中咽喉反流发生率在 18% 左右，明显高于成人，在临床中值得关注。

二、咽喉反流性疾病的诊断

咽喉反流性疾病的临床表现多种多样，无明显特异性。目前临床上通过详细的病史和喉镜检查，根据 RSI 和 RFS 量表来筛查咽喉反流性疾病患者，对于 RSI>13 分和（或）RFS>7 分的患者，可以给予 8 周的质子泵抑制剂（PPI）试验性治疗，如有效可以确诊，如无效可以经 24 小时双探头食管腔内阻抗 –pH 监测去确诊或排除咽喉反流性疾病[11]。目前进行的一些研究和检查方法已是或即将成为临床客观检查方法。

（一）胃蛋白酶检测

胃蛋白酶只有胃壁主细胞分泌，因此一般认为在上气道分泌物中检测到胃蛋白酶的存在表明有咽喉反流的存在。Knight 等对 23 例患者的 63 份痰液标本应用免疫酶联方法进行胃蛋白酶检测，并与 pH 监测结果进行分析。pH 监测到咽喉反流后的痰液标本 14 份，其胃蛋白酶含量的中位数是 0.18mg/ml（0.003~22mg/ml），pH 监测没有反流的 49 份痰液标本中没有检测到胃蛋白酶。与 pH 监测结果对比，胃蛋白酶检测判断咽喉反流的敏感性是 100%，特异性是 89%。之后大量研究发现，有咽喉反流症状患者的唾液或痰中的胃蛋白酶的含量高于对照组，而且可以作为判定治疗效果的客观指标。但也有研究认为唾液中的胃蛋白酶阳性与否与咽喉反流症状无相关性，作为诊断胃食管反流食管外症状的方法敏感性较差，个别研究在有咽喉反流症状的患者和对照组的唾液中均未检测到胃蛋白酶。Wassenaar 等对 9 例因咽喉反流症状行胃底折叠术的患者手术前后进行痰液胃蛋白酶检测，发现术前均检测到胃蛋白酶，而术后只有 1 例检测到，认为胃蛋白酶检测结合症状、体征可以提高咽喉反流的诊断准确率，并可作为判定手术效果的一项指标。有学者检测标本中的胃蛋白酶，作为判定咽喉反流是否是致病因素之一的指标，研究发现分泌性中耳炎患者中耳渗液及慢性鼻－鼻窦炎患者鼻腔灌洗液中存在胃蛋白酶，认为咽喉反流是分泌性中耳炎和慢性鼻－鼻窦炎的一个致病因素[12]。Ocak 等研究认为增加检测痰液标本收集次数有可能提高诊断的敏感性[13]。Fortunato 等[14]对 90 例阻抗－pH 监测证实的咽喉反流患者和无症状的 43 例对照组的唾液胃蛋白酶进行检测，每例患者进行 24 小时阻抗－pH 监测时取不同时间段的痰液，共 8 份（置入 pH 监测导管前、三餐前和三餐后半小时以及晨起醒后），而对照组仅取一次的痰液。患者组有 85.6%（77/90）至少有一次的唾液胃蛋白酶阳性，而对照组仅为 9.3%（4/43），24 小时不同时间的胃蛋白酶含量差异很大，反流后 2 小时内唾液胃蛋白酶含量为（30.7 ± 135）ng/ml，2 小时后降为（16.5 ± 39.1）ng/ml，唾液胃蛋白酶阳性率与症状和 pH 监测结果明显相关。Na 等通过对 57 例咽喉反流患者晨起空腹状态下、三餐后 1 小时唾液中胃蛋白酶含量测定，发现晨起空腹状态下胃蛋白含量最高，认为晨起空腹状态下的唾液胃蛋白酶检测可以作为诊断咽喉反流的方法。部分学者认为，因为 24 小时唾液胃蛋白酶含量值差异太大，唾液胃蛋白酶浓度不能作为判定反流严重、程度的准确指标，取何时的唾液检测胃蛋白酶作为判定咽喉反流的指标值得进一步研究。

由于正常人可以有一定的咽喉反流，在正常人群唾液中可以检测到微量胃蛋白酶，若口腔唾液中检测到大量胃蛋白酶，则表明有较大量的咽喉反流的存在，因此唾液胃蛋白酶检测有望成为诊断咽喉反流的一种敏感、无创的方法。但是各国的研究对唾液中胃蛋白酶的正常值并不统一，国内也缺乏相关研究，作者研究了 50 名正常人群受试者（男性 25 名，女性 25 名），采用人胃蛋白酶双抗体一步夹心法酶联免疫吸附试验（ELISA 实验法）检测唾液胃蛋白酶，发现：男性受试者晨起唾液中胃蛋白酶含量平均为（22.77484 ± 1.35171）ng/ml，95% 置信区间为［19.98505ng/ml，25.56463ng/ml］；女性受试者晨起唾液中胃蛋白酶含量平均为（25.66516 ± 1.39033）ng/ml，95% 置信区间为［22.79567，28.53465］ng/ml。男、女受试者组胃蛋白酶含量在统计学上无显著差异[15]。本研究只是初步结果，可进一步扩大样本，并进行多中心研究，做出国人健康人群唾液中胃蛋白酶含量的检测结果，以此为临床判定值，作为咽喉反流的客观、无创的诊断方法。目前研究的唾液胃蛋白酶的无创检测，尽管离临床研究还有距离，但是相信随着技术的改进，不远的将来将成为诊断咽喉反流性疾病的无创金标准，使得咽喉反流性疾病的诊断和治疗有根有据。

（二）24 小时喉咽食管多通道腔内阻抗联合 pH 监测技术（24 小时 MII-pH）

24 小时 MII-pH 监测用于临床多年，其作为诊断的金标准，用于治疗前诊断、治疗后疗效评估或诊断性治疗效果不佳患者的确诊，也可以区分酸反流、非酸反流（弱酸反流和弱碱反流），并能判断反流与慢性咳嗽、喉痉挛等临床症状的相关性。咽喉反流事件是指胃内容物反流至咽喉部致咽喉部 pH 值一过性低于 4 的情况，一般认为 24 小时咽喉反流事件 ≥ 3 次或喉咽部 pH 值小于 4.0 的总时间 ≥ 1% 或 24 小时内喉咽反流面积指数（reflux area index，RAI，为单位时间内的 pH ≤ 4.0 的面积，可以反映患者酸暴露的情况）>6.3 即可确诊。但是，24 小时 pH 监测存在假阴性问题，而且多少次反流属于病理性的并没有统一的标准和客观证据，而且反流性咽喉炎患者和正常对照组的 pH 监测的咽喉反流发生率无明显差异，但多数研究认为 pH 监测有助于预测治疗效果。有研究发现胃蛋白酶在 pH 5 或以上环境中仍有活性，认为把胃内容物反流至咽喉部致咽喉部 pH 值一过性低于 5 的情况作为咽喉反流事件的标准更合适[16]。由于目前没有更多的临床资料证实把 pH 值一过性低于 4 的情况作为标准，咽喉反流性疾病的漏诊率明显增高，因此我们暂且按国际常用的 pH 低于 4 作为标准。至于是否 pH 低于 5 更合适，需要更多的前瞻性临床研究提供数据支持。

（三）咽部 pH 监测（Dx-pH 监测）

Dx-pH 监测仪是近年发展起来的一种气道 pH 监测系统，咽部 pH 监测（Dx-pH 监测）利用微创的经鼻导管的离子流传感器，可以精确监测咽喉部位的动态 pH 值，准确测出鼻、咽喉、气管中反流的微量酸或碱性气体，既可监测液体反流，也可监测气体反流，并能准确反映气道 pH 值 4~6 的实时变化情况。以 Ryan 评分反映监测结果。设定直立位时 pH<5.5，卧位时 pH<5.0，依据在这两个刻度以下的 24 小时反流事件总次数、反流百分比时间以及最长反流时间等参数计算出 Ryan 指数。直立位时 Ryan 指数大于 9.41 和（或）卧位时大于 6.79 为咽喉反流，可诊断为咽喉酸反流性疾病。Ryan 指数值越大，咽喉反流越严重。Ryan 指数值和质子泵抑制剂的疗效相对应，且 Ryan 指数值可帮助指导用药和判断药物疗效，故可分别于服用质子泵抑制剂前和治疗 8 周后行咽部 Dx-pH 监测，以了解患者病情程度及治疗效果。对于难治性咽喉反流，Ryan 指数值可帮助选择手术治疗的适应证[17]。与 MII-pH 电极相比，Dx-pH 电极更细更软，而且探头放置位置较浅，刺激较小，基本没有恶心、吞咽困难等咽部不适，所以更适于儿童咽喉反流的监测（最小年龄 6 个月），但是其只能更灵敏的监测酸反流事件，不能监测非酸反流是其最大缺点。

三、咽喉反流性疾病的治疗

对疑似咽喉反流性疾病的患者，可给予相应治疗。

1. 改变生活方式和饮食习惯   改变生活方式和饮食习惯极其重要，包括减肥、戒烟和戒酒；同时尽量避免巧克力、脂肪、柑橘类水果、碳酸饮料、番茄酱和咖啡的摄入，避免午夜进食等。有研究表明单纯改善生活方式对部分患者就有明显效果，同时改变患者抑郁情绪有助于提高治疗效果，因此在给予相应抑酸治疗时应关注患者的心理状况。

2. 抑酸治疗   抑酸治疗是咽喉反流治疗上最常用的内科治疗策略，目前国际上公认的首选药物为质子泵抑制剂，其他药物包括 H_2 受体抑制剂（H_2RA）、促胃肠动力剂、黏膜保护剂等。根据文献报告，对于咽喉反流性疾病，推荐的质子泵抑制剂剂量为 10~20mg/次，每日 2 次，早饭和晚饭前 30~60 分钟服用，持续服用 8~12 周，症状消失后逐渐减量至停药，以免快速停药造成反跳式胃酸分泌过多[18]。胃肠动力药通过加速胃排空，增强食管黏膜对反流内容物的清除功能，增强食管下括约肌的静止压力以缓解症状，有文献支持促胃肠动力药联合质子泵抑制剂在改善咽喉反流患者症状或体征方面优于单纯应用质子泵抑制剂，可减少咽喉反流症状的反复发作[19]。一般认为质子泵抑制剂不能连续应用半年以上，对于不能耐受质子泵抑制剂的患者或维持治疗治疗的患者可以应用 H_2 受体抑制剂。原先的研究认为对于长期应用质子泵抑制剂有增加腕关节、髋关节和脊柱骨折的潜在风险，与氯吡格雷合用，可增加心血管不良事件的潜在风险，但随后的荟萃分析未能够证实，最新的美国胃肠病学院对胃食管反流病的诊疗指南中认为已知有骨质疏松的患者仍可应用，而且在同时应用氯吡格雷的患者中，不需要改变治疗[20]。中医中药作为我国的国粹，其在治疗咽喉反流性疾病中的作用不容忽视，有研究也证实中药有助于提高质子泵抑制剂治疗咽喉反流性疾病的疗效[21]。但是国际上普遍应用的一日两次质子泵抑制剂治疗咽喉反流性疾病并不是依据于临床随机对照研究的结果，用药剂量和时间仍有争议[18]，因此需要进一步临床随机对照研究，找出合理的用药剂量和时间，规范治疗。

3. 手术治疗 如果积极内科药物治疗无效或患者存在危及生命的并发症持续存在时，可考虑手术治疗。手术目的是恢复食管下括约肌张力，加强抗反流屏障功能以减少咽喉反流事件的发生。腹腔镜下胃底折叠术是目前临床最常用和有效的术式[22]。最近研究认为，胃底折叠术对咽喉反流性疾病患者效果明显，不仅对药物治疗效果好的患者有效，对药物治疗不好的患者也有效[23]。

四、疗效评估

咽喉反流性疾病的症状和体征无特异性，而且症状表现差异较大，治疗后症状的改善明显早于体征的改善[24]，因此疗效评估时主要依靠患者的症状改善程度。由于反流症状指数评分量表并不能涵盖所有症状，单纯应用该量表作为疗效评估的指标也不妥。国内专家参照其他疾病诊疗指南疗效评估的判定标准，引入了视觉模拟评分法让患者根据自己的感受去评估症状好转程度，结合反流症状指数评分量表综合进行评估[25]。这样随时可以评估患者的疗效，有助于随时调整用药和治疗。但是，针对咽喉反流性疾病这样一个症状体征复杂，诊断尚不能完全实现客观准确的多发疾病来讲，疗效的评价应该结合对诊断手段不断改进及治疗方案的不断完善，一步步推进，一层层完善，最终实现咽喉反流性疾病的客观诊治，在此基础上建立系统完备的疗效评价体系。

（李进让）

■ 参 考 文 献 ■

1. Koufman JA.Laryngopharyngeal reflux 2002：a new paradigm of airway disease.Ear Nose Throat J，2002，81（9 Suppl 2）：2-6.

2. Koufman JA.The otolaryngologic manifestations of gastroesophageal reflux disease（GERD）：a clinical investigation of 225 patients using ambulatory 24-hour pH monitoring and an experimental investigation of the role of acid and pepsin in the development of laryngeal injury.Laryngoscope，1991，101（4 Pt 2 Suppl 53）：1-78.

3. Belafsky PC，Postma GN，Koufman JA.The validity and reliability of the reflux finding score（RFS）.Laryngoscope，2001，111（8）：1313-1317.

4. Belafsky PC，Postma GN，Koufman JA.Validity and reliability of the reflux symptom index（RSI）.J Voice，2002，16（2）：274-277.

5. 李进让，Belafsky PC，张立红.中国喉科医师应用反流体征评分量表的信度研究.中国耳鼻咽喉头颈外科，2012，19（7）：388-390.

6. 郑杰元，张立红，李晶兢，等.咽喉反流症状指数量表中文版的信度及效度.中华耳鼻咽喉头颈外科杂志，2012，47（11）：894-898.

7. 彭莉莉，李进让，张立红.三位不同职称喉科医师对咽喉反流体征评分量表的应用研究.中华耳鼻咽喉头颈外科杂志，2013，48（6）：461-464.

8. Sone M，Katayama N，Kato T，et al.Prevalence ofl aryngopharyngeal reflux symptoms：comparison between health checkup examinees and patients with otitis media.Otolaryngol Head Neck Surg，2012，146（4）：562-566.

9. 黄靖，徐媚，罗伟，等.南京市居民咽喉返流疾病的流行病学调查分析.中国耳鼻咽喉颅底外科杂志，

2013,19(5):416-419.

10. 陈贤明,李垚,郭文玲,等.福州地区咽喉反流性疾病的流行病学调查.中华耳鼻咽喉头颈外科杂志,2016,51(12):909-913.

11. 中华耳鼻咽喉头颈外科杂志编辑委员会咽喉组,中华医学会耳鼻咽喉头颈外科学分会咽喉学组.咽喉反流性疾病诊断与治疗专家共识(2015年).中华耳鼻咽喉头颈外科杂志,2016,51(5):324-326.

12. Luo HN,Yang QM,Sheng Y,et al.Role of pepsin and pepsinogen:linking laryngopharyngeal reflux with otitis media with effusion in children.Laryngoscope,2014,124(7):E294-300.

13. Ocak E,Kubat G,Yorulmaz İ.Immunoserologic pepsin detection in the saliva as a non-invasive rapid diagnostic test for laryngopharyngeal reflux.Balkan Med J,2015,32(1):46-50.

14. Fortunato JE,D'Agostino RB Jr,Lively MO.Pepsin in saliva as a biomarker for oropharyngeal reflux compared with 24-hour esophageal impedance/pH monitoring in pediatric patients.Neurogastroenterol Motil,2017,29(2). doi:10.1111/nmo.12936.Epub 2016 Sep 7.

15. 李进让,田师宇,邹世桢,等.健康成年人唾液中胃蛋白酶含量测定在辅助检测咽喉反流中的应用研究.中华胃食管反流病电子杂志,2017,4(1):13-16.

16. Reichel O,Issing WJ.Impact of different pH thresholds for 24-hour dual probe pH monitoring in patients with suspected laryngopharyngeal reflux.J Laryngol Otol,2008,122(5):485-489.

17. Vailati C,Mazzoleni G,Bondi S,et al.Oropharyngeal pH monitoring for laryngopharyngeal reflux:is it a reliab le test before therapy?J Voice,2013,27(1):84-89.

18. Campagnolo AM,Priston J,Thoen RH,et al.Laryngopharyngeal reflux:diagnosis,treatment,and latest research. Int Arch Otorhinolaryngol,2014,18(2):184-191.

19. Ezzat WF,Fawaz SA,Fathey H,et al.Virtue of adding prokinetics to proton pump inhibitors in the treatment of laryngopharyngeal reflux disease:prospective study.J Otolaryngol Head Neck Surg,2011;40(4):350-356.

20. 刘文忠.2013年美国胃肠病学院胃食管反流病诊断和处理指南解读.胃肠病学,2013,18(4):193-199.

21. 吉均祥,周杰玉.中西医结合治疗咽喉反流性疾病的疗效观察.中国耳鼻咽喉头颈外科,2015,22(9):452-454.

22. van der Westhuizen L,Von SJ,Wilkerson BJ,et al.Impact of Nissen fundoplication on laryngopharyngeal reflux symptoms.Am Surg,2011,77(7):878-882.

23. Weber B,Portnoy JE,Castellanos A,et al.Efficacy of anti-reflux surgery on refractory laryngopharyngeal reflux disease in professional voice users:a pilot study.J Voice,2014,28(4):492-500.

24. Belafsky PC,Postma GN,Koufman JA.Laryngopharyngeal reflux symptoms improve before changes in physical findings,2001,111(6):979-981.

25. 李进让,肖水芳,李湘平,等.咽喉反流性疾病诊断与治疗专家共识(2015年)解读.中华耳鼻咽喉头颈外科杂志,2016,51(5):327-332.

第二章

咽喉反流性疾病的发病机制

随着对咽喉反流性疾病（laryngopharyngeal reflux disease，LPRD）研究的深入，2002年美国耳鼻咽喉头颈外科学会正式收录 LPRD 这个名词。2016 年 3 月 16 日，我国多位专家学者根据国内外文献以及中国国情，共同讨论制订了《咽喉反流性疾病诊断与治疗专家共识（2015 年）》，并对 LPRD 做出明确定义：LPRD 是指胃内容物异常反流至食管上括约肌以上部位，引起的一系列症状和体征的总称，其临床表现主要为咽喉异物感、持续清嗓、声嘶、发音疲劳、咽喉疼痛、慢性咳嗽、呼吸困难、喉痉挛、哮喘等症状，以及声带后连合区域黏膜增生、肥厚，声带弥漫性充血、水肿，严重时出现肉芽肿、喉室消失、声门下狭窄等喉部体征[1]。

同时，人们开始从分子、神经等层面认识咽喉反流疾病的发生、发展及临床表现。咽喉反流的发病机制主要包括反流发生动力学机制、咽喉部黏膜直接损伤机制与症状体征形成机制、迷走神经反射机制等。

一、反流发生的动力学机制

食管的蠕动首先由咽部吞咽动作启动，其次是由于食物对于食管壁的直接刺激引发。胃内容物反流进入咽喉及以上部位，依次通过胃食管交界处（esophagogastric junction，EGJ）、食管下括约肌（lower esophageal sphincter，LES）、食管上括约肌（upper esophageal sphincter，UES）等。只有当以上屏障的解剖、生理、神经生物学及细胞学方面的机制受破坏后，咽喉反流才会发生。同时咽喉部组织缺乏对胃酸的抵抗能力，容易引起咽喉部上皮细胞损伤，纤毛功能紊乱，炎症反应及局部赘生物形成，造成组织损伤。

（一）食管下括约肌功能减弱

LES、膈脚、膈食管韧带、His 角是构成 EGJ 的主要结构，构成了抗反流屏障，其中以 LES 与膈脚最为重要，两者在 EGJ 形成高压带，有效抵抗胃内容物反流。LES 长约 3~4cm，静息状态压力约 10~30mmHg（1mmHg=0.133kPa），Pandolfino 等[2]认为反流的发生需满足以下条件：（1）食管下括约肌松弛；（2）膈脚功能抑制；（3）食管纵行肌收缩导致食管缩短和上提；（4）胃内压大于胃食管交界处压力 7mmHg 以上。正常生理状态下，无吞咽动作时也会出现 LES 松弛，即短暂性 LES 松弛，松弛频率增加导致胃酸反流频率的增加，使 EGJ 顺应性改变，EGJ 压力梯度增高，引起远端食管反流事件发生，目前认为是胃食管反流病（gastroesophageal reflux disease，GERD）的重要发病机制之一。而 LES 低压则是在咽喉反流过程中发挥中枢调节作用，是发生近端食管反流事件的主要机制，近端食管反流较容易到达咽喉及以上部位，称为异常反流。目前已证实食管下括约肌腹内段长度 <1cm 和食管下括约肌压力积分 <400mmHg/（s/cm）的患者更易发生严重的酸反流[3]。

LES 近端 2cm 处环绕膈脚，在腹内压增高（咳嗽、喷嚏、体位变化、深吸气）时，膈脚收缩，压力叠加 LES 上，使 EGJ 的压力成倍增加，成为抗反流的另一屏障，具有良好的抗酸作用[4]。其次食管裂孔疝也会改变 LES 的位置及压力，降低短暂性 LES 阈值，食管裂孔疝的纵向长度也会影响短暂性 LES 的发生频率。

（二）食管上括约肌功能减弱

UES 位于下咽食管移行部，对防止咽喉部反流的发生尤为重要。Szczesniak 研究[5, 6]发现在反流性咽喉炎患者中，食管扩张诱导的 UES 松弛阈值明显低于正常对照组，且咽喉反流患者大多（91%）存在非吞咽相关性的 UES 松弛。这说明 UES 功能障碍是咽喉部反流的发病机制之一，LPRD 可能与食管 –UES 收缩反射功能降低相关。UES 的反应与反流物性质及体位相关，当患者直立位并发生气体反流时，UES 松弛；当患者卧位并发生液体反流时，UES 则会收缩。这种差异可能与气液体反流速率不同有关，具体发生机制有待进一步研究[7]。UES 功能障碍导致反流物反复刺激咽喉部黏膜，继而发生炎症反应出现咽喉部感觉障碍，进一步影响 UES 的收缩能力。

（三）体位及其他因素

体位对胃食管反流的发生也有影响，单纯直立性反流的病人尽管存在 EGJ 顺应性及直径的增加，但在仰卧位时压力尚能起到抗反流作用。患者直立位时，胃底的牵张感受器受到气体压迫，而导致 LES 松弛，发生反流。由于 EGJ 直径及顺应性明显增加，EGJ 的压力不足以对抗反流，则会在直立位与卧位均发生反流。

许多药物的使用，如茶碱类药物、苯二氮䓬类、硝酸盐类等也对 EGJ 压力有所影响。

二、咽喉部黏膜损伤机制

（一）咽喉部黏膜抗酸屏障

咽喉部黏膜抗酸功能主要包括食管黏膜上皮细胞分泌碳酸氢盐以及唾液中碳酸氢盐中和胃酸的作用。正常食管黏膜及咽喉部上皮细胞均可分泌碳酸氢盐，碳酸氢盐的分泌能力与碳酸酐酶同工酶（carbonic anhydrase isozymes，CA）的表达呈正相关[8]，是喉部抵御酸损伤的重要机制。该酶可逆性催化 CO_2 转变为极易溶于水的碳酸氢根，并主动泵入细胞外，中和反流的胃酸。碳酸酐酶有 11 种同工酶，其中碳酸酐酶Ⅲ（CAⅢ）主要调节咽喉部 pH 值，对喉黏膜上皮细胞起重要的保护作用。不同部位间 CAⅢ表达存在差异，Johnston 等[9-11]发现反流患者食管黏膜上皮细胞 CAⅢ表达明显增强，而在咽喉部能检测到胃蛋白酶的咽喉反流患者中，声带、喉室黏膜均缺乏 CAⅢ表达。

Reichel 等[12, 13]研究表明 LPRD 患者喉黏膜细胞中钙黏蛋白 E、MUC5AC 黏蛋白的表达下调。钙黏蛋白 E 是一种钙依赖性跨膜蛋白，参与细胞间的黏附，是维持细胞极性，保证细胞间粘连稳定、上皮完整和屏障功能的关键分子。在喉部黏膜表面形成一道屏障，隔离胃酸及胃蛋白酶对咽喉黏膜的损伤[8]。越来越多研究证实钙黏蛋白 E 在生物体内受多水平多因素调控，影响多条重要信号通路活性，参与多种生理病理过程，钙黏蛋白 E 下调造成细胞间黏附性连接减少、极性减弱，细胞由上皮样转为间质样，成为上皮间质转化的重要标志之一，在肿瘤发生过程中发挥重要作用，与喉癌、淋巴瘤转移、卵巢癌、乳腺癌等的发生有一定相关性[14-16]。

（二）胃酸－胃蛋白酶对咽喉部黏膜以及周围组织的损伤

胃蛋白酶（pepsin）由胃底部的主细胞分泌的消化性蛋白酶，在 pH<6.5 环境中活性较高，研究表明胃蛋白酶已成为研究 LPRD 的重要生物标记物[13]，是引起咽喉反流症状的主要因素之一。胃蛋白酶主要通过消化分解细胞间连接蛋白、通过受体介导的吞噬作用进入细胞内，扩大单个细胞体积，从而损伤细胞。LPRD 患者的胃蛋白酶直接刺激咽喉黏膜，引起碳酸酐酶、钙黏附蛋白 E、鳞状上皮蛋白（squamous epithelial protein，SEP）、热休克蛋白（heat shock protein，HSP）等的变化，导致喉黏膜损伤[17]。目前在唾液、痰液、鼻腔分泌物样本中检测到胃蛋白酶，可推测有咽喉反流的发生。Altman 等[18, 19]发现 H+-K+-ATP 酶（质子泵）存在于人类喉部浆液细胞和导管中，为胃酸和胃蛋白酶在细胞水平对咽喉部黏膜损伤机制的研究提供了新的方向。

（三）炎性因子对咽喉部的损伤

目前分子水平研究发现咽喉反流的生物标记还有白细胞介素。反流物刺激食管黏膜，炎性细胞浸润，炎性因子释放，在黏膜层及肌层慢性浸润。炎性因子 IL-6、IL-8 等的激活主要有蛋白激酶受体 2（proteinase-actived receptor 2，PAR2）途径，其中 IL-6 在急性炎症及人体免疫反应中起重要作用。慢性炎症过程中导致喉黏膜上皮的细胞再生中发生黏膜上皮化生[20]，病理学上黏膜上皮化生远期也会导致肿瘤形成。

三、咽喉反流的症状及体征形成机制

声嘶、清嗓、痰多、咽喉部异物感、呼吸不畅、烧心胸痛等症状常见咽喉反流。典型体征表现为假性声带沟、后连合增生、喉室消失、声带水肿、弥漫性喉水肿等，少数严重患者会出现任克水肿、喉接触性肉芽肿、喉狭窄，甚至诱发哮喘。正常上呼吸道上皮细胞的纤毛清除来源于鼻腔、咽喉、气管、支气管的黏痰，当局部黏膜受胃蛋白酶破坏后，纤毛清除功能降低，咽喉炎症反复发作，敏感性增强，胃反流物直接刺激后连合及双侧披裂，而气道黏膜上皮细胞纤毛受损则影响分泌物排出而反复清嗓，造成更大的机械损伤，直接引发咳嗽、喉痉挛。上述症状持续一定时间后导致声带水肿、接触性溃疡或者肉芽肿形成。2001 年 Axford 等[10]取 LPRD 患者咽喉部不同区域的黏膜行免疫组化检测，结果表明 LPRD 患者声带区与杓间区相比，声带区抗酸能力明显减弱，声带区黏膜中 CAⅢ明显表达减少，因此咽喉疾病的发生多位于声门区，却极少出现于杓间区。临床上患者往往咽喉部症状明显，出现不明原因的声嘶或发音障碍，咽部异物感、咳嗽等症状。有学者研究证明，咽喉反流也是喉接触性肉芽肿的重要发病因素之一[21]，可导致黏膜功能紊乱，上皮化生，声带突区域黏膜受损溃疡，局部肉芽组织增生修复，形成喉接触性肉芽肿。

四、迷走神经反射机制

反流物刺激远端食管引起迷走神经反射，引发慢性咳嗽和清嗓。Szczesniak 等[5]发现有喉部症状的患者 UES 松弛反射的敏感度上调，而保护性地继发食管蠕动及食管上括约肌收缩反射则减弱，并认为慢性咳嗽和清嗓可能与此机制有关。

也有观点认为食管和支气管树存在共同的胚胎起源，呼吸、消化两个系统的绝大部分器官都由迷走神经支配，胃酸刺激远端食管引起迷走神经反射，乙酰胆碱大量释放，支气管平滑肌与胃肠道平滑肌收缩，分泌物增加，导致患者反复清嗓、咳嗽。咽喉反流的病理改变可能是由以上一种或两种机制共同作用形成的。

五、其他因素

有研究证实阻塞性睡眠呼吸暂停低通气综合征（obstructive sleep apnea hypopnea syndrome，OSAHS）、高龄、肥胖、腹内压升高等可导致咽喉反流[22]。既往有学者对GERD与OSAHS关系的研究证实了，两者存在显著的相关性且互为因果，采用持续正压通气及口服抑酸药物协同治疗，对GERD及OSAHS均会有所改善[23]。OSAHS患者夜间频繁憋醒，觉醒与吞咽次数增多；高龄患者呼吸系统结构退化，睡眠时气道塌陷；过度肥胖者上呼吸道脂肪堆积，周围气道软组织松弛造成气道严重狭窄阻塞，卧位时气道阻力增大，主动呼吸的驱动力增加，胸腔和食管内负压明显增大，食管括约肌的跨膈压也增大，胃内容物通过"吸吮"作用更容易反流至食管甚至咽喉。临床中多数OSAHS患者均伴有口咽、软腭和喉部黏膜的感觉异常。由此可见，OSAHS等均是引发LPRD的潜在病因。

近年来反流性疾病逐渐受到人们重视，与耳鼻咽喉科密切相关的LPRD的研究工作也在广泛开展之中。由于LPRD的症状和体征缺乏特异性，目前在诊断方法和标准上也存在争议。未来我们的研究方向将继续着力于LPRD的机制及进展，做出更深入的研究与探讨，以期更好的治疗此类疾病。

（吴慕坤　李进让）

■ 参 考 文 献 ■

1. 中华耳鼻咽喉头颈外科杂志编辑委员会咽喉组，中华医学会耳鼻咽喉头颈外科学分会咽喉学组．咽喉反流性疾病诊断与治疗专家共识（2015 年）．中华耳鼻咽喉头颈外科杂志，2016，51（5）：324-326.

2. Pandolfino JE，Zhang QG，Ghosh SK，et al.Transient lower esophageal sphincter relaxations and reflux：mechanistic analysis using concurrent fluoroscopy and high-resolution manometry.Gastroenterology，2006，131（6）：743-750.

3. Hoshino M，Sundaram A，Mittal SK.Role of the lower esophageal sphincter on acid exposure revisited with high-resolution manometry.J Am Coll Surg，2011，213（6）：743-750.

4. Mittal RK，Balaban DH.The esophagogastric junction.N Engl J Med，1997，336（13）：924-932.

5. Szczesniak MM，Williams RB，Brake HM，et al.Upregulation of the esophago-UES relaxation response：a possible pathophysiological mechanism in suspected reflux laryngitis.Neurogastroenterol Motil，2010，22（4）：381-386.

6. Szczesniak MM，Williams RB，Cook IJ.Mechanisms of esophagopharyngeal acid regurgitation in human subjects.PLoS One，2011，6（7）：e22630.

7. Babaei A，Dua K，Naini SR，et al.Response of the upper esophageal sphincter to esophageal distension is affected by posture，velocity，volume，and composition of the infusate.Gastroenterology，2012，142（4）：734-743.

8. Lipan MJ，Reidenberg JS，Laitman JT.Anatomy of reflux：a growing health problem affecting structures of the head and neck.Anat Rec B New Anat，2006，289（6）：261-270.

9. Johnston N，Bulmer D，Gill G A，et al.Cell biology of laryngeal epithelial defenses in health and disease：further

studies.Ann Otol Rhinol Laryngol,2003,112(6):481-491.

10. Axford SE,Sharp N,Ross PE,et al.Cell biology of laryngeal epithelial defenses in health and disease: preliminary studies.Ann Otol Rhinol Laryngol,2001,110(12):1099-1108.

11. Ford CN.Evaluation and management of laryngopharyngeal reflux.JAMA,2005,294(12):1534-1540.

12. Reichel O,Mayr D,Durst F,et al.E-cadherin but not beta-catenin expression is decreased in laryngeal biopsies from patients with laryngopharyngeal reflux.Eur Arch Otorhinolaryngol,2008,265(8):937-942.

13. Gill GA,Johnston N,Buda A,et al.Laryngeal epithelial defenses against laryngopharyngeal reflux:investigations of E-cadherin,carbonic anhydrase isoenzyme Ⅲ,and pepsin.Ann Otol Rhinol Laryngol,2005,114(12):913-921.

14. Li JJ,Zhang GH,Yang XM,et al.Reduced E-cadherin expression is associated with lymph node metastases in laryngeal squamous cell carcinoma.Auris Nasus Larynx,2012,39(2):186-192.

15. Yu L,Hua X,Yang Y,et al.An updated meta-analysis of the prognostic value of decreased E-cadherin expression in ovarian cancer.Oncotarget,2017,8(46):81176-81185.

16. Du J,Zhang X,Zhou H,et al.Alex3 suppresses non-small cell lung cancer invasion via AKT/Slug/E-cadherin pathway.Tumour Biol,2017,39(7):1-9.

17. Johnston N,Knight J,Dettmar PW,et al.Pepsin and carbonic anhydrase isoenzyme Ⅲ as diagnostic markers for laryngopharyngeal reflux disease.Laryngoscope,2004,114(12):2129-2134.

18. Altman KW,Haines GR,Hammer ND,et al.The H⁺/K⁺-ATPase(proton) pump is expressed in human laryngeal submucosal glands.Laryngoscope,2003,113(11):1927-1930.

19. Altman KW,Waltonen JD,Hammer ND,et al.Proton pump(H⁺/K⁺-ATPase) expression in human laryngeal seromucinous glands.Otolaryngol Head Neck Surg,2005,133(5):718-724.

20. Neri G,Pugliese M,Castriotta A,et al.White-line:a new finding in laryngopharyngeal reflux objective evaluation.Med Hypotheses,2013,80(6):769-772.

21. 田师宇,李进让.抑酸药物治疗喉接触性肉芽肿.中国耳鼻咽喉头颈外科,2015,22(9):438-441.

22. 王晓晔,韩德民,叶京英.阻塞性睡眠呼吸暂停低通气综合征与夜间咽喉反流的相关性研究.中华耳鼻咽喉头颈外科杂志,2008,43(3):163-168.

23. 钟旭,王智凤,黄席珍,等.睡眠呼吸暂停与胃食管反流的关系及持续正压通气的疗效.中华内科杂志,1998,37(4):231-234.

第三章

咽喉反流性疾病的临床表现

咽喉反流性疾病是一组疾病的统称，所以与这些疾病有关的临床症状和体征就是咽喉反流的症状和体征，也就是说咽喉反流并无特异的症状和特异的体征。临床常见的咽喉疾病的症状和体征同样基本也是咽喉反流性疾病的症状和体征。

一、症状

常见的 LPRD 症状有声音嘶哑、咽喉疼痛、咽喉部异物感、持续清嗓、慢性咳嗽、鼻后滴漏、呼吸不畅、喉痉挛[1]。在一项针对美国医生的调查中[2]，他们认为与反流最为相关的症状依次是慢性清嗓（98.3% 的医生认为）、持续性咳嗽（96.6%）、烧心 / 消化不良（95.7%）、咽异物感（94.9%）、声音质量改变（94.9%）。

（一）持续清嗓

持续清嗓是一个常见的咽喉反流症状，Koufman[1] 的一项研究发现 87% 的咽喉反流患者主诉持续清嗓。需要指出的是清嗓是一种使痰从咽喉部排除而带有声音的努力，常发出"嗯……嗯……"声。通常这类病人并没有明显的痰，随着说话时间的延长，清嗓变得更加频繁。伴有咽喉反流的患者咽喉黏膜更容易在清嗓过程中受损，进一步加重了咽喉部黏液的分泌和不适感，继而造成恶性循环，形成持续性清嗓。

（二）声音嘶哑

国外的研究发现在嗓音疾病患者中，LPRD 的发病率较高。Koufman 等[3] 曾对 113 例发声障碍患者行 24 小时双探头食管 pH 监测，发现 50% 患者存在 LPRD。慢性声嘶患者中，经 pH 监测发现 LPRD 占 62.8%，远高于健康对照组 30%[4]。LPRD 引起的声音嘶哑具有波动性特征，表现为晨起声音嘶哑较重，白天逐渐减轻[5]。

（三）咽部异物感

咽部异物感从严格意义上讲是功能性的，不存在器质性病变。它是咽喉部球状或块状的阻塞感，其症状有闭塞、压迫、干燥、狭窄、烧灼、瘙痒、憋气、自觉有物在咽喉部上下移动，空咽时症状明显，进食时症状反而消失。通常不伴有吞咽困难。引起它的原因目前尚不清楚，已证实胃食管反流和食管上括约肌高静息压与其有关[6]。因此，它是咽喉反流的主要症状之一，它很少单独出现，常同时伴有其他症状。71.9% 的咽异物感患者存在咽喉反流[1]。另外，食管运动障碍、舌根肥厚、甲状腺结节、巨大会厌、胃黏膜异位、茎突过长综合征、咽喉过度紧张及心理因素等均可引起咽部异物感。

（四）慢性咳嗽

咳嗽是呼吸内科和耳鼻咽喉科最常见的症状之一，通常将咳嗽时间超过8周称为慢性咳嗽。导致慢性咳嗽的病因很多，最常见的三种病因是鼻后滴漏、变态反应和胃食管反流，即所谓的"慢性咳嗽病因三联"。这三种病因占成人慢性咳嗽的86%~94%[7,8]。慢性咳嗽患者中，52%存在食管24小时pH监测异常[1]。咽喉反流引起的咳嗽通常是阵发性、平卧或进食后明显，与清嗓所发出的"嗯……嗯……"声不同，慢性咳嗽常常是深咳、刺激性的干咳而无痰。咽喉反流患者的慢性咳嗽，由反流物累及咽喉部，误吸入气道，或反流物刺激食管下段黏膜经迷走神经反射引起。而餐后或平卧咳嗽增多与餐后胃酸分泌过多和仰卧位胃食管反流次数增加有关。有些患者则表现为与进食和体位有关的痰多（多为泡沫状白痰）、清嗓、咽异物感等，这些都提示与咽喉反流相关。

（五）痰多或鼻涕倒流

反流物刺激鼻咽和鼻部黏膜引起黏液过多分泌，过多的黏液流向鼻咽部，产生鼻后部异物感或"糨糊黏着咽喉的感觉"，患者常伴有清嗓、咳嗽的症状。鼻涕倒流或鼻后滴漏是咽部黏液毯运动增加的表现[9]，正常鼻腔每天产生1000ml黏液，通过上呼吸道的黏液纤毛功能清除。如果黏液产生过多或黏液纤毛功能障碍，导致出现鼻后滴漏症状。它是耳鼻咽喉科常见的主诉之一，细心观察常可听到患者鼻后部发出"吭吭"声。这个动作常将流向口咽部的黏液返回鼻咽部，造成鼻咽部黏液堆积。鼻后滴漏对人的影响因人而异，有些人觉得仅有轻微的不适，而有些人则感到痛苦难耐。鼻后滴漏常见的原因是鼻腔鼻窦炎性疾病[10]。同时，它也是咽喉反流的症状[11]，其特点是内镜检查鼻咽部可见黏液，而鼻腔无分泌物，鼻窦影像学检查正常。

（六）吞咽不畅

患者常感觉进食吞咽受阻，或者食物停滞感，常诉进食后咽喉部有团块样物阻塞而实际上并不存在。在电子喉镜、胃镜排除了上消化道器质性病变后，该症状常常提示咽喉反流的存在。

（七）喉痉挛、窒息感

喉黏膜对外界刺激非常敏感，当胃内容物反流至喉部，刺激喉黏膜可引起反射性喉痉挛。阵发性喉痉挛是咽喉反流的一个典型症状，但常被误认为哮喘。突发的呼吸不畅、伴有吸气性喉喘鸣，部分伴有心慌、大汗等自主神经反射的表现。有的病人在发作时感到反酸或口腔内苦味。症状往往在睡眠中发作，病人对于这种无先兆的喉痉挛不知道下一次何时出现而常常感到惶恐不安。

（八）烧心或消化不良

此类症状常在胃食管反流患者中出现，而在咽喉反流患者中仅有20%出现烧心[1]。

当然还有痰多、口臭、发声疲劳、吞咽不利等其他伴随症状，总之，咽喉反流的症状无特异性。学者对于咽喉反流最常见的症状观点不一。声嘶被认为是最常见的症状，排在其后常见的症状是慢性清嗓、痰多和鼻涕倒流，而Koufman[11]认为咽喉反流最常见的症状依次是声嘶、咽喉异物感、咳嗽、慢性清嗓和喉痛。这些症状呈现为咽喉反流性疾病的不同表现形式，例如：反流性咽喉炎、任克水肿、喉接触性肉芽肿、声带小结等。Beltsis等[12]发现声带小结、声带息肉、声带任克水肿、声带白斑患者中LPRD阳性率为72.2%，均显著高于只有 LPRD 相关症状无声带病变的对照组。在 Tauber[13] 的研究中，pH 监测胃食管反流阳性患者前三位的症状是咽喉异物感、吞咽困难、吞咽痛。并且所有病人通过质子泵抑制剂治疗后咽喉部症状均有缓解。

以哮喘为代表的气道疾病也与咽喉反流有关。反流所致哮喘的机制为胃内容物吸入肺内导致支气管痉挛，或食管下段受刺激引起迷走神经兴奋导致气管收缩。有调查显示，美国有 1500 万人患有哮喘，34%~89% 的哮喘患者患有胃食管反流。Hamdan 等[14] 做了一项对照试验，用 RSI 量表对哮喘患者进行评估，发现 42% 患者患有咽喉反流，而对照组仅有 11% 的病人 RSI 阳性，并且哮喘组的 RSI 评分显著高于对照组。对哮喘患者经过抑酸治疗后，69% 的患者哮喘症状可以得到改善。

二、体征

咽喉反流患者胃内容突破反流屏障而抵达咽喉部后，继而沿着黏膜的液体环境向四处弥散。由于咽喉部黏膜缺乏食管黏膜具有的抗酸保护机制，很小量的反流刺激就可以造成咽喉黏膜的损害。据文献报道，98% 的咽喉反流患者存在纤维喉镜检查的异常，主要为喉部的炎症反应，这些改变一般发生在几个特定的解剖区域，即喉后部及声门处[15]。据临床研究发现，咽喉反流患者喉镜下常见的体征表现为喉部黏膜红斑和水肿、杓区黏膜水肿、杓间黏膜增生（结节样或鹅卵石样表现）[16]、室带和声带水肿、喉室的部分或全部消失、假性声带沟、任克间隙水肿、声带突肉芽肿或溃疡、喉黏稠黏液附着以及喉狭窄、鼻咽后壁白线，甚至声带白斑、喉癌等。但对于咽喉反流的最常见的体征，不同学者的的统计结果不尽相同。Saruc 等认为咽喉反流的最常见喉部体征为喉部不同区域的水肿或红斑，肉芽肿和息肉，最容易受累的区域为杓间区[17]，Qadeer 等曾报道 60% 以上的咽喉反流患者都会出现双侧杓状软骨或后连合区域局部水肿、红斑的体征，这也被很多耳鼻咽喉科医师作为诊断咽喉反流的常用方法[18]。Vaezi 等观察到的最常见的体征为：红斑、水肿、假声带沟、喉室消失以及环后黏膜增生[19]。美国气管食管学会进行了一项国际性调查[4]，发现与咽喉反流有关的体征有杓区红肿（97.5%），声带红肿（95.7%），声带水肿（95.7%），后连合黏膜增生（94.9%），杓区水肿（94.0%）。

（一）后部喉炎

披裂、后连合黏膜红斑、水肿、增生临床诊断为后部喉炎，后部喉炎患者中有咽喉反流者占 86%[1]。

（二）假性声带沟

假性声带沟由 Koufman[20] 1995 年首次报道，并认为假性声带沟是由于声门下黏膜水肿造成的声带内侧缘凹陷，贯穿整个声带，甚至跨过声带突至后连合。有假性声带沟的患者中 70% 存在咽喉反流。而真声带沟是声带黏膜的内陷或者声带黏膜层与声韧带的黏附，喉镜中应注意鉴别。Belafsky[21] 认为其对咽喉反流的存在有较高的预测价值，敏感性和特异性分别为 70% 和 77%。Hickson[22] 的研究结果显示假性声带沟诊断咽喉反流的阳性预测值为 90%。

（三）接触性肉芽肿

接触性肉芽肿是由声带突区黏膜受到损伤后声带黏膜发生溃疡、组织增生堆积形成的肉芽肿。用声过度者、胃食管反流、吸烟、气管插管等是常见的发病原因。有研究证实喉接触性肉芽肿与胃食管反流或咽喉反流有关[23]。

（四）喉室消失

通常声带和室带黏膜水肿可使得喉室变浅消失。这时室带边缘通常变得圆滑、肿胀，这是因为咽喉反流等原因引起喉内黏膜广泛水肿所致。

（五）声带水肿

声带水肿可以表现为轻度到重度水肿，轻度水肿只是声带边缘变圆钝，而重度水肿则呈鱼腹状、息肉样变即任克间隙水肿。任克间隙水肿多见于老年吸烟女性，也见于非吸烟的咽喉反流患者，这些患者的声音沙哑，音调低沉，音色暗闷。

（六）后连合黏膜肥厚

长期咽喉反流可刺激喉后连合黏膜增生，表现为后连合黏膜变厚、正常向后的弧线消失或突向喉腔。但有学者发现抑酸治疗前后后连合黏膜肥厚无明显变化，因此认为该体征不能作为判定是否有活动性咽喉反流的指标。

（七）喉狭窄

咽喉反流是造成后天性声门下狭窄和声带后连合狭窄的原因之一，动物实验发现用胃酸和胃蛋白酶间断刺激声门下区域，可造成黏膜和或黏膜下组织溶解坏死、发生炎症及感染、肉芽组织生成，胶原沉着，数周后开始疤痕收缩。此类患者中咽喉反流阳性率为70%~90%[1]。手术解除狭窄后，用质子泵抑制剂类药物治疗，可防止复发。

（八）咽后壁白线

鼻咽后壁软腭平面黏膜色泽上下不同的水平分界线称为咽后壁白线[24]，白线上部呈红色，下部呈略白色。病理学上部为正常黏膜，下部呈黏膜上皮化生。白线常出现在鼻后部异物感或软腭上部异物感的患者，且同时双探头 24 小时 pH 监测呈阳性。

值得注意的是，上述反流的喉部表现也可以出现在正常人，Hicks[25]发现 87% 的健康志愿者至少有一项咽喉反流体征，70% 的存在杓间黏膜肥厚成一直线状，29% 的披裂黏膜红肿，21% 的咽后壁淋巴滤泡增生。与此相同，很多原因可以引起声带黏膜广泛水肿、充血、增生肥厚，室带水肿肥厚，咽后壁淋巴滤泡增生，这些体征虽与咽喉反流有关，但特异性很差。另外，不同类型的内镜对喉部异常表现的检出率影响很大，纤维镜较硬性镜的假阳性率高。喉镜图像的评分带有主观性，不同的医生对同一喉镜图像的评分存在差异较大，即便同一医生在不同时间对同一喉镜图像的评分也存在较大差异。

（郭红光）

■ 参 考 文 献 ■

1. Koufman JA.The otolaryngologic manifestations of gastroesophageal reflux disease：clinical investigation of 225 patients using ambulatory pH monitoring and an experimental investigation of the role of acid and pepsin in the development of laryngeal injury.Laryngoscope，1991，101（suppl 53）：1-78.

2. Book DT，Rhee JS，Toohill RJ，et al.Perspectives in laryngopharyngeal reflux：an international survey. Laryngoscope，2002，112（8 Pt 1）：1399-1406.

3. Koufman JA，Amin MR，Panetti M.Prevalence of reflux in 113 consecutive patients with laryngeal and voice disorders.Otolaryngol Head NeckSurg，2000，123（4）：385-388.

4. Fraser AG.Gastroesophageal reflux and laryngeal symptoms.Aliment Pharmacol Ther，1994，8（3）：265-272.

5. BoveMJ，RosenC.Diagnosis and management of laryngopharyngeal reflux disease.Curr Opin Otolaryngol Head

Neck Surg,2006,14(3):116-123.

6. Marc Remacle.The diagnosis and management of globus:a perspective from Belgium.Curr Opin Otolaryngol Head Neck Surg,2008,16(6):511-515.

7. Palombini BC,Villanova CAC,Araujo E,et al.A Pathogenic triad in chronic cough-asthma,postnasal drip syndrome,and gastroesophageal reflux disease.Chest,1999,116:279-284.

8. Irwin RS,Curley FJ,French CL.Chronic cough.The spectrum and frequency of causes,key components of the diagnostic evaluation,and outcome of specific therapy.Am Rev Respir Dis,1990,141(3):640-647.

9. Kibblewhite DJ,Morrison MD.A double-blind controlled study of the efficacy of cimetidine in the treatment of the cervical symptoms of gastroesophageal reflux.J Otolaryngol,1990,19:103-109.

10. Lanza DC.Diagnosis of chronic rhinosinusitis.Ann Otol Rhinol Laryngol,2004,113(suppl 193):10-14.

11. Koufman JA,Aviv JE,Casiano RR,et al.Laryngopharyngeal reflux:Position statement of the Committee on Speech,Voice,and Swallowing disorders of the American Academy of Otolaryngology-Head and Neck Surgery. Otolaryngol Head Neck Surg,2002,127:32-35.

12. Beltsis A,Katsinelos P,Kountouras J,et al.Double probe pH-monitoring findings in patients with benign lesions of the true vocal folds:comparison with typical GERD and the effect of smoking.Eur Arch Otorhinolaryngol, 2011,268(8):1169-1174.

13. Tauber S,Gross M,Issing WJ.Association of laryngopharyngeal symptoms with gastroesophageal reflux disease. Laryngoscope,2002,112(5):879-886.

14. Hamdan AL,Jaffal H,Btaiche R,et al.Laryngopharyngeal symptoms in patients with asthma:a cross-sectional controlled study.Clin Respir J,2016,10(1):40-47.

15. Perry KA,Enestvedt CK,Lorenzo CS,et al.The integrity of esophagogastric junction anatomy in patients with isolated laryngopharyngeal reflux symptoms.J Gastrointest Surg,2008,12(11):1880-1887.

16. Al-Sabbagh G,Wo J M.Supraesophageal manifestations of gastroesophageal reflux disease.Semin Gastrointest Dis,1999,10(3):113-119.

17. Saruc M,Aksoy EA,Vardereli E,et al.Risk factors for laryngopharyngeal reflux.Eur Arch Otorhinolaryngol, 2012,269(4):1189-1194.

18. Qadeer MA,Swoger J,Milstein C,et al.Correlation between symptoms and laryngeal signs in laryngopharyngeal reflux.Laryngoscope,2005,115(11):1947-1952.

19. Vaezi MF,Hicks DM,Abelson TI,et al.Laryngeal signs and symptoms and gastroesophageal reflux disease (GERD):a critical assessment of cause and effect association.Clin Gastroenterol Hepatol,2003,1(5):333-344.

20. Koufman JA.Gastroesophageal reflux and voice disorders.In:Rubin,Sataloff,Korovin,Gould,eds.Diagnosis and Treatment of Voice Disorders.New York-Tokyo:Igaku-Shoin Publishers,1995.

21. Belafsky PC,Postma GN,Koufman JA.The association between laryngeal pseudosulcus and laryngopharyngeal reflux.Otolaryngol Head Neck Surg,2002,126(6):649-652.

22. Hickson C,Simpson CB,Falcon R.Laryngeal pseudosulcus as a predictor of laryngopharyngeal reflux. Laryngoscope,2001,111(10):1742-1745.

23. Svensson G,Schalen L,Fex S.Pathogenesis of idiopathic contact granuloma of the larynx.Results of a prospective clinical study.Acta Otolaryngol Suppl,1988,449:123-125.

24. Neri G,Pugliese M,Castriotta A,et al.White-line:A new finding in laryngopharyngeal reflux objective evaluation.Med Hypotheses,2013,80(6):769-772.

25. Hicks DM,Ours TM,Abelson TI,et al.The prevalence of hypopharynx findings associated with gastroesophageal reflux in normal volunteers.J Voice,2002,16(4):564-579.

第四章

咽喉反流性疾病的诊断方法

第一节　咽喉反流症状指数量表

咽喉反流性疾病发病率较高，美国的一项研究表明高达 50% 的嗓音疾患病人可能存在咽喉反流[1]。由于咽喉反流在症状、体征、发病机制、对药物的反应等方面与胃食管反流（GERD）有着很大的不同[2]，以往针对于胃食管反流设计的症状评价量表亦不适用于咽喉反流性疾病的诊断和疗效的评价，而咽喉反流性疾病的症状多种多样且无特异性，故其诊断尚没有统一标准。为此，Belafsky 等[3] 在总结前人的经验基础上，根据咽喉反流患者常见的临床症状与 24 小时 pH 监测结果对比，经过统计学分析，制订了一个患者自己评分的、含有九条项目的咽喉反流症状指数量表（Reflux symptom index，RSI），并进行了信度和效度验证（表 4-1-1）。他们选取了 25 例经双探头 pH 监测证实的存在咽喉反流的病人作为试验组，25 例性别年龄相匹配的无症状的健康志愿者作为对照组。经过 6 个月的质子泵抑制剂抑酸治疗后，试验组的 RSI 评分由（21.2±10.7）减少为（12.8±10.0），治疗前后具有显著的统计学差异。并且经治疗后的试验组 RSI 评分与无症状对照组 RSI 评分（平均值 11.6）无显著性差异。对于 25 例患者治疗前第一次评分后 8 天再次评分，两次的评分平均值分别为（19.9±11.1）和（20.9±9.6），研究证明该量表是一个容易操作的、重复性高、信度和效度好的自测工具。25 例正常志愿者的 RSI 平均值为 11.6，其 95% 的置信区间为（9.7，13.6），因此，Belafsky 等认定 RSI 大于 13 分为异常。多年来，该量表在国际上获得了同行的广泛认同，先后对 RSI 量表进行了菲律宾语、意大利语、希腊语、阿拉伯语、中文、法语、希伯来语等[4-10]语言的信度、效度的检测，为 RSI 量表在国际上应用提供了理论依据。

2012 年郑杰元、张立红等[11] 人对咽喉反流症状指数量表进行了翻译，译成中文版（表 4-1-2），并进行了回译，进行了信度和效度验证。通过对门诊接受中文版 RSI 量表评估的患者 107 例，其中疑诊患咽喉反流性疾病者 72 例，非疑诊者 35 例，1 周后均再次填写量表。疑诊患者中的 41 例和非疑诊患者中的 13 例（共 54 例）接受 24h 咽喉 pH 监测。经 pH 监测确诊 LPRD 患者 34 例，其中 30 例给予药物治疗，3 个月后再次填写 RSI 量表。结果发现，RSI 量表内部一致性信度分析 Cronbaeh's α 系数为 0.715；重测信度采用 Spearman 相关分析，各条目及总分的相关系数为 0.750~0.971。以 pH 监测作为诊断 LPRD 的金标准，RSI 量表诊断符合率 66.7%，阳性预测值 80.8%；区分效度采用两个独立样本

Wilcoxon 检验，RSI 总分比较 $Z=-3.266$，$P=0.001$，差异有统计学意义。LPRD 患者治疗前后自身对照符号秩和检验，各条目与总分的 P 值均 <0.05，差异均有统计学意义。认为 RSI 量表中文版具有良好的信度和效度，可作为 LPRD 诊断的初筛，也可用于 LPRD 患者治疗后评估疗效的辅助工具。

当然，随着量表的广泛应用，也有学者对该量表的敏感度和特异度不甚满意。我们临床应用体会目前 RSI 量表的缺点为：只评估症状的严重程度，没有发病频率；缺乏确诊性症状；缺乏心理测量性能；未涉及呼吸系统症状如呼吸道感染和哮喘；缺乏并发症评估等，有待于今后临床工作进一步完善。

表 4-1-1　反流症状指数量表（英文版）
（reflux symptom index，RSI）

Within the last month，how did the following problems affect you? Circle the appropriate response.			0=no problem 5=severe problem			
1.Hoarseness or a problem with you voice	0	1	2	3	4	5
2.Clearing your throat	0	1	2	3	4	5
3.Excess throat mucus or postnasal drip	0	1	2	3	4	5
4.Difficulty swallowing food，liquids，or pills	0	1	2	3	4	5
5.Coughing after you ate or after lying down	0	1	2	3	4	5
6.Breathing difficulties or choking episodes	0	1	2	3	4	5
7.Troublesome or annoying cough	0	1	2	3	4	5
8.Sensations of something sticking in your throat or a lump in your throat	0	1	2	3	4	5
9.Heartbum，chest pain，indigestion，or stomac acid coming up	0	1	2	3	4	5
total						

表 4-1-2　反流症状指数量表（中文版）

在过去几个月哪些症状困扰你？			0 分 = 无症状；5 分 = 非常严重			
1. 声嘶或发音障碍	0	1	2	3	4	5
2. 持续清嗓	0	1	2	3	4	5
3. 痰过多或鼻涕倒流	0	1	2	3	4	5
4. 吞咽食物、水或药片不利	0	1	2	3	4	5
5. 饭后或躺下后咳嗽	0	1	2	3	4	5
6. 呼吸不畅或反复窒息发作	0	1	2	3	4	5
7. 烦人的咳嗽	0	1	2	3	4	5

续表

在过去几个月哪些症状困扰你？	0分 = 无症状；5分 = 非常严重					
8. 咽喉异物感	0	1	2	3	4	5
9. 烧心、胸痛、胃痛	0	1	2	3	4	5
总分：						

在临床工作中，指导患者应用 RSI 打分时要注意以下几点：

（1）初学者要经过上级医生培训或在其指导下学习应用熟练后，再指导患者填写。

（2）注意提醒病人是最近几个月持续困扰着的不适，而不是短期的，并且注意排除是由明显的已知疾病造成的咽喉不适。例如上呼吸道感染的病人主诉近期咽喉部疼痛、痰多咳嗽、清嗓，填写量表时如果按照当前的症状填写，便不符合要求。鼻窦炎的病人存在鼻后滴漏，鼻涕倒流这一项的分值就高，这时我们应该关注其他几项症状的积分。

（3）咽喉反流的症状多种多样但每项又缺乏特异性，在临床工作中既要避免漏诊，又应避免泛化，将各个症状综合起来考虑。结合 RFS（咽喉反流体征评分量表）、阻抗 – 双探头 pH 监测才能更好地诊断咽喉反流性疾病。

（王文伦　张立红）

■ 参 考 文 献 ■

1. Koufman JA，Amin MR，Panetti M.Prevalence of reflux in 113 consecutive patients with laryngeal and voice disorders.Otolaryngol Head Neck Surg,2000,123(4):385-388.

2. Wong RK，Hanson DG，Waring PJ，et al.ENT manifestations of gastroesophageal reflux.Am J Gastroenterol，2000,95(8 Suppl):S15-22.

3. Belafsky PC，Postma GN，Koufman JA.Validity and Reliability of the Reflux Symptom Index(RSI).J Voice,2002,16(2):274-277.

4. Cohen JT，Gil Z，Fliss DM.The reflux symptom index—a clinical tool for the diagnosis of laryngopharyngeal reflux.Harefuah,2005,144(12):826-829,912.

5. Schindler A，Mozzanica F，Ginocchio D，et al.Reliability and clinical validity of the Italian Reflux Symptom Index. J Voice,2010,24(3):354-358.

6. Printza A，Kyrgidis A，Oikonomidou E，et al.Assessing Laryngopharyngeal Reflux Symptoms with the Reflux Symptom Index：Validation and Prevalence in the Greek Population.Otolaryngol Head Neck Surg,2011,145(6):974-980.

7. Farahat M，Malki KH，Mesallam TA.Development of the Arabic version of Reflux Symptom Index.J Voice,2012,26(6):814.e15-e19.

8. Li J，Zhang L，Zhang C，et al.Linguistic Adaptation，Reliability，Validation，and Responsivity of the Chinese Version of RefluxSymptom Index.J Voice,2016,30(1):104-108.

9. Lapeña JFF Jr，Ambrocio GMC，Carrillo RJD.Validity and Reliability of the Filipino Reflux Symptom Index.J Voice,2017,31(3):387.e11-387.e16.

10. Lechien JR，Huet K，Finck C，et al.Validity and Reliability of a French Version of Reflux Symptom Index.J Voice,2017,31(4):512.e1-512.e7.

11. 郑杰元,张立红,李晶兢,等.咽喉反流症状指数量表中文版的信度及效度评价.中华耳鼻咽喉头颈外科杂志,2012,47(11):894-898.

第二节   咽喉反流体征评分量表

　　咽喉反流可引起的鼻腔、口咽、喉等部位不同的临床表现，Belafsky 等[1]根据其嗓音诊疗中心咽喉反流患者一些最常见的喉镜表现，经统计学处理，筛选了 8 个条目［声门下水肿（假声带沟）、喉室消失、红斑和（或）充血、声带水肿、弥漫性喉水肿、后连合黏膜增生、肉芽肿以及喉内粘液附着］制定出了咽喉反流体征评分量表（reflux finding score，RFS），其评分可以用以筛查咽喉反流疑似患者和评估咽喉反流的严重程度，同时他们提出将 RFS 量表与反流症状指数量表（reflux symptom index，RSI）相结合使用，更有助于咽喉反流的筛查与诊断。2001 年 Belafsky 等对 RFS 量表进行了信度和效度的检验，他们选取了经"金标准"pH 监测诊断的咽喉反流患者 40 例，分别在质子泵抑制剂抑酸治疗前、治疗后 2、4 和 6 个月进行纤维喉镜检查行 RFS 评分，抑酸治疗为奥美拉唑 20mg 或兰索拉唑 30mg 或雷贝拉唑 20mg，每日二次。并由专业的喉科医师进行评分。另选年龄、性别匹配的 40 例无症状的患者作为正常对照组进行正常值研究，治疗前和治疗后 2、4、6 个月的 RFS 评分进行比较作为效度验证；同一个喉科医生单盲下间隔至少 24 小时对患者和正常组喉镜进行 RFS 评分，行组内信度验证；两个喉科医师分别对患者和正常对照组喉镜图片进行 RFS 评分，进行组间信度验证。结果显示，患者治疗前的 RFS 平均值为（11.5±5.2），治疗 2 个月后改善为（9.3±4.7），4 个月后为（7.3±5.5），6 个月时为（6.1±5.2），医师评分所用时间中位数为 32 秒，显示该量表有较好的效度。第一个喉科医生不同时间 RFS 评分的平均值分别为（10.8±4.1）和（10.8±4.0），第二个喉科医生的 RFS 评分平均为（11.1±3.8），第一个喉科医生不同时间评分的相关系数为 0.95，第一个和第二个喉科医生评分的相关系数也为 0.95，各条目的相关系数均大于 0.90，认为该量表有很好的信度。40 例正常对照组的 RFS 平均值为 5.2，95% 置信区间为（3.6，6.8），因此，Belafsky 等经统计分析认为如果一个人的 RFS 评分大于 7 分，就有咽喉反流可能。van der Pold 等人制定了婴幼儿咽喉反流体征评分量表（reflux finding score for infants，RFS-I），共有三个条目，并进行了验证，认为，无论应用纤维喉镜还是硬管喉镜，RFS-I 的信度一般，不适合用于婴幼儿咽喉反流的诊断和指导治疗[2,3]。Chang 等对普通耳鼻咽喉科医师进行调查，让他们观察喉镜录像进行 RFS 评分，统计分析发现组间一致性一般，普通耳鼻咽喉科医师应用 RFS 用于诊断咽喉反流似乎不佳[4]。巴西耳鼻咽喉科专家把咽喉反流体征评分量表（RFS）翻译成葡萄牙语，亦进行了信度验证，发现各条目的组内一致性较好，认为葡萄牙语版本的 RFS 量表有很好的信度和重复性[5]。

　　中国喉科医师李进让等对 RFS 的信度也进行了验证。三个月内他们收集了在美国加州大学戴维斯分校医学中心耳鼻咽喉头颈外科嗓音和吞咽障碍诊疗中心就诊的喉疾病患者的喉镜图片 50 张。由中国医师李进让和 RFS 的设计者、美国喉科医师 Peter C.Belafsky 分别分两次（间隔 48h 以上）对 50 张喉镜图片进行 RFS 双盲评分。之后应用统计学处理，进行组间和组内信度评估。中国喉科医师初次和第 2 次 RFS 评分的平均值分别为（8.28±2.78）和（8.10±2.75），美国喉科医师的分别为（8.20±2.77）和（7.84±3.13）。中国喉科医师和美国喉科医师两次 RFS 评分的均值无统计学差异（$P>0.05$）。中国喉科医师和美国喉科医师两次 RFS 评分的相关系数分别为 0.929 和 0.874。中国喉科医师和美国喉科医师第 1 次 RFS 评分的相关系数为 0.703，我们把 RFS ≥ 7 判定为异常，两国医师的组内一致性分别为 94%（中国 κ=0.861，$P<0.0001$）和 94%（美国 κ=0.855，$P<0.0001$），组间一致性为 88%（κ=0.663，$P<0.0001$）。中国喉科医师应用 RFS 对喉镜图片进行评分，组内和组间有很好的一致性和重复性，说明中国喉科医师可以准确的应用 RFS 来进行咽喉反流性疾病患者的初筛诊断[6]。随后国内耳鼻咽喉科医师把该量表翻译成中文版（表 4-2-1），并有国内三个不同职称、不同医院的喉科医师对 RFS 评分的一致性进行研究，任意抽取门诊因咽喉疾病就诊患者的 110 张喉镜图片（每人次 1 张），由 2 位高级职称医师（A、B）和 1 位初级职称医师（C）对 110 张喉镜图片进行两次（间隔 1 周）双盲 RFS 评分，分析整理数据，对 RFS 进行信度和效度的评估。3 位医师初次评估平均 RFS 总分：A 为（9.05 ± 2.54）分；B 为（8.80 ± 2.20）分；C 为（8.98 ± 2.21）分。再次重测平均 RFS 总分：A 为（9.20 ± 2.47）分，B 为（9.03 ± 2.14）分，C 为（8.91 ± 2.30）分。3 位平均 RFS 总分重测信度分别为 0.860、0.800、0.837，P 值均 <0.01；各项条目重测信度：A 为 0.662~1.000，B 为 0.486~1.000，C 为 0.613~1.000。3 位医师两次平均 RFS 总分比较差异无统计学意义（P=0.907）。在 110 例图片中，把 RFS 总分 >7 分判定为咽喉反流患者，3 位喉科医师的组间一致性分别为 83.6%（κ=0.617）、85.5%（κ=0.644）、89.1%（κ=0.720），P 值均 <0.01；3 位医师两次评分的一致性分别为 91.8%（κ=0.807）、81.8%（κ=0.534）、90.9%（κ=0.741），P 值均 <0.01。研究结果表明中国国内不同职称、不同医院喉科医师对咽喉反流体征评分量表的应用结果一致，不受教育背景和临床经验影响，在国内可以推广使用[7]。结合咽喉反流体征评分量表及喉镜所见，对咽喉反流体征进行临床评分应用如下所示（图 4-2-1~ 图 4-2-7）：

表 4-2-1 反流体征评分量表

反流体征	评分
假性声带沟	0= 无　2= 存在
喉室消失	0= 无　2= 部分　4= 完全
红斑 / 充血	0= 无　2= 局限于杓状软骨　4= 弥漫
声带水肿	0= 无　1= 轻度　2= 中度　3= 重度　4= 任克水肿
弥漫性喉水肿	0= 无　1= 轻度　2= 中度　3= 重度　4= 堵塞
后连合增生	0= 无　1= 轻度　2= 中度　3= 重度　4= 堵塞
肉芽肿	0= 无　2= 存在
喉内黏稠黏液附着	0= 无　2= 存在
	总分：

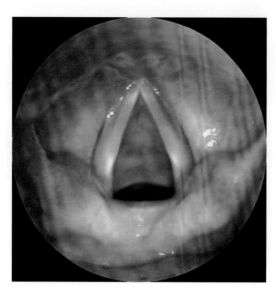

图 4-2-1 正常喉镜像
RFS 各项评分均为 0 分

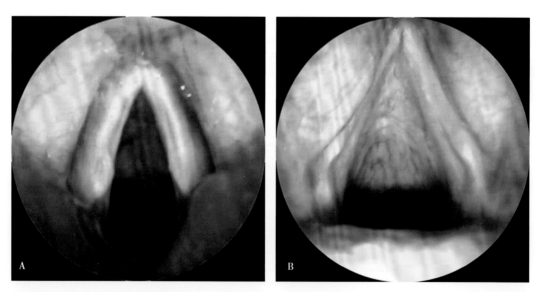

图 4-2-2 声门下水肿的喉镜表现
A. 真声带沟喉镜下可见双侧声带游离缘可见一与声带平行的浅沟 B. 假性声带沟喉镜下可见声门下黏膜水肿导致与声带之间一浅沟,这一浅沟超越声带突

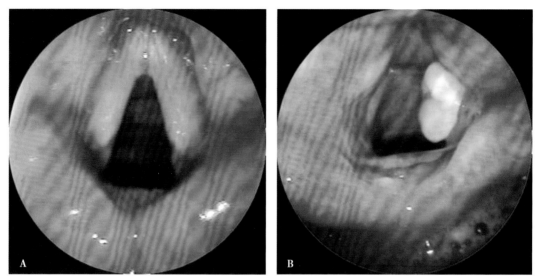

图 4-2-3 喉部黏膜红斑和充血的喉镜下表现

A. 可见喉室部分消失及局限于披裂区域的红肿，声带及室带水肿，遮挡部分喉室底不能完全窥及，双侧披裂充血水肿 B. 喉室完全消失及右侧声带肉芽肿，室带增生完全遮挡喉室

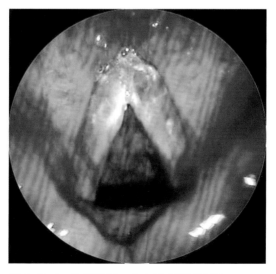

图 4-2-4 弥漫性喉充血水肿喉镜下表现

整个喉腔黏膜充血水肿

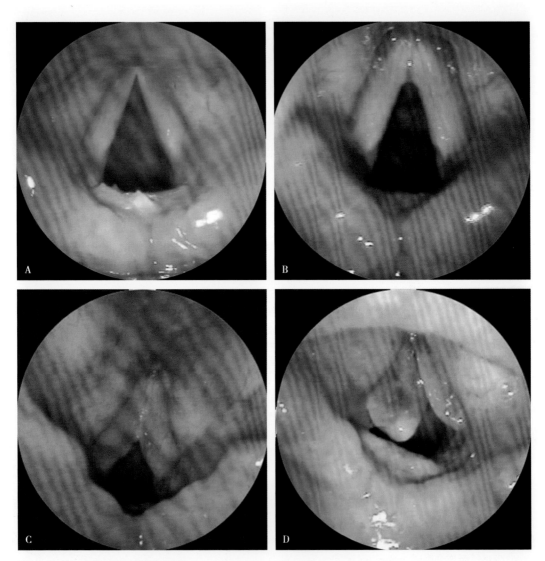

图 4-2-5 声带水肿喉镜下表现
A~D 分别是声带轻度水肿、中度水肿、重度水肿和声带水肿息肉样变

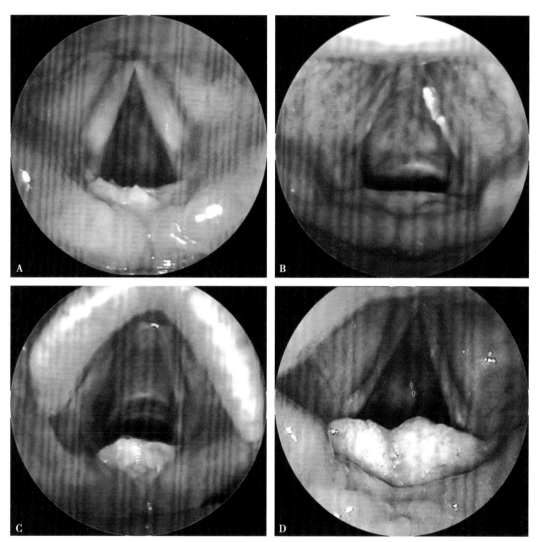

图 4-2-6　后连合黏膜增生喉镜下表现

A~D 分别是后连合黏膜轻度增生、中度增生、重度增生和后连合增生阻塞气道

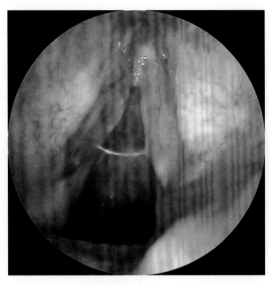

图 4-2-7   喉内黏液附着喉镜下表现

两侧声带之间可见黏液丝状附着

对疑诊咽喉反流患者行喉镜检查并针对体征进行评分时应注意以下问题[8-10]：

1. 评分者应在高年资医师的指导下统一培训，最大限度地消除评分者的主观性差异。

2. 要注意除外上呼吸道感染所致喉部急性炎症表现及喉部非反流相关性疾病，如感冒、喉结核、变态反应性疾病等。

3. 咽喉反流的患者如喉部出现不可逆性病变，如声带息肉或小结，声带白斑，任克间隙水肿以及喉癌等，应在手术处理病变的同时积极抗酸治疗，而喉接触性肉芽肿目前来讲应首先积极抗酸治疗而不建议直接手术治疗。

4. 不同的喉部检查设备如间接喉镜、直接喉镜、电子喉镜、纤维喉镜以及 NBI 等设备因为技术手段的差别，会导致不同喉镜下体征评分的差异，应注意联合 pH 监测以确保评分的准确性。

5. 有时咽喉反流患者的症状严重程度和其喉镜表现并不成正比，而且治疗后症状的改善明显早于喉镜表现的变化。通常评估治疗时以 RSI 为先。

（王宇光　张立红）

■ 参 考 文 献 ■

1. Belafsky PC，Postma G N，Koufman J A.The Validity and Reliability of the Reflux Finding Score（RFS）. Laryngoscope，2001，111（8）：1313-1317.

2. van der Pol RJ，Singendonk MM，König AM，et al.Development of the reflux finding score for infants and its observer agreement.J Pediatr，2014，165（3）：479-484.

3. Singendonk MM，Pullens B，van Heteren JA，et al.Reliability of the reflux finding score for infants in flexible versus rigid laryngoscopy.Int J Pediatr Otorhinolaryngol，2016，86：37-42.

4. Chang BA，MacNeil SD，Morrison MD，et al.The Reliability of the Reflux Finding Score Among General Otolaryngologists.J Voice，2015，29（5）：572-577.

5. Almeida AG,Saliture TB,da Silva AS,et al.Translation and cultural adaptation of the Reflux Finding Score into Brazilian Portuguese.Braz J Otorhinolaryngol,2013,79(1):47–53.
6. 李进让,Peter C Belafsky,张立红.中国喉科医师应用反流体征评分量表的信度研究.中国耳鼻咽喉头颈外科,2012,19(7):388–390.
7. 彭莉莉,李进让,张立红等.三位不同职称喉科医师对咽喉反流体征评分量表的应用研究.中华耳鼻咽喉头颈外科杂志,2013,48(6):461–464.
8. Pokharel M,Shrestha I,Dhakal A,et al.Reflux Symptom Index and Reflux Finding Score in Diagnosis of Laryngopharyngeal Reflux.Kathmandu Univ Med J(KUMJ),2016,14(56):332–336.
9. Habermann W,Schmid C,Neumann K,et al.Reflux symptom index and reflux finding score in otolaryngologic practice.J Voice,2012,26(3):e123–127.
10. Mesallam TA,Stemple JC,Sobeih TM,et al.Reflux symptom index versus reflux finding score.Ann Otol Rhinol Laryngol,2007,116(6):436–440.

第三节　唾液胃蛋白酶检测的诊断价值

胃内容物主要为胃酸和胃蛋白酶。胃蛋白酶（pepsin）是一种消化性蛋白酶，由胃壁中的胃黏膜主细胞（gastric chief cell）所分泌，其他部位理论上不存在胃蛋白酶，假如在唾液或痰液中检测到胃蛋白酶，提示有胃内容物反流到咽喉部，即有咽喉反流的发生。因此，近年来唾液或痰液胃蛋白酶的检测在咽喉反流性疾病中的诊断研究越来越多。

一、胃蛋白酶的理化特性与生理作用

胃蛋白酶的功能是将食物中的蛋白质分解为小的肽片段。胃蛋白酶在酸性环境中具有较高活性，其最适 pH 值约为 3。在中性或碱性溶液中，胃蛋白酶会发生解链而丧失活性。胃蛋白酶先是表达为酶原，即胃蛋白酶原。胃蛋白酶原是胃蛋白酶的无活性的前体，其一级结构比胃蛋白酶多出了 44 个氨基酸。在胃中，胃黏膜主细胞释放出胃蛋白酶原。这一酶原在遇到胃酸（由胃壁细胞所释放）中的盐酸后被激活。当胃对食物进行消化时，在被称为胃泌素的一种激素和迷走神经作用下，启动胃蛋白酶原和盐酸从胃壁中释放。在盐酸所创造的酸性环境中（pH 1.5~5.0），胃蛋白酶原发生去折叠，使得其可以以自催化方式对自身进行剪切，从而生成具有活性的胃蛋白酶。随后，生成的胃蛋白酶继续对胃蛋白酶原进行剪切，将 44 个氨基酸残基切去，产生更多的胃蛋白酶。这种在没有食物消化时保持酶原形式的机制，避免了过量的胃蛋白酶对胃壁自身进行消化，是一种保护机制。胃蛋白酶应保存在低温环境中（-20~-80℃），以防止其发生自降解。储存于 pH 值大于 11 的溶液中或对其进行还原性甲基化也可以有效防止自降解的发生；当 pH 值回到 6 时，胃蛋白酶的活性即可恢复。

二、胃蛋白酶在咽喉反流性疾病发病机制中的作用

正常人每天可发生数十次胃食管反流而不出现食管症状，但如果每日存在 3 次咽喉部的反流就可造成咽喉黏膜的严重损害，出现咽喉部症状。目前认为食管对胃内容物有较强的防御机制，其中局部产生重碳酸盐中和胃酸发挥了主要作用，可明显减轻胃内容物对食

管的损害。而重碳酸盐的产生过程中碳酸酐酶（carbonic anhydrase，CA）起到重要作用，此酶有数个同工酶，其中 CAⅢ最为重要。2001 年 Axford 等[1] 从 LPRD 患者的声带及杓间区分别取黏膜组织行免疫组化检测，发现声带区黏膜缺少 CAⅢ，而杓间区黏膜中 CAⅠ及 CAⅡ含量较少，提示喉部黏膜较食管黏膜抗酸能力差，易受到胃内容物的损伤。而杓间区又较声带区域黏膜抗酸性能强，这也在一定程度上解释了喉癌患者肿瘤多位于声门区，却极少出现于杓间区的现象。因此临床上 LPRD 患者往往有咽喉部症状而无食管炎症状。Koufman[2] 用狗做实验发现，酸和胃蛋白酶联合作用比单纯应用酸引起的声门下炎症反应更明显，认为胃蛋白酶在 LPRD 发病机制中起重要作用。Gill 等[3] 对 18 例 LPRD 患者与正常人喉黏膜标本进行了免疫组化和 Western 蛋白印迹研究，发现 LPRD 患者喉黏膜细胞间存在胃蛋白酶，而正常人不存在；LPRD 患者喉黏膜中 E- 钙黏蛋白表达降低，声带黏膜上皮和多数喉室黏膜标本不表达 CAⅢ。因此，认为 CAⅢ和 E- 钙黏蛋白在喉黏膜细胞间屏障的损伤过程中起重要作用，其表达降低导致喉黏膜防御功能降低，而胃蛋白酶可消化分解喉组织细胞，引起损伤。Johnston 等[4] 进一步发现正常人喉、食管黏膜上皮中应激蛋白（鳞状上皮蛋白 SEP70、SEP53 和热休克蛋白 HSP70）有高表达，而不存在胃蛋白酶；LPRD 患者喉黏膜中 SEP70、SEP53 表达明显降低，HSP70 表达较高；LPRD 患者喉黏膜中的胃蛋白酶存在量和 SEP70、SEP53 表达呈负相关；组织培养发现单纯 pH 降低引起喉黏膜细胞 SEP70、SEP53 增高，加入胃蛋白酶后 SEP70、SEP53 减少或消失。猪喉黏膜组织培养共聚焦显微镜观察发现，喉黏膜细胞通过受体介导的细胞内吞噬作用摄取胃蛋白酶而引起应激反应。Roh 和 Yoont[5] 用 42 只兔子进行实验，动物的一侧声带进行黏膜剥脱术，一组动物用导管向喉咽部滴注含胃蛋白酶 0.3mg/ml 的酸性液体（pH 3.0）3ml，每天 2 次，共 4~8 周，另一组滴入 3ml 生理盐水。病理检查发现实验组动物的声门区瘢痕组织、肉芽组织范围大，发生率高，组织中的炎症评分及胶原沉积高于对照组。认为胃酸和胃蛋白酶影响声门区域的伤口愈合，抗反流治疗可减轻喉手术后的咽喉反流引起的损伤。

三、胃蛋白酶检测的方法

根据 LPRD 的发病机制，在唾液、痰液、鼻腔分泌物样本中检测到胃蛋白酶就可判定有咽喉反流的发生，常用酶联免疫法进行标本胃蛋白酶浓度的检测，该检测技术具有简单、无创、高效、客观性强等优点：①简单性：取材简单，唾液、痰液、中耳分泌物、鼻腔分泌物都是易取的检测样本；②无创：唾液、痰液、鼻腔分泌物标本的留取容易，无任何创伤；③高效：相对于 24 小时 pH 监测，该法不仅耗时短、准确性高，也减轻了患者的经济负担；④客观性强：与反流症状评分量表、反流体征评分量表相比，胃蛋白酶检测技术客观性较强，为下一步的诊断和治疗能提供可靠的证据；⑤疗效评估：胃蛋白酶不仅可以作为 LPRD 的一个诊断方法，其浓度变化也可以成为该病疗效判定的动态指标。

此外，也有应用免疫组化方法检测喉黏膜标本中的胃蛋白酶，发现有咽喉反流患者的标本中胃蛋白酶阳性率高，而正常对照阳性率极低。Johnston 等[6] 对 9 例 LPRD 患者和 12 例健康人的喉黏膜进行了胃蛋白酶检测，其中 9 例 LPRD 患者中有 8 例检测出胃蛋白酶，12 例健康人中有 0 例检测出胃蛋白酶，该实验证明 LPRD 患者喉黏膜存在胃蛋白酶，而健康人喉黏膜不存在胃蛋白酶。Gong 等[7] 应用免疫组化研究了声带白斑标本的胃蛋白酶表达情况，发现 26 例声带白斑标本中，2 例强阳性（7.7%），4 例阳性（15.4%），11 例弱阳性（42.3%），9 例阴性（34.6%），而 20 例对照组标本中，仅 4 例弱阳性（20.0%），16 例阴性（80.0%），认为胃蛋白酶免疫组化染色可以作为咽喉反流的一个生物指标，咽喉反流是声带白斑的一个致病因素。手术后的标本进行研究不涉及患者的利益，但是喉黏膜活检进行胃蛋白酶检测，作为一项有创操作，患者接受程度低，在实际临床工作中难以广泛开展。

李进让团队近年来致力于咽喉反流性疾病的无创诊断，利用胶体金方法成功研制了一种咽喉反流性疾病诊断试纸条，原理就是检测痰液或唾液中是否存在胃蛋白酶，如果存在胃蛋白酶，其与试纸条上的胃蛋白酶抗体发生反应，就会显示一个阳性条带。目前该试纸条正在与 24 小时阻抗 –pH 监测结果对比进行临床验证，有望不久应用于临床。

四、唾液胃蛋白酶的正常值

到目前为止国内外几乎没有关于诊断 LPRD 时胃蛋白酶浓度界限值的报道。李湘平等[8]留取 15 例健康志愿者深咳后的唾液，用酶联免疫方法检测唾液中胃蛋白酶浓度，胃蛋白酶质量浓度中位数（25 分位数；75 分位数）为 0.0（0.0；0.0）ng/ml。对同时对 56 例疑似 LPRD 的患者唾液标本中胃蛋白酶浓度做了测试。对这 71 人份痰液胃蛋白酶浓度作了工作特征曲线（ROC 曲线），将其分界点划为 0.1081ng/ml，规定唾液中胃蛋白酶浓度 >0.1081ng/ml 为阳性。

李进让等[9]招募 50 名健康成年人作为受试者，收取受试者晨起空腹情况下黏白唾液，封存于 1.5ml 无菌 EP 管内，并在半小时内将 EP 管放置于 –28℃冰箱中冷冻，采用人胃蛋白酶 ELISA 检测试剂盒测定受试者唾液中胃蛋白酶含量，50 名健康受试者晨起痰液中胃蛋白酶含量为（24.22 ± 6.94）ng/ml，95%CI 为（22.18，26.06）ng/ml。其中，男性受试者唾液中胃蛋白酶含量为（22.78 ± 1.35）ng/ml，95%CI 为（20.00，25.57）ng/ml；女性受试者唾液中胃蛋白酶含量为（25.67 ± 1.39）ng/ml，95%CI 为（22.80，28.54）ng/ml。

Hayat 等[10]用免疫酶联法测定了 100 例无症状的健康人唾液胃蛋白酶含量，每人取晨起、午餐和晚餐后的唾液进行测定，其中 1/3 的无症状的健康人唾液可检测到胃蛋白酶，唾液中胃蛋白酶浓度的中位数是 0~59ng/ml，他们应用的临界值是 16ng/ml。

五、胃蛋白酶检测在诊断咽喉反流中的作用

Knight 等[11]对有咽喉反流临床症状的 23 例患者进行 24 小时双探针 pH 监测，同时取 63 份喉部痰液用酶联免疫吸附方法测定胃蛋白酶的含量，发现与咽喉反流有关的痰液中含有胃蛋白酶，平均为 0.18mg/L，与咽喉反流无关的 49 份痰液中不含胃蛋白酶。与咽喉反流事件对比，发现痰液胃蛋白酶阳性诊断咽喉反流的敏感性和特异性分别为 100% 和 89%，因此认为检测痰液中的胃蛋白酶是诊断咽喉反流的一种敏感、无创的方法。但是收集何时的痰标本更合适，这一问题尚未解决。研究人员认为咽喉反流性疾病患者晨起第 1 口痰和睡前的痰标本阳性率会高些。此外，对间断出现的反流相关症状如咳嗽、喉痉挛的患者，症状发作时的痰标本阳性率更高些。Kim 等[12]对 40 例临床疑似咽喉反流的患者进行痰液和（或）唾液的胃蛋白酶测定，收集睡前、醒后和症状发作时的痰液和（或）唾液为标本，用 Western Blot 方法测定标本中的胃蛋白酶含量，所有患者进行 24 小时 pH 监测，发现 40 例患者中 20 例患者标本中的胃蛋白酶阳性，症状发作时标本的阳性率最高（45%），

而 8 例健康志愿者的标本均阴性；而 24 小时 pH 监测仅 9 例患者阳性。认为对疑似咽喉反流性疾病的患者，症状发作时的痰液和（或）唾液的胃蛋白酶检测是一种敏感、无创的诊断方法。痰液胃蛋白酶检测有可能成为诊断咽喉反流的方法，但是由于其需要 pH 监测发现咽喉反流之后取得的痰液标本才能检测得到胃蛋白酶，认为根据反流情况取痰液进行检测离临床实际应用有较大差距。之后大量研究发现，有咽喉反流症状患者的唾液或痰中的胃蛋白酶的含量高于对照组，而且可以作为判定治疗效果的客观指标[13]，但是有研究认为唾液中的胃蛋白酶阳性与否与咽喉反流症状无相关性，作为诊断胃食管反流食管外症状的方法敏感性较差[14]，也有个别研究在有咽喉反流症状的患者和对照组的唾液中均未检测到胃蛋白酶[15]。Barona-Lleó 等[16] 对 142 例临床症状怀疑咽喉反流而且 RSI 大于 13 分的患者进行唾液胃蛋白酶测试，取患者空腹和饭后 1 小时的唾液进行测试，其中 105 例（73.94%）至少一次胃蛋白酶检测阳性，两次均阴性者 37 例（26.06%）。Ocak[17] 等研究认为增加检测痰液标本收集次数有可能提高诊断的敏感性。Fortunato 等[18] 对 90 例阻抗 –pH 监测证实的咽喉反流患者和无症状的 43 例对照组的唾液胃蛋白酶进行检测，每例患者进行 24 小时阻抗 –pH 监测时取不同时间段的痰液，共 8 份（置入 pH 监测导管前、三餐前和三餐后半小时以及晨起醒后），而对照组仅取一次的痰液。85.6%（77/90）的患者组患者至少有一次的唾液胃蛋白酶阳性，而对照组仅为 9.3%（4/43），24 小时不同时间的胃蛋白酶含量差异很大，反流后 2 小时内唾液胃蛋白酶含量为（30.7 ± 135）ng/ml，2 小时后降为（16.5 ± 39.1）ng/ml，说明唾液胃蛋白酶阳性率与症状和 pH 监测结果相关。Na 等[19] 通过对 57 例咽喉反流患者晨起空腹状态下、三餐后 1 小时唾液中胃蛋白酶含量测定，发现晨起空腹状态下胃蛋白酶含量最高，认为晨起空腹状态下的唾液胃蛋白酶检测可以作为诊断咽喉反流的方法。由于 24 小时唾液胃蛋白酶含量值差异较大，唾液胃蛋白酶浓度不能作为判定反流严重程度的准确指标，故取何时的唾液检测胃蛋白酶以作为判定咽喉反流的指标值得进一步研究。

　　Krishnan 等[20] 对 98 例全麻气管插管的儿童进行研究，发现 64 例儿童有明显的临床胃食管反流症状，并对其进行了内窥镜检查，34 例常规手术而无反流症状的儿童作为对照组。所有 98 例儿童又按有无相关呼吸道症状进行分组分析。所有儿童气管插管后取气管内的分泌物，用异硫氰酸荧光素 – 酪蛋白方法测定有无胃蛋白酶。发现有反流症状的 27 例患儿中 7 例检测到胃蛋白酶，有慢性呼吸道症状的 8 例患儿中 7 例胃蛋白酶阳性，此外 37 例有反流和慢性呼吸道症状病史的患儿中 31 例胃蛋白酶阳性。无胃食管反流和呼吸道症状的 26 例患儿中无一例胃蛋白酶阳性。认为气管分泌物胃蛋白酶测定是诊断胃食管反流误吸的可靠指标。许多研究发现胃内容物中的胃酸、胃蛋白酶能引起肺部广泛炎性反应，许多慢性肺部疾患，特别是儿童的肺部疾患与微量误吸有关，气管内分泌物或支气管肺泡灌洗液的胃蛋白酶检测可作为一种诊断有无胃内容物误吸的可靠指标。He 等[21] 对 152 例 225 耳分泌性中耳炎的中耳渗液进行酶联免疫吸附试验检测胃蛋白酶的含量，发现 14.4% 的患儿一侧或双侧中耳渗液中检测到胃蛋白酶，其含量为（96.6~170.8）ng/ml［范围（13~687）ng/ml］，且 1 岁以下患儿中耳渗液的胃蛋白酶含量明显高于 1 岁以上患儿。研究者认为胃液反流可能是分泌性中耳炎的致病因素之一。随后更大样本（509 例患儿，893 耳）的研究发现 20% 的患儿、14% 的患耳渗液中胃蛋白酶阳性，其阳性与否与有无胃食管反流、过敏和哮喘等病史无关，中耳渗液中是否存在胃蛋白酶与中耳置管术后的长期溢液无关。Crapko 等[22]用 Western Blot 方法对 20 例分泌性中耳炎患儿中耳渗液的胃蛋白酶含量进行测定，发现 56%（18/32）的患耳渗液中胃蛋白酶阳性，60%（12/20）的患儿中耳渗液的胃蛋白酶阳性，其含量为（80~1000）ng/ml，中耳渗液的 pH 值为 6.0~7.6。证明分泌性中耳炎患儿存在咽喉反流。而 Abd 等[23]对 31 例分泌性中耳炎患儿进行 24 小时双探针 pH 监测，对其中 17 例鼓膜切开时的中耳渗液进行酶联免疫吸附试验测定胃蛋白酶的含量，24 小时双探针 pH 监测发现 71%（22/31）的患儿存在明显的咽喉反流，中耳渗液中胃蛋白酶的含量为（0.085~5.02）ng/ml，是血清中胃蛋白酶含量的 4.5~231.44 倍。17 例患儿中，中耳胃蛋白酶含量与咽喉反流次数呈正相关。认为咽喉反流是分泌性中耳炎的一个致病因素，测定中耳渗液中的胃蛋白酶含量可作为分泌性中耳炎患者是否存在咽喉反流的一个可靠指标，控制咽喉反流可能是提高儿童分泌性中耳炎治愈率的一个重要因素。大量文献显示 24 小时 pH 监测证实慢性鼻窦炎与咽喉反流有关，抗反流治疗有助于慢性鼻窦炎的康复[24]。Ozmen 等[25]对 33 例内窥镜手术治疗的慢性鼻窦炎患者进行前瞻性对照研究，所有患者进行 24 小时双探针 pH 监测，用异硫氰酸荧光素 - 酪蛋白方法测定鼻腔灌洗液的胃蛋白酶，另选 20 例无鼻窦炎的患者作为对照。24 小时双探针 pH 监测发现鼻窦炎患者咽喉反流的发生率为 88%（29/33），而对照组为 55%（11/20），胃蛋白酶与 24 小时双探针 pH 监测结果密切相关，其敏感性和特异性分别为 100% 和 92.5%。认为慢性鼻窦炎与咽喉反流有关，鼻腔灌洗液胃蛋白酶检测是一种无创的、可行的诊断咽喉反流的方法。

（李进让）

■ 参 考 文 献 ■

1. Axford SE，Sharp N，Ross PE，et al.Cell biology of laryngeal epithelial de：lenses in health and disease：preliminary studies.Ann Otol Rhinol Laryngol，2001，110（12）：1099-1108.

2. Koufman JA.The otolaryngologic manifestations of gastroesophageal reflux disease（GERD）：a clinical investigation of 225 patients using ambulatory 24 hour pH monitoring and an experimental investigation of the role of acid and pepsin in the development of laryngeal injury.Laryngoscope，1991，101（4 Pt 2 Suppl 53）：1-78.

3. Gill GA，Johnston N，Buda A，et al.Laryngeal epithelial defenses against laryngopharyngeal reflux：investigations of E-cadherin，carbonic anhydrase isoenzyme Ⅲ and pepsin.Ann Otol Rhinol Laryngol，2005，114（12）：913-921.

4. lJohnston N，Dettmar PW，Lively MO，et al.Effect of pepsin on laryngeal stress protein（Sep70，Sep53，and Hsp70）response：Role in laryngopharyngeal reflux disease.Ann Otol Rhinol Laryngol，2006，115（1）：47-58.

5. Roh JL，Yoon YH.Effect of acid and pepsin on glottic wound healing：a simulated reflux model.Arch Otolaryngol Head Neck Surg，2006，132（9）：995-1000.

6. Johnston N，Knight J，Dettmar PW，et al.Pepsin and carbonic anhydrase isoenzyme Ⅲ as diagnostic markers for laryngopharyngeal reflux disease.Laryngoscope，2004，114（12）：2129-2134.

7. Gong X，Wang XY，Yang L，et al.Detecting Laryngopharyngeal Reflux by Immunohistochemistry of　Pepsin in the Biopsies of Vocal Fold Leukoplakia.J Voice，2018，32（3）：352-355.

8. 李湘平，陈顺金，王路，等 . 唾液中胃蛋白酶检测对咽喉反流的诊断价值 . 中华耳鼻咽喉头颈外科杂志，2009，44（2）：99-104.

9. 李进让，田师宇，邹世桢，等 . 健康成年人唾液中胃蛋白酶含量测定在辅助检测咽喉反流中的应用研究 . 中华胃食管反流病电子杂志，2017，4（1）：13-16.

10. Hayat JO，Gabieta-Somnez S，Yazaki E，et al.Pepsin in saliva for the diagnosis of gastro-oesophageal reflux disease.Gut，2015，64（3）：373-380.

11. Knight J，Lively MO，Johnston N， et al.Sensitive pepsin immunoassay for detection of laryngopharyngeal reflux.Laryngoscope，2005，115（8）：1473–1478.

12. Kim TH，Lee KJ，Yeo M，et al.Pepsin detection in the sputum/saliva for the diagnosis of gastroesophageal reflux disease in patients with clinically suspected atypical gastroesophageal reflux disease symptoms.Digestion，2008，77（3–4）：201–206.

13. Strugala V，Woodcock AD，Dettmar PW，et al.Detection of pepsin in sputum：a rapid and objective measure of airways reflux.Eur Respir J，2016，47（1）：339–341.

14. Dy F，Amirault J，Mitchell PD，et al.Salivary Pepsin lacks sensitivity as a diagnostic tool to evaluate extraesophageal reflux disease.J Pediatr，2016，177：53–58.

15. Printza A1，Speletas M，Triaridis S，et al.Is pepsin detected in the saliva of patients who experience pharyngeal reflux?Hippokratia，2007，11（3）：145–149.

16. Barona–Lleó L，Duval C，Barona–de Guzmán R.Salivary pepsin test：useful and simple tool for the laryngopharyngeal reflux diagnosis.Acta Otorrinolaringol Esp，2017，May 15.pii：S0001–6519（17）30077–8.doi：10.1016/j.otorri.2017.03.001.

17. Ocak E，Kubat G，Yorulmaz İ.Immunoserologic pepsin detection in the saliva as a non–invasive rapid diagnostic test for laryngopharyngeal reflux.Balkan Med J，2015，32（1）：46–50.

18. Fortunato JE，D'Agostino RB Jr，Lively MO.Pepsin in saliva as a biomarker for oropharyngeal reflux compared with 24–hour esophageal impedance/pH monitoring in pediatric patients.Neurogastroenterol Motil.2017，29.

19. Na SY，Kwon OE，Lee YC，et al.Optimal timing of saliva collection to detect pepsin in patients with laryngopharyngeal reflux.Laryngoscope，2016，126（12）：2770–2773.

20. Krishnan U，Mitchell JD，Messina I，et al.Assay of tracheal pepsin as a marker of reflux aspiration.J Pediatr Gastroanterol Nutr，2002，35（3）：303.308.

21. He Z，O'Reilly RC，Boiling L，et al.Detection ofgastric pepsin in middle ear fluid of children with otitis media.Otolaryngol Head Neck Surg，2007，137（1）：59–64.

22. Crapko M，Kerschner JE，Syring M.et al.Role of extraesophageal reflux in chronic otitis media with effusion.Laryngoscope，2007，117（8）：1419–1423.

23. Abd El Fattah AM，Abdul Maksoud GA，Ramadan AS，et al.Pepsin assay：a marker for reflux in pediatric glue ear.Otolaryngol Head Neck Surg，2007，136（3）：464–470.

24. DiBaise JK，Sharma VK.Does gastroesophageai reflux contribute to the development of chronic sinusitis?A review of the evidence.Dis Esophagus，2006，19（6）：419–424.

25. Ozmen S，Yllcel OT，Sinici I，et al.Pepsin assay and pH monitoring in chronic rhinosinusitis.Laryngoscope，2008，118（5）：890–894.

第四节　24 小时上消化道 pH 监测技术

咽喉反流性疾病的概念被提出之后，如何对该疾病进行诊断便提上了日程。理想的诊断方法应当具备以下几个特征：①高敏感性；②高特异性；③操作简便；④病人易于耐受；⑤结果易于分析。经过诸多同行的不懈努力，先后发展出基于症状的反流症状指数评分量表（RSI）、基于体征的反流体征评分量表（RFS）、诊断性治疗、pH 监测以及胃蛋白酶检测等方法。这些方法促进了 LPRD 相关研究的发展，但也有其各自的缺点。就 RSI 和 RFS 来说，尽管其有着较好的信度和效度[1]，可以用于临床初筛，但也存在着一些争议：喉咽反流的绝大多数症状和体征缺乏特异性；有文献报道当分别独立评分时，RSI 和 RFS 评分之间的相关性并不高[2]；量表的评分者间信度也不高[3]。而 24 小时上消化道 pH 监测技术（包括喉咽食管 pH 监测、阻抗 –pH 监测和 Dx–pH 监测等）目前则被认为是诊断 LPRD 的主要客观手段。

一百多年前，就有学者发现胃食管反流病的症状与胃酸反流息息相关。基于对酸度的检测发展出的食管 pH 监测技术一度被认为是 GERD 诊断的"金标准"[4]。24 小时动态食管 pH 监测技术于 1974 年由 Johnson 与 DeMeester 设计完成[5]，此技术敏感性和特异性均较高，能对胃食管反流做定量分析，但仅能检测 H⁺ 的变化，不能检测非酸性反流（弱酸及弱碱反流），也不能检测反流物的成分。多通道腔内阻抗监测（multichannel intraluminal impedance，MII）技术最早由 Silny 于 1991 年报道用于监测气体及液体在空腔器官内的流动[6]，它可以通过检测不同物质通过导管时电阻的变化从而鉴别液体反流、气体反流和混合反流，还可以将反流与吞咽区别开来。将 MII 技术与动态 pH 监测技术相结合发展出的 24 小时食管多通道腔内阻抗监测联合 pH 技术（MII–pH）就兼备了两者的优点：（1）可以监测酸反流和非酸反流；（2）区分反流物的成分；（3）区分反流与吞咽；（4）监测反流物反流的高度。作为"金标准"，pH 监测技术的重要性不言而喻。

自 LPRD 的概念提出之初，就有学者尝试将上消化道 pH 监测技术应用于咽喉反流的诊断。而事实上，咽喉反流性疾病与胃食管反流病也有很大的相关性，这一点从咽喉反流的定义——胃内容物反流至食管上括约肌以上部位（包括鼻腔、口腔、咽、喉、气管、肺等）的现象[7]，即可看出端倪（图 4-4-1）。早期的相关尝试是将食管 pH 监测的电极的位置由食管远端上提到食管近端。目前比较成熟的方法是 24 小时喉咽食管 pH 监测技术。这种方法使用双支电极分别放置于食管下括约肌上方和食管上括约肌上缘进行监测。本节将主要对此种方法进行介绍。

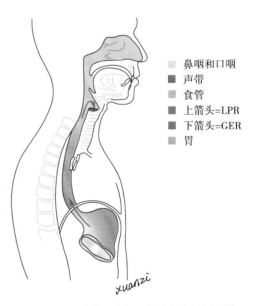

鼻咽和口咽
声带
食管
上箭头=LPR
下箭头=GER
胃

图 4-4-1　胃食管反流与咽喉反流（方璇供图）

一、喉咽食管 pH 监测系统

一般由传感器、记录系统和数据分析系统三部分组成（图 4-4-2）。最常见的传感器即 pH 监测电极，是锑电极。此外还有玻璃电极和氢离子敏感场电极等。数据记录系统目前主要有导管式记录系统和无线 pH 监测记录系统。数据分析系统主要用于分析收集来的监测数据，计算相关参数，进而得出有无反流的结论。

二、喉咽食管 pH 监测的适应证

随着对 GERD 和 LPRD 等疾病认识的深入以及临床经验的积累，现在认为 24 小时喉咽食管 pH 监测的适应证主要包括以下 2 点：

1. 可疑 GERD 或者 LPRD 患者的诊断　存在反酸、烧心、胸骨后烧灼感等 GERD 相关症状，或存在声嘶、清嗓、慢性咳嗽等 LPRD 相关症状，或体格检查 / 喉镜检查发现声带充血、后连合增生、肉芽肿等体征，尤其是 RSI>13 分和（或）RFS>7 分者，或 RSI 与 RFS 评分差距较大者，建议进行 pH 监测检查。对于 PPI 试验性治疗失败的患者也可经由 pH 监测判断其症状是否继发于 GERD。

2. 抗反流治疗前后的评估　不论外科治疗、内镜治疗还是药物治疗，治疗前均可应用 pH 监测技术确认异常反流的存在，治疗后也可应用该技术进行疗效评价。

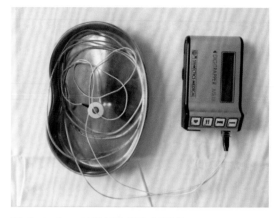

图 4-4-2　pH 监测电极和记录仪

三、监测方法

1. 患者准备　在进行 24 小时喉咽 pH 监测前，最好保持空腹状态，因为放置电极时可能会引起患者恶心呕吐等不适。一般应停止使用抑酸药物至少 7 天，H_2 受体阻滞剂至少停用 3 天，抗酸剂至少停用 6~12 小时[8]。

2. 放置电极　放置电极前，应首先使用食管测压系统（图 4-4-3）进行食管动力检测。检查过程中患者平卧，经鼻腔放置测压导管至胃内，然后缓慢向上牵拉，分别确定食管上括约肌与食管下括约肌的位置及压力。然后让患者干咽 10 次，喝水（每次 5 毫升）湿咽 10 次，取湿咽 10 次的传导速度、时限及峰值数值的平均值，评价食管清除功能。确定食管下括约肌和食管上括约肌的位置后，先行 pH 校正，然后经鼻放入含有双 pH 监测探头的导管，经口咽下至食管下端。近端 pH 传感器探头置于食管上括约肌上方约 1cm 处，远端 pH 传感器探头置于食管下括约肌上方约 4~5cm 处[9]——这个位置既可以防止电极在吞咽过程中进入胃内，又不至于位置过高导致传感器与黏膜的接触减少，进而造成干燥及假阴性结果。然后将 pH 监测导管固定，外置参考电极固定在患者胸骨柄处，连接检测仪显示数据正常后即可开始记录。

3. 监测记录　数据记录系统会按设定采样频率（多为 4~5s/ 次）自动记录患者体内电极 pH 的变化。患者需要记录 24 小时进食（禁食酸性食物）、起居（平卧和站立时间段）以及出现症状的时间等情况（图 4-4-4）。次日将 pH 监测电极取出，监测完成。

四、数据分析

喉咽食管 pH 监测的常用参数有[5, 10]：① pH<4.0 的时间百分比；②卧位 pH<4.0 的时间百分比；③立位 pH<4.0 的时间百分比；④反流总次数；⑤长反流（>5min）次数；⑥最长反流时间。

监测完毕后，数据上传至分析系统，由软件进行相关参数的计算。

GERD 的判断：远端电极基于上述参数的 DeMeester 积分[11]、≥ 14.72 或 pH<4.0 的时间百分比[12] ≥ 4.2 可提示胃食管反流的存在。

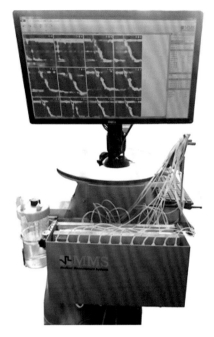

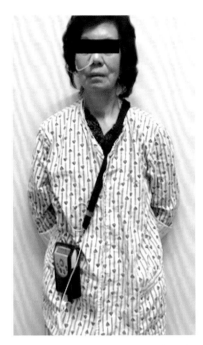

图 4-4-3 食管测压系统   图 4-4-4 正在进行 pH 监测的患者

LPRD 的判断[13]：近端电极基于上述参数的喉咽部 pH 值小于 4.0 的总时间 ≥ 1% 或 24 小时内喉咽反流面积指数（reflux area index，RAI，为单位时间内的 pH ≤ 4.0 的面积，可以反映患者酸暴露的情况）>6.3 或 24 小时咽喉反流事件 ≥ 3 次。

咽喉反流事件判断标准[14]：①咽喉部 pH<4.0；②咽喉部 pH 值的下降不先于远端电极 pH 值的下降，其最低值不低于远端 pH 值；③近端感受器的 pH 下降是快速的（到达最低点时间 <30s）；④ pH 的下降不是在进食或吞咽时发生。只有同时满足以上 4 个条件，才能称之为一次咽喉反流。

此外，在判定咽喉反流事件的过程中需注意排除各种干扰，如电极干燥、进食等造成的伪像。

五、讨论

LPRD 不仅给患者的生理职能、精神健康、社会功能等方面[15]带来了诸多困扰，而且由于其患病率较高，给社会医疗保障体系也带来了巨大压力。据统计，2013 年在美国，LPRD 患者第一年的诊疗费用（5438 美元）为 GERD 患者的（971 美元）5.7 倍，美国全年用于 LPRD 诊疗上的费用超过 500 亿美元，而同期用于癌症的诊疗费用为 580 亿美元[16]。由此可见，规范 LPRD 的诊疗具有重大的社会意义。

24 小时喉咽食管 pH 监测技术一度是诊断 LPRD 的主要客观手段，在 LPRD 的诊断中发挥了重要作用。随着对 LPRD 认识的逐渐深入，以 Koufman 为代表的耳鼻咽喉科医师开始逐渐发现 LPRD 在许多咽喉疾病中的损伤机制并不同于 GERD，例如 LPRD 患者合并食管炎的情况非常少见[17]；GERD 主要是液体反流，胃酸致病，而 LPRD 可以包括液体和气体反流，且胃蛋白酶起了重要的致病作用等[18]（图 4-4-5）。喉咽食管 pH 监测技术也暴露出一些缺点，比如患者耐受性差，检查期间进食和活动受限，费用高；对碱反流、弱酸反流、气体反流监测效果较差；探头接触空气或被黏膜覆盖易影响测量结果等，有时不能反映临床实际情况。Sun 等研究发现，作为诊断 GERD 的"金标准"的食管 pH 监测，应用到 LPRD 患者上时，并未显示出足够的敏感性和特异性[19]。由于胃蛋白酶在 pH 4~6 时仍有活性，仍可损伤咽喉部黏膜组织，Ayazi 等学者提出口咽部酸暴露的 pH 评判阈值在立位与卧位时应予以区分（分别为 5.5 和 5.0）[20]，而不是单纯沿用 4.0 的评判标准。为解决这些问题，MII 监测、MII-pH 监测、Dx-pH 监测、RYAN 积分等新技术和新方法应运而生。我们将在以下几节中分别进行详细介绍。

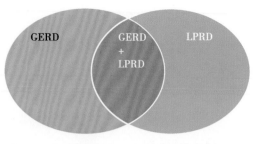

图 4-4-5 GERD 与 LPRD 关系示意图

（曹 杰 张立红）

参考文献

1. 郑杰元，张立红，李晶兢，等．咽喉反流症状指数量表中文版的信度及效度评价．中华耳鼻咽喉头颈外科杂志，2012，47（11）：894-898.

2. Branski RC，Bhattacharyya N，Shapiro J.The Reliability of the Assessment of Endoscopic Laryngeal Findings Associated With Laryngopharyngeal Reflux Disease.Laryngoscope，2002，112（6）：1019-1024.

3. Kelchner L N，Horne J，Lee L，et al.Reliability of speech-language pathologist and otolaryngologist ratings of laryngeal signs of reflux in an asymptomatic population using the reflux finding score.J Voice，2007，21（1）：92-100.

4. Pace F，Annese V，Ceccatelli P，et al.Ambulatory oesophageal pH-metry.Position paper of the Working Team on Oesophageal pH-metry by the GISMAD（Gruppo Italiano di Studio sulla Motilità dell'Apparato Digerente）.Dig Liver Dis，2000，32（4）：357.

5. Johnson LF，Demeester TR.Twenty-four-hour pH monitoring of the distal esophagus.A quantitative measure of gastroesophageal reflux.Am J Gastroenterol，1974，62（4）：325.

6. Silny J.Intraluminal Multiple Electric Impedance Procedure for Measurement of Gastrointestinal Motility.Neurogastroenterology&Motility，1991，3（3）：151-162.

7. Koufman JA.Laryngopharyngeal reflux 2002：a new paradigm of airway disease.Ear Nose Throat J，2002，81（9 Suppl 2）：2.

8. 冯桂建，叶京英．喉咽反流相关疾病．北京：人民卫生出版社，2014

9. Merati AL，Lim HJ，Ulualp SO，et al.Meta-analysis of upper probe measurements in normal subjects and patients with laryngopharyngeal reflux.Ann Otorhinolaryngol，2005，114（3）：177.

10. Richter JE，Bradley LA，Demeester TR，et al.Normal 24-hr ambulatory esophageal pH values.Influence of study center，pH electrode，age，and gender.Dig Dis Sci，1992，37（6）：849.

11. Johnson LF，Demeester TR.Development of the 24-hour intraesophageal pH monitoring composite scoring system.J Clin Gastroenterol，1986，8 Suppl 1（2）：52.

12. Wiener GJ，Morgan TM，Copper JB，et al.Ambulatory 24-hour esophageal pH monitoring.Reproducibility and variability of pH parameters.Dig Dis Sci，1988，33（9）：1127.

13. 中华耳鼻咽喉头颈外科杂志编辑委员会咽喉组．咽喉反流性疾病诊断与治疗专家共识（2015 年）．中华耳鼻咽喉头颈外科杂志，2016，51（5）：324-326.

14. 赵一馨,张立红,张春芳,等.喉癌患者并发咽喉反流的初步观察.中华耳鼻咽喉头颈外科杂志,2014,49(5):356-361.
15. 王宇光,张立红,余力生,等.咽喉反流对嗓音疾病患者生活质量影响的临床研究.中华耳鼻咽喉头颈外科杂志,2015,50(12):973-977.
16. Francis DO,Rymer JA,Slaughter JC,et al.High economic burden of caring for patients with suspected extraesophageal reflux.Am J Gastroenterol,2013,108(6):905-911.
17. Koufman J A.Laryngopharyngeal reflux is different from classic gastroesophageal reflux disease.Ear Nose Throat J,2002,81(2):7-9.
18. Bardhan K D,Strugala V,Dettmar P W.Reflux revisited:advancing the role of pepsin.Int J Otolaryngol,2012(4):646901.
19. Sun G,Muddana S,Slaughter J C,et al.A new pH catheter for laryngopharyngeal reflux:Normal values.Laryngoscope,2009,119(8):1639-1643.
20. Ayazi S,Lipham J C,Hagen J A,et al.A new technique for measurement of pharyngeal pH:normal values and discriminating pH threshold.J Gastrointest Surg,2009,13(8):1422.

第五节　多通道食管腔内阻抗监测

多通道食管腔内阻抗监测技术诞生于20世纪80年代后期,用于监测胃肠腔内液体和或气体的流动,是发现和识别胃食管反流事件的客观检测手段,联合咽喉部pH监测后可用于诊断咽喉反流。

一、仪器设备

1. **监测导管**　采用一根直径约为2mm的绝缘软管,在导管上包埋有若干个间隔2cm的金属电极环称为阻抗环,每两个相邻的电极环组成一个阻抗通道,还可携带若干个pH通道,阻抗环通过软管内部的细金属丝与体外的记录设备连接并进行数据采集,可记录并保存时长超过24小时的监测数据。

2. **记录分析设备**　现在数据的记录多采用便携盒式数字记录仪,病人可携带记录设备随意活动,在更接近生理状态下完成监测。记录仪通过连接的电极导管记录24小时中患者食管内的阻抗变化,还有记录患者立卧位、饮食时间和症状出现时间的按钮。检查完毕后将记录仪内结果输入计算机,并用配套的软件进行图形和数据分析。

二、操作流程

将电极自鼻腔插入并妥善固定,检查监测仪显示数据正常后开始记录,嘱咐患者记录监测期间的饮食时间、饮食种类、躺下睡觉及症状出现的时间,作为次日数据分析的参考。患者在监测期间鼓励接近日常的饮食和活动,检查前2周内嘱不服用促胃肠动力药物。

三、诊断方法

多通道食管腔内阻抗监测主要记录食管腔内食团通过所引起的阻抗变化来反映食团的性质及运动情况,从而检测胃食管反流[1]。阻抗指的是电压与电流的比值,在导管电压一定时电阻和电流成反比,在没有食团时由于缺少离子组成电桥支持电流流动,阻抗高;在有离子存在时，阻抗降低。食管内不同物质的阻抗值由大到小依次为：气体 > 食管壁 > 唾液 > 食物 > 胃内反流物（图 4-5-1）。液体反流物表现为食管距门齿远端向近端阻抗通道跨越多个感受器的低电阻的渐进性序列，阻抗复原代表食物糜团排空（图 4-5-2）；气液混合反流则表现为阻抗降低期间伴有短暂的阻抗升高（图 4-5-3）；进食或吞咽时表现为近端向远端的低电阻渐进性序列（图 4-5-4）。因此，多通道食管腔内阻抗监测可判断食团运动方向、反流物性质（液体、气体或气液混合）和反流高度[2]。

当多通道食管腔内阻抗监测检测到食管高位反流时，如联合咽喉部 pH 监测技术发现同时间喉咽部 pH 值下降，即可认为此次喉咽部 pH 值下降是由反流引起，从而诊断一次咽喉反流事件[3]。

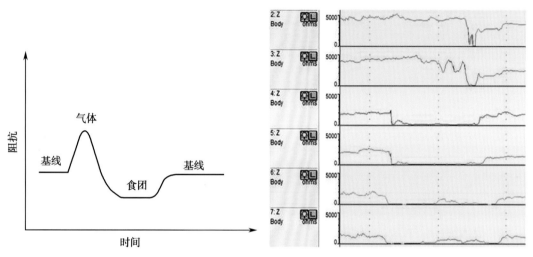

图 4-5-1　阻抗曲线变化示意图　　　　　　图 4-5-2　液态食团反流

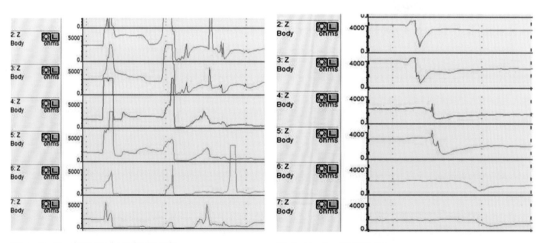

图 4-5-3　气液混合态食团反流　　　　　　图 4-5-4　吞咽动作

四、适应证和禁忌证

多通道食管腔内阻抗监测的电极导管经鼻腔插入食管下段，为有创检查，电极导管长时间的刺激鼻腔、咽喉和食道给患者带来不适感，因此行此项检查前应掌握适应证和禁忌证。在耳鼻喉科范畴内，多通道食管腔内阻抗监测主要用于联合 pH 监测诊断咽喉反流，故适应证为：①根据症状和体征，怀疑存在咽喉反流；② PPI 试验性治疗后症状改善不明显，需明确咽喉反流诊断；③评估药物治疗后咽喉反流改善情况。禁忌证为：①咽喉食道感染急性期、过敏发作期或近期外伤手术史；②全身系统性疾病不能耐受该检查。

五、存在的问题

多通道食管腔内阻抗监测是发现和识别胃食管反流事件的客观检测手段，单独应用只能检测食团在食管内的情况，不能判断食团是否突破食管上括约肌到达咽喉部。故诊断咽喉反流时一般不单独使用多通道食管腔内阻抗监测，需联合使用咽喉 pH 监测技术。

（王嘉森）

▪ 参 考 文 献 ▪

1. 朱立人，许树长．多通道腔内阻抗技术在胃食管反流病诊断中的应用．胃肠病学，2009，14（4）：240-242．
2. 褚传莲，李延青．食管多通道腔内阻抗技术在胃食管反流病诊断中的应用进展．中华内科杂志，2010，49（1）：68-70．
3. Wenzl TG，Benninga MA，Loots CM，et al.Indications，methodology，and interpretation of combined esophageal impedance-pH monitoring in children：ESPGHAN EURO-PIG standard protocol.J Pediatr Gastroenterol Nutr，2012，55（2）：230-234．

第六节　多通道腔内阻抗联合 pH 监测

24 小时多通道腔内阻抗联合 pH（multichannel intraluminal impedance-pH，MII-pH）监测是把食管阻抗监测和 pH 监测结合在一起进行监测，可同时监测食团运动方向、食团性质、反流高度、食管和咽喉部 pH 值动态变化，大大提高了单独使用一种方法监测咽喉反流的准确性，是诊断咽喉反流较为准确的客观诊断方法[1]。

一、仪器设备

1. **监测导管**　目前临床上用于监测咽喉反流的导管大多含至少两个 pH 通道和多个阻抗环，通过两个 pH 通道分别监测远端食管和近端喉咽部 pH 值的变化，使用多个阻抗通道判断食团的性质和运动方向。

2. **记录分析设备**　现在数据的记录多采用便携盒式数字记录仪，病人可携带记录设备随意活动，在更接近生理状态下完成监测。记录仪通过连接的电极导管记录 24 小时中患者咽喉及食管内的阻抗 -pH 状态，还有记录患者立卧位、饮食时间和症状出现时间的按钮。检查完毕后将记录仪内结果输入计算机，并用配套的软件进行图形和数据分析。

二、操作流程和 pH 电极定位方法

1. **操作流程**　检查前将电极先后在 pH 4.0（或 pH 1.0）和 pH 7.0 的缓冲液中校正，将校正好的 pH 电极自鼻腔插入，如为单根分叉型电极则将分支导管由两侧鼻腔分别插入。

固定远端食管 pH 电极于食管下括约肌（lower esophageal sphincter, LES）上 5cm，近端喉咽 pH 电极于食管上括约肌（upper esophageal sphincter, UES）处。将导管固定后检查监测仪显示数据正常后开始记录，嘱咐患者记录监测期间的饮食时间、饮食种类、躺下睡觉及症状出现的时间，作为次日数据分析的参考。患者在监测期间除禁食酸性食物以外，鼓励接近日常的饮食和活动。在操作过程中，正确安置 pH 监测电极是影响监测结果的关键。对于远端食管 pH 电极，当需要监测胃食管反流时，其公认的位置为 LES 上 5cm，现制定的判断胃食管反流的标准也是以该点测得的数据为准而得出的，如 DeMeester 评分。但如果监测远端食管 pH 值的目的只是为了辅助判断咽喉反流，则不严格要求于 LES 上 5cm。对于近端喉咽 pH 电极的安置位置，目前尚无统一的标准，多将其安置于 UES 上方 1~2cm，或就在 UES 水平。事实上，咽缩肌位置本身会随每次吞咽而变化，因此近端喉咽 pH 电极的位置不能做到很精确。值得注意的是喉咽 pH 电极的位置不宜过高，否则电极容易脱离黏膜、电极干燥或接触食物残渣而出现伪象。检查前 2 周内停止服用质子泵抑制剂、促胃肠动力药物。

2. 电极定位方法　目前临床常用的定位方法包括食管测压法、纤维喉镜下直视定位法和 pH 改变法。

（1）食管测压法：运用食管测压仪分别测定上、下食管括约肌的上缘位置和长度，记录前鼻孔至两括约肌上缘的距离。该法是目前确定 LES 和 UES 的金标准，但需要两次插管，给患者带来额外不适。

（2）纤维喉镜：在纤维喉镜引导直视下将导管插入，将近门齿端 pH 电极上方的标志线处于环状软骨后区食管入口，并使 pH 电极被黏膜包裹，Smit 和 Vincent 证实此法可将近端 pH 探头定位于 UES 上方，定位准确性不亚于食道测压法[2, 3]。喉镜不能定位远端食管 pH 电极，主要用于检测咽喉反流时喉咽部 pH 监测点的 pH 电极定位。

（3）pH 改变法：从胃到食管 pH 值可有明显改变，插管至记录仪屏幕显示 pH 突然大幅下降时停止插入，并将电极缓慢向外拔出，直至 pH 突然大幅升高（提示电极位于食管胃连接处，通常与 LES 相吻合），将电极继续向外拔出 5cm 即为所需长度。Klausser 等报告此法与测压法相比差别较小，可较为准确地测出 LES[4]。

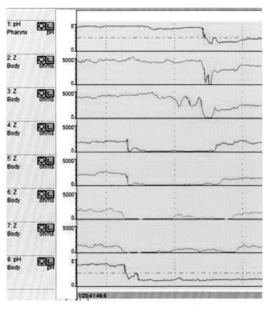

三、诊断方法和诊断标准

1. 诊断方法　当阻抗监测示食团运动方向为逆行且反流高度至食管近门齿端阻抗监测点，同时 pH 监测示喉咽部 pH 值和食管远端 pH 值均下降且喉咽部 pH 值的下降不先于远端电极 pH 值的下降，同时满足以上两点即可认为是一次咽喉反流（图 4-6-1）。其中，喉咽部酸反流定义为 pH 值降幅 ≥ 1 且降至 4 以下；弱酸反流定义为 pH 值降幅 ≥ 1，但仍

图 4-6-1　典型咽喉反流图形

在 4~7 之间；弱碱反流定义为反流事件不能使 pH 降到 7 以下。

2. **诊断标准**　目前应用较多的 24 小时 MII-pH 监测阳性判断标准为：喉咽酸反流次数 ≥ 3 次[3]，或近端食管 pH 值 <4 总时间等于或超过 1%[5]。亦曾有外国学者提出 24 小时内喉咽部酸反流次数不小于 6.9 次或反流面积指数（reflux area index，RAI）不小于 6.3 作为判断咽喉酸反流的标准[6]。

除酸反流次数外，可通过 24 小时 MII-pH 监测结果分析的资料还包括：①总反流次数和非酸反流次数（pH>4）；②酸反流总时间，监测过程中由于反流原因使喉咽 pH<4 的总时间；③最长酸反流时间；④平均酸清除时间，平均每次反流从 pH 值低于 4 开始到 pH 值回到大于 4 的时间；⑤平均食团清除时间，从阻抗下降到回升至阻抗基线值的时间，食团清除时间一般少于酸清除时间，这是由于酸清除包括食管蠕动波对食团的清除和唾液对食管黏膜的酸中和。

四、适应证和禁忌证

24 小时 MII-pH 监测虽为微创性检查，但电极导管长时间的刺激鼻腔、咽喉和食道，势必出现流涕、喷嚏或咽喉异物感等不适，因此行此项检查前应掌握适应证和禁忌证。适应证为：①根据症状和体征，怀疑存在咽喉反流；② PPI 试验性治疗后症状改善不明显，需明确咽喉反流诊断；③评估药物治疗后咽喉反流改善情况。禁忌证为：①咽喉食道感染急性期、过敏发作期或近期外伤手术史；②全身系统性疾病不能耐受该检查。

五、存在的问题

24 小时 MII-pH 监测的诊断标准目前仍存在一定争议。首先，咽喉反流的病理性 pH 阈值设定为 pH<4，但反流物对咽喉黏膜造成直接损伤的病理机制中起重要作用的胃蛋白酶，在 pH>5 的酸性环境中仍有活性，Musser 等研究认为设定 pH<5 为病理阈值可能更好的诊断咽喉反流[7]。其次，对咽喉反流的定义为 24 小时内咽喉部酸反流次数 ≥ 3，但咽喉部黏膜缺乏对胃酸的防御机制，因此有时一次咽喉酸反流亦有临床意义，尤其对于有过度用嗓、喉部外伤或麻醉插管等病史的患者，可能在正常人群中不会引起病理变化的咽喉酸反流频率在这些人群中就会出现咽喉部疾病。最后，诊断咽喉反流的参考指标单一，主要参考 24 小时喉咽酸反流总次数，未引入酸反流总时间、平均酸清除时间等数据，缺乏类似胃食管反流中 DeMeester 评分的综合评价方法；例如 24 小时内仅有一次反流但酸清除时间较长的患者，可能由于咽喉食管对酸中和或反流食团清除能力不足而出现咽喉黏膜病理性损伤，同时给出酸清除时间的数值更有利于判断咽喉反流的程度。另外，弱酸反流和弱碱对咽喉黏膜的影响越来越引起重视，这方面的数据也应该加以记录，有助于对疾病的认识。

（王嘉森）

■ 参 考 文 献 ■

1. 李进让,肖水芳,李湘平,等 . 咽喉反流性疾病诊断与治疗专家共识(2015 年)解读 . 中华耳鼻咽喉头颈外科杂志,2016,51(5):327-332.

2. Vincent DA, Garrett JD, Radionoff SL, et al.The proximal probe in esophageal pH monitoring：development of a normative database.J Voice, 2000, 14 (2)：247-254.

3. Smit CF, Tan J, Devriese PP, et al.Ambulatory pH measurements at the upper esophageal sphincter. Laryngoscope, 1998, 108 (2)：299-302.

4. Klauser AG, Schindlbeck NE, Muller-Lissner SA.Esophageal 24-h pH monitoring：is prior manometry necessary for correct positioning of the electrode?Am J Gastroenterol, 1990, 85 (11)：1463-1467.

5. Dobhan R, Castell DO.Normal and abnormal proximal esophageal acid exposure：results of ambulatory dual-probe pH monitoring.Am J Gastroenterol, 1993, 88 (1)：25-29.

6. Vincent DA, Garrett JD, Radionoff SL, et al.The proximal probe in esophageal pH monitoring：development of a normative database.J Voice, 2000, 14 (2)：247-254.

7. Musser J, Kelchner L, Neils-Strunjas J, et al.A comparison of rating scales used in the diagnosis of extraesophageal reflux.J Voice, 2011, 25 (3)：293-300.

第七节　咽部 pH 监测技术

一、定义

咽部 pH 监测（Dx-pH）技术是一种微创的经鼻导管的离子流传感器，能够直接测量口咽部液体和雾化液滴的 pH 值，与 24 小时 MII-pH 相比，具有易操作、抗干燥，不需要接触液体或黏膜以保证监测的连续性，探头泪滴状设计能够避免被食物或黏液覆盖干扰的无线发射传感技术。

二、仪器设备

1. **监测导管和电极**　The Restech® pH 探针（Dx-pH 探针）（Respiratory Technology Corp, San Diego, CA, USA）是一种基于成熟锑电极研发的新型传感器。探针为直径 1.5mm 一次性密闭封装的口咽导管，内有 pH 锑电极和参考电极，不同于位于导管侧壁的传统 pH 探针，此传感器位于导管的头部，头部为直径 3.2mm 的泪滴状设计，能使呼出气体在探头表面液化，从而保证探头在咽部环境中始终保持湿润状态，微型锑电极能够测量液态或雾化状态微滴中的氢离子浓度。此外，泪滴状头部内还有一个彩色 LED 指示灯，能帮助医生定位电极放置位置。

2. **记录分析设备**　Dx-pH 探针连接着微型发射器，发射器每秒 2 次的频率把 pH 值无线传输至独立的数据记录器并存储在 SD 卡上。患者通过记录器上立卧位、进食和症状按钮来记录 24 小时内咽部 pH 的相应性改变。发射器小巧轻便，基本不影响患者活动，保证整个监测过程非常接近于生理状态。检查完毕后将记录器内结果通过 SD 卡输入加密计算机并用配套的软件 DataView（AEMC Instruments, Foxborough, MA）进行图形和数据分析。

3. **操作流程和电极定位方法**　检查前将电极先后在 pH 4.0 和 pH 7.0 缓冲液中校正，经鼻腔缓缓插入口咽部，调整 LED 灯低于悬雍垂 5~10mm 即可，将导管固定于患者单侧鼻翼处，绕过同侧耳后固定于颈部。发射器可固定于患者皮肤或衣物上。检查监测仪显示数据正常后开始记录，嘱咐患者记录监测期间的饮食时间、饮食种类、躺下睡觉及症状出现的时间，作为次日数据分析的参考。监测结束后通过配套设备进行分析。

三、资料分析和诊断标准

DataView 软件会自动弃除餐前 5 分钟至餐后 5 分钟的数据，立位时口咽部 pH<5.0 或卧位时口咽部 pH<5.5 不少于 5 秒被定义为一次口咽反流事件（oropharyngeal event，OP 事件），并根据不同体位基线下 pH 时间百分比、酸反流次数和最长酸反流时间分析出咽部 pH 综合得分（RYAN 值），根据 DeMeester 的标准，若立位时 RYAN 值大于 9.41 或卧位时大于 6.81，可诊断为咽喉酸反流[1-4]，经专业分析人员核对排除假象和误差。而目前对于 OP 事件存在另一标准：有些学者以 0.5~2 秒内 pH 较基线下降不少于 10% 为一次 OP 事件[5-7]。

四、优缺点

与 MII-pH 电极相比，Dx-pH 电极更细更软，而且探头放置位置较浅，刺激较小，基本没有咽部不适、恶心、吞咽困难等，所以更适于儿童的咽喉反流的监测（据文献报道监测最小年龄 6 个月）[3, 5]。计算机分析时会自动排除进餐前后 5 分钟内的数据，故除强酸性饮食外日常饮食无禁忌，微型发射器通过无线形式把数据传输至独立的数据记录器，不需同时使用体外参考电极，所以除监测期间不能洗澡外，日常活动无明显禁忌。此外，腐蚀性食管炎无明显禁忌，目前尚无明显缺点的相关报道。

五、适应证和临床应用

1. **根据症状和体征，监测诊断疑似咽喉反流性疾病患者**[2, 5, 6]　LPRD 的诊断不应单单依据咽部症状，须同时联合喉镜检查及咽部 pH 客观监测[15]，与环后区病理活检相比，Dx-pH 对临床上疑似 LPRD 诊断是非常有用的监测工具[5]。

2. **评估质子泵抑制剂（PPI）经验性治疗后咽喉反流改善情况**　对 Dx-pH 诊断为 LPRD 患者行药物治疗症状改善要明显优于单纯经验性药物治疗者[8]，与药物治疗反应性作为金标准诊断 LPRD 相比，Dx-pH 监测的敏感性为 69%，特异性为 100%[4]。但 Yadlapati 等持否定态度，咽部 pH 监测并不能预测咽喉症状 PPI 治疗的反应，口咽部酸暴露的程度与 PPI 反应呈负相关[9]。

3. **与 MII-pH 同步监测 LPRD 患者或疑似患者的酸反流及分析两者的相关性**　有研究认为 Dx-pH 监测口咽的 pH 下降与 MII-pH 监测的胃食管上反流（supra-esophageal gastric reflux，SEGR）无相关性[6, 10-12]。虽无相关性，但在 pH 1~7 离体气体和液体环境中，Dx-pH 探针比传统探针具有更高的敏感性[13]。与 pH<4 作为诊断标准的 MII-pH 相比，Wiener 等[6]认为 Dx-pH 能发现更多的咽喉酸反流事件（OP 事件），而且酸反流时远端食管至口咽部 pH 梯度呈递增趋势（平均 pH 值：远端食管 3.1、喉咽部 5.2、口咽 5.6），而 Ummarino 等[14]发现 Dx-pH 反而监测出较少的 OP 事件，阻抗监测显示其中 35% 的 OP 事件与吞咽活动相关，我们认为两者的差异可能是由于 Dx-pH 应用两种不同的诊断标准所造成。此外，通过与 MII-pH 对比后，Chiou 等[11]认为单纯应用 Dx-pH 可能会过度诊断儿童 SEGR，Becker 等[12]认为气体反流或混合型反流能够改变咽部 pH，可能为 LPRD 的病因之一。

4. **慢性喉炎、慢性咳嗽、嗓音问题、声嘶症状与咽喉反流的相关性研究**[13-19]　Yuksel

等[13]发现慢性喉炎患者比胃食管反流病患者在立位时口咽部 pH 小于 4、5、6 的酸暴露更高；Ummarino 等[14]认为 Dx-pH 监测慢性咳嗽与 OP 事件无时间相关性；Mesallam 等[15]认为咽喉反流对 LPRD 患者嗓音具有影响，与 Dx-pH 阴性组相比，Dx-pH 阳性组的反流和嗓音障碍主观评分较高，而临床症状、反流客观评分和嗓音客观测量指标无显著性差异。Hayat 等[16]发现约半数（10/21）疑似反流引起声嘶的患者中存在客观咽喉反流，而且唾液中的胃蛋白酶可能是非常有用的筛查指标。但胃蛋白酶是否为咽喉反流的敏感指标存在争议，Weitzendorfer 等认为胃蛋白酶可作为腹腔镜反流术后疗效的指标，而 Dx-pH 监测意义不大[17]。而 Fortunato 等[18]认为唾液胃蛋白酶不能精确测量反流的严重程度，确定最佳唾液收集方案可能有助于实现其作为咽喉反流的标志物。Yadlapati 等[19]认为使用目前的标准阈值，Dx-pH 监测和唾液胃蛋白酶检测不能区分健康志愿者和具有咽喉反流症状的受试者。

5. 评估难治性哮喘患儿的咽喉反流发生率　难治性哮喘患儿反流发生率为 61.9%（13/21）[3]。联合多导睡眠监测研究阻塞性睡眠呼吸暂停患者与 LPRD 的相关性，有研究发现两者无相关性[20]。监测鼻咽部酸反流与咽鼓管功能障碍的关系[21]，认为鼻咽部酸反流可能为咽鼓管功能障碍发病机制之一。监测呼吸道疾患患儿的咽喉反流情况，发现 77%的反流阳性患儿患有喉软骨软化症或声门下狭窄[22]。

六、存在的问题

Musser[23]等研究认为 pH<5 可能更好的诊断咽喉反流，目前 Dx-pH 监测 OP 事件存在两种标准：① Ayazi[1]等通过测量 78 名健康受试者的口咽部 pH 分别小于 4、4.5、5、5.5、6、6.5 时的时间百分比，运用统计学的方法提出的立位 pH<5.0 或卧位 pH<5.5 不少于 5 秒为一次酸反流，卧位 pH 较立位低，可能会与夜间睡眠时唾液的分泌较少有关；② Wiener[6]等通过与 MII-pH 同步测量 15 名疑似食管外反流症状的患者，提出以 0.5~2 秒内 pH 下降不少于活动基线水平的 10% 为一次酸反流，且敏感性及特异性分别为 90%、80%，同时与 pH<4 为诊断标准相比，能够发现更多的食管外反流事件。

咽部的 pH 值受唾液分泌减少、咽部菌群的改变及胃酸反流液的影响而改变，而只有后者才与咽喉反流症状相关。唾液能够中和反流的酸性胃液，使食管远端与食管近段及口咽部形成 pH 梯度[11]，而且酸反流时此梯度已被 Wiener 证实，同时弱酸反流（pH 4~7）与食管外症状息息相关[24]，咽喉黏膜中胃蛋白酶在 5<pH<6.5 时仍具有活性，以及咽喉屏障碳酸酐酶Ⅲ的减少可导致咽喉部损害[25]，这些与咽喉部 pH 改变及咽喉部反流症状存在一定的关系。

尽管目前有直接或通过联合 MII-pH 等方法来明确 LPRD 的诊断及评价 PPI 治疗疗效的研究报道，及上述临床应用，但由于诊断标准不统一，对正常和异常的临界值一致性存在争议，而且缺少大样本多中心的前瞻性研究，因此对 LPRD 的直接诊断有待逐步深入研究，虽然口咽 pH 监测在临床应用尚未普及，但可以明确的是 Dx-pH 监测技术可以推荐作为咽喉反流诊断的一种新的有效的方法，可以作为判断药物和手术治疗效果的工具。

（李晓雨　王嘉森　李进让）

参 考 文 献

1. Ayazi S, Lipham JC, Hagen JA, et al. A new technique for measurement of pharyngeal pH: normal values and discriminating pH threshold. J Gastrointest Surg, 2009, 13 (8): 1422-1429.

2. Friedman M, Hamilton C, Samuelson CG, et al. The value of routine pH monitoring in the diagnosis and treatment of laryngopharyngeal reflux. Otolaryngol Head Neck Surg, 2012, 146 (6): 952-958.

3. Banaszkiewicz A, Dembinski L, Zawadzka-Krajewska A, et al. Evaluation of laryngopharyngeal reflux in pediatric patients with asthma using a new technique of pharyngeal pH-monitoring. Adv Exp Med Biol, 2013, 755: 89-95.

4. Vailati C, Mazzoleni G, Bondi S, et al. Oropharyngeal pH monitoring for laryngopharyngeal reflux: is it a reliable test before therapy?. J Voice, 2013, 27 (1): 84-89.

5. Andrews TM, Orobello N. Histologic versus pH probe results in pediatric laryngopharyngeal reflux. Int J Pediatr Otorhinolaryngol, 2013, 77 (5): 813-816.

6. Wiener GJ, Tsukashima R, Kelly C, et al. Oropharyngeal pH monitoring for the detection of liquid and aerosolized supraesophageal gastric reflux. J Voice, 2009, 23 (4): 498-504.

7. Wenzl TG, Benninga MA, Loots CM, et al. Indications, methodology, and interpretation of combined esophageal impedance-pH monitoring in children: ESPGHAN EURO-PIG standard protocol. J Pediatr Gastroenterol Nutr, 2012, 55 (2): 230-234.

8. Friedman M, Maley A, Kelley K, et al. Impact of pH monitoring on laryngopharyngeal reflux treatment: improved compliance and symptom resolution. Otolaryngol Head Neck Surg, 2011, 144 (4): 558-562.

9. Yadlapati R, Adkins C, Jaiyeola DM, et al. Abilities of Oropharyngeal pH Tests and Salivary Pepsin Analysis to Discriminate Between Asymptomatic Volunteers and Subjects With Symptoms of Laryngeal Irritation. Clin Gastroenterol Hepatol, 2016, 14 (4): 535-542.

10. Mazzoleni G, Vailati C, Lisma DG, et al. Correlation between oropharyngeal pH-monitoring and esophageal pH-impedance monitoring in patients with suspected GERD-related extra-esophageal symptoms. Neurogastroenterol Motil, 2014, 26 (11): 1557-1564.

11. Chiou E, Rosen R, Jiang H, et al. Diagnosis of supra-esophageal gastric reflux: correlation of oropharyngeal pH with esophageal impedance monitoring for gastroesophageal reflux. Neurogastroenterol Motil, 2011, 23 (8): 326-717.

12. Becker V, Graf S, Schlag C, et al. First agreement analysis and day-to-day comparison of pharyngeal pH monitoring with pH/impedance monitoring in patients with suspected laryngopharyngeal reflux. J Gastrointest Surg, 2012, 16 (6): 1096-1101.

13. Yuksel ES, Slaughter JC, Mukhtar N, et al. An oropharyngeal pH monitoring device to evaluate patients with chronic laryngitis. Neurogastroenterol Motil, 2013, 25 (5): e315-e323.

14. Ummarino D, Vandermeulen L, Roosens B, et al. Gastroesophageal reflux evaluation in patients affected by chronic cough: Restech versus multichannel intraluminal impedance/pH metry. Laryngoscope, 2013, 123 (4): 980-984.

15. Mesallam TA, Malki KH, Farahat M, et al. Voice problems among laryngopharyngeal reflux patients diagnosed with oropharyngeal pH monitoring. Folia Phoniatr Logop, 2013, 65 (6): 280-287.

16. Hayat JO, Yazaki E, Moore AT, et al. Objective detection of esophagopharyngeal reflux in patients with hoarseness and endoscopic signs of laryngeal inflammation. J Clin Gastroenterol, 2014, 48 (4): 318-327.

17. Weitzendorfer M, Pfandner R, Antoniou S A, et al. Role of Pepsin and Oropharyngeal pH-Monitoring to Assess the Postoperative Outcome of Patients with Laryngopharyngeal Reflux: Results of a Pilot Trial. J Laparoendosc Adv Surg Tech A, 2017, 27 (9): 937-943.

18. Fortunato JE, D'Agostino RJ, Lively MO. Pepsin in saliva as a biomarker for oropharyngeal reflux compared with

24-hour esophageal impedance/pH monitoring in pediatric patients.Neurogastroenterol Motil,2017,29(2).

19. Yadlapati R,Adkins C,Jaiyeola DM,et al.Abilities of Oropharyngeal pH Tests and Salivary Pepsin Analysis to Discriminate Between Asymptomatic Volunteers and Subjects With Symptoms of Laryngeal Irritation.Clin Gastroenterol Hepatol,2016,14(4):535-542.

20. Wang CC,Lien HC,De Virgilio A,et al.Airway pH monitoring in patients with suspected obstructive sleep apnoea using the Dx-pH oropharyngeal probe:preliminary report of a prospective cohort study.Clin Otolaryngol, 2014,39(6):352-358.

21. Brunworth JD,Garg R,Mahboubi H,et al.Detecting nasopharyngeal reflux:a novel pH probe technique.Ann Otol Rhinol Laryngol,2012,121(7):427-430.

22. Mesallam TA.Oropharyngeal 24-Hour pH Monitoring in Children With Airway-Related Problems.Clin Exp Otorhinolaryngol,2016,9(2):168-172.

23. Musser J,Kelchner L,Neils-Strunjas J,et al.A comparison of rating scales used in the diagnosis of extraesophageal reflux.J Voice,2011,25(3):293-300.

24. Mainie I,Tutuian R,Shay S,et al.Acid and non-acid reflux in patients with persistent symptoms despite acid suppressive therapy:a multicentre study using combined ambulatory impedance-pH monitoring.Gut,2006,55 (10):1398-1402.

25. Wassenaar E,Johnston N,Merati A,et al.Pepsin detection in patients with laryngopharyngeal reflux before and after fundoplication.Surg Endosc,2011,25(12):3870-3876.

第八节　咽喉反流性疾病的食管动力学检查

胃食管反流病为胃内容物反流至食管、口腔（包括咽喉）和（或）肺导致的一系列症状、终末器官效应和（或）并发症的一种疾病。GERD 已成为一种常见的，甚至是危害极大的慢性疾病。GERD 是由多种因素促成的上消化道动力障碍性疾病，GERD 患者发生反流的主要食管动力异常是包括一过性下食管括约肌松弛（transient lower esophageal sphincter relaxations，TLESRs）、下食管括约肌低压和无效食管运动（ineffective esophageal motility，IEM），主要的胃动力障碍是胃排空延迟。胃食管交界区（gastroesophageal junction，GEJ）和食管体部的功能障碍被认为是胃食管反流的主要机制。近年出现了高分辨率测压系统（high resolution manometry，HRM）被认为可更简单更快捷的用于食管动力的评估和食管裂孔疝（hiatal hernia，HH）的诊断，特别是图形化后直观的显示了食管的蠕动功能，上食管括约肌（upper esophageal sphincter，UES）和 LES 静息和吞咽状态下食管体部的功能，以及 LES 和膈肌脚（crural diaphragm，CD）的分离现象（图 4-8-1），并且 HRM 的食管裂孔疝的诊断结果和胃镜有相似的准确性，已被广泛的应用于胃食管反流病的诊断和术前评估[1]。

UES 类似一个位于咽部"喷嘴"，是一个高压区，由软骨和附属的三组相邻肌肉和结缔组织构成。在人类中，这个高压区的长度约 2~4cm。作为咽和食道之间的一道屏障，阻止空气进入消化道，亦防止反流物从食道进入咽喉部，还允许在打嗝或呕吐时将食管内容物释放出去，这是除了"喷雾"以外的"溢出"和"喷射"现象，而反流时咽喷嘴则可使反流物产生"喷雾"现象。正常人 UES 的静息压一般保持在 35~200mmHg 之间。尽管人们对它进行了深入的研究，但没有把它看作是一种自然喷嘴及其反流时喷嘴的喷雾现象在引起食管外症状的重要作用[2]。

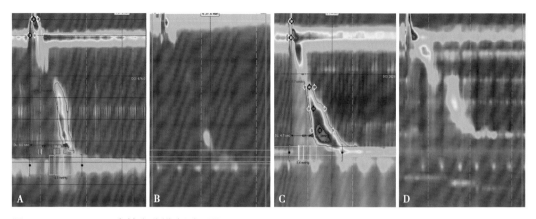

图 4-8-1：GERD 食管高分辨率测压图

A：UES、食管体部蠕动功能、LES、CD 均相对正常；B：UES 压力降低、食管体部无效蠕动、LES 压力降低、CD 压力降低；C：各成分动力相对正常，但 LES 压力带与 CD 压力带轻度分离（微小 HH）；D：UES、LES 和 CD 压力降低，LES 压力带与 CD 压力带明显分离（典型 HH）

在急性应激、食管扩张和食管内存酸时可引起 UES 压力增加[3]。在食管内进行缓慢酸灌注实验时，咽喉反流患者与典型 GERD 患者或正常人相比，UES 收缩反射的人数比例明显降低[4]。相反，在一种保护性反射，食管 –UES 收缩反射（EUCR）时 UES 的压力几乎完全消除，该反射在慢波睡眠中无法被激发[5]。另外，婴幼儿和老年人的 UES 静息压力要低于其他人群[6, 7]。此外，喉 –UES 收缩反射，另一种保护性反射，在人类中随着年龄的增长而衰退。尽管老年患者反流症状的感知减弱，但是随着年龄的增长胃食管连接处功能的退化和食管清除率的降低，可导致食管酸暴露的增加[8]。研究表明在 GERD 患者中 UES 压力过低的现象比较普遍（约为 50%），而其中咽喉反流患者的 UES 压力又明显低于典型 GERD 患者[9]。有人尝试给咽喉反流患者的环状软骨区域增加 20~30mmHg 的压力，显著提高了 UES 的压力，同时防止了食管内灌注诱发的 EUCR 导致的 UES 压力过低，从而有效控制了咽喉反流症状[10]。增加反流暴露和减弱的 UES 保护性功能可能会导致睡眠中、婴幼儿和老年人更多的经"咽喷嘴"的咽喉反流，反流微吸入，从而导致食管外症状乃至并发症的发生，而加强 UES 功能对于咽喉反流可能有治疗的作用[11]。

一过性下食管括约肌松弛被认为是导致胃内容反流进入食管的主要机制，GERD 患者 75% 的反流事件发生于 TLESRs。然而，GERD 越严重 TLESRs 参与引起反流事件的作用反而越弱，而 LES 压力过低的合并率越高[12]。有研究表明，食管炎患者的 LES 平均压力显著低于非糜烂性胃食管反流病（non-erosive gastrooesophageal reflux disease，NERD）患者。另外，和没有 HH 的 GERD 患者相比，TLESRs 在合并 HH 的患者中的作用较为次要[13]。作者单位的研究亦显示从 NERD 至重度食管炎 LES 压力逐渐下降，重度食管炎患者 LES 压力显著低于 NERD 和轻度食管炎，而且胃镜检出为 HH 的患者较无 HH 患者的 LES 压力明显下降[14]。故上述研究表明严重 GERD 患者的主要反流机制可能是 HH 的形成和 LES 压力过低，而不是 TLESRs。

LES 平滑肌产生的腔内压力、CD 产生的腔外压力、GEJ 的顺应性、膈食管膜的完整性（将下食管固定于膈裂孔）、以及胃食管形成的"阀瓣"（食管和胃底形成的 His 角）构成了 EGJ 区复杂的抗反流装置。EGJ 向近端移位进入膈裂孔则产生了滑动型 HH，从而造成多种抗反流各组成部分出现障碍，所以有 HH 患者较无 HH 患者有更多的 GERD 发生率、反流症状，食管炎和 BE。并且合并 HH 的患者可观察到更普遍的 GERD 相关性食管外呼吸道症状（如咳嗽或声嘶），以及更容易出现夜间症状[15]。

GERD 患者较非 GERD 患者有更高的 HH 合并率，据估计可高达 50%~90% 的 GERD 患者合并有 HH，而没有 GERD 症状和体征的患者合并 HH 的比例降低[16]。作者单位的研究显示从 NERD 至重度食管炎 HH 的检出率明显升高，胃镜的 HH 检出率为 7.2%~82.5%，HRM 的 HH 检出率为 16.3%~45.0%，食管炎的检出率和 HH 的检出率有统计学相关性，表明 GERD 越严重与其合并的 HH 明显相关。本研究亦显示胃镜和 HRM 的诊断一致性一般，对于 NERD 和轻度食管炎 HRM 诊断 HH 的敏感性优于胃镜，而对于中重度食管炎胃镜诊断 HH 的敏感性优于 HRM，原因可能与而 NERD 和轻度食管炎患者的 LES 和 CD 压力带显示清晰，通过 HRM 可以发现更多的微小 HH，而中重度食管炎合并更高比例的重度 IEM、LES 和 CD 压力过低，导致分离的压力带在 HRM 上无法清晰显示而无法判断压力带分离，而导致 HH 的漏诊，故胃镜结合 HRH 可以提高 HH 的检出率[14]。Khajanchee 等[17] 以腹腔镜术中诊断的 HH 为金标准与胃镜和 HRM 对 HH 诊断的相比较，发现 HRM 的假阳性率低于胃镜，假阴性率相似，HRM 的特异性高于胃镜。

研究发现 GERD 患者较正常人群在低压力扩张下其 EGJ 开放的更大，这一现象不单是因为 HH 引起的 EGJ 纵向上移或 LES 压力下降，还与 EGJ 区的其他改变有关，如 CD 的退化、膈食管膜完整性的破坏、以及 LES 肌层的退化等。Bredenoord 等[18] 研究发现合并微小 HH 的患者在 HRM 检查时可发现频繁的 LES 和 CD 的暂时性分离，而且 LES 和 CD 分离时（出现 HH）观察到的反流事件要明显多于 HH 消失时的反流事件。表明相当于"外括约肌"的 CD，也是抗反流屏障的重要组成部分，CD 薄弱、CD 与 LES 的纵向或横向分离均可造成 CD 功能障碍，从而导致反流的发生。

食管炎的严重程度可反映出 GERD 的严重程度。无效食管蠕动（IEM），如无效吞咽或蠕动缺失，可引起食管清除功能障碍，弱蠕动被认为是 GERD 最常见的食管功能障碍之一。GERD 越严重则食管蠕动功能障碍的合并率越高，进一步证实了 GERD 患者的这种食管动力学特点[12]。国内的研究发现 IEM 在国人 GERD 患者中的发生率明显高于普通人群及无症状对照组患者，且有呼吸道症状的 GERD 患者 IEM 的发生率更高[19]。Frazzoni 等[20] 研究亦发现 GERD 和 NERD 不但 LES 压力明显低于正常对照和功能性胃灼热患者，而且 GERD 患者的食管远端收缩幅度明显低于 NERD、功能性胃灼热和正常对照，而且食管炎患者和 NERD 患者 HH 的合并率亦明显高于功能性胃灼热和正常对照。然而轻度的 IEM 并不影响 GERD 患者食管清除，只有严重的 IEM，尤其在卧位时，会明显延长食管清除和酸暴露[21]。作者单位的研究亦显示从 NERD 至重度食管炎不但 HH 与 LES 过低的检出率逐渐升高，而且食管蠕动功能亦逐渐减弱，NERD 的重度 IEM 为 8.8%，而重度食管炎的重度 IEM 则高达 35.0%，故这类患者应加强夜间抗反流治疗，如夜间服用 PPI 等药物及抬高床头睡眠等[14]。

一些研究表明 GERD 患者中胃排空延迟的比例大于 30% 甚至超过 40%。研究发现 NERD 患者中也存在胃排空延迟，其发生率与食管炎患者相似或更高[22]。NERD 患者中 45.8% 的患者重叠功能性胃肠病，食管炎患者中重叠功能性胃肠病的比例为 41.3%[23]。研究发现，肠易激惹综合征与 NERD 患者及食管炎患者相比存在更多的躯体化、焦虑、敌意等多种心理应激因素，肠易激惹综合征与 NERD 成正相关而与食管炎无关[24]。在接受 PPI 按需治疗的 GERD 患者中，NERD 患者按需治疗的失败率比食管炎患者更高，除了日常的反流症状、消化不良症状之外，重叠肠易激惹综合征是 GERD 患者按需治疗失败的预测因子之一。

PPI 按需治疗能长期、有效的治疗多数 NERD 和轻度食管炎患者。对于合并 HH 以及重度食管炎的患者，剂量通常需要加倍，因多数停药后容易复发，通常需要 PPI 长程维持治疗。对于重度食管炎，酸反流和食管动力障碍均起关键的作用。故针对中重度 GERD 的亦可加用动力治疗，如巴氯芬等（增加 LES 的压力和抑制 TLESRs 的发生）也被用于 GERD 的治疗，无论对于典型症状还是食管外症状均取得了一定的疗效，并可应用于难治性 GERD。多潘立酮、依托必利等促动力药可加速胃排空，增加 LES 压力和加快食管清除，然而目前被证明对 GERD 症状和并发症的疗效有限，而多作为 GERD 治疗的辅助用药。

射频治疗是目前国内使用比较广泛的 GERD 食管腔内治疗技术，该方法被证明可显著的减少 GERD 患者的 TLESRs，增加 LES 压力，减少酸暴露，减少药物的使用，改善反流、胃灼热等典型症状乃至咳喘等食管外症状，提高生活质量，亦可在没有明显减轻反流的情况下明显降低食管对反流的敏感性，故多用于没有 HH 或 HH 小于 2cm 的慢性 NERD 乃至功能性胃灼热的患者，多数患者疗效至少可维持 48 个月乃至 10 年[25]。研究显示食管炎越明显则 HH 的合并率越高，其中重度食管炎的 HH 合并率可高达 45%~83%，说明严重食管炎更倾向于解剖学问题，而非单纯的食管黏膜损伤问题，其中 HH 可能是食管炎的重要成因，故该类患者有抗反流手术指征[14]。抗反流手术被证明能够纠正 EGJ 区域的 HH，CD 和 LES 功能缺陷，从而形成抗反流阀瓣，提高 EGJ 整体压力和抗扩张能力，又可减少 TLESRs 的频率，而且还可增强食管体部的收缩能力，从而增强清除功能，理论上可以终止绝大部分乃至所有形式的反流。笔者对一组 476 例 HH 患者抗反流术后平均随访了 4.4 年，手术总有效率为 95.5%，胃食管反流典型症状评分和哮喘症状评分均显著下降，并且安全性良好[15]。

综上所述，食管低动力状态和 HH 是 GERD 患者的主要食管动力学表现，食管体部功能低下、LES 功能低下和 HH 与 GERD 的严重程度相平行，尤其在严重 EE 患者中的这四联现象最为明显。GERD 患者还常常合并胃排空延迟，肠易激惹综合征则常与 NERD 合并对 NERD 的症状表现及治疗反应产生不良影响。

（吴继敏　胡志伟）

▣ 参 考 文 献 ▣

1. Salvador R, Dubecz A, Polomsky M, et al. A new era in esophageal diagnostics: the image-based paradigm of high-resolution manometry. Journal of the American College of Surgeons, 2009, 208(6): 1035-1044.

2. Zhu GC, Gao X, Wang ZG, et al. Experimental study for the mechanism of gastroesophageal-reflux-associated asthma. Dis Esophagus, 2014, 27(4): 318-324.

3. Tokashiki R, Funato N, Suzuki M. Globus sensation and increased upper esophageal sphincter pressure with distal esophageal acid perfusion. Eur Arch Otorhinolaryngol, 2010, 267(5): 737-741.

4. Babaei A, Venu M, Naini SR, et al. Impaired Upper Esophageal Sphincter Reflexes in Patients With Supraesophageal Reflux Disease. Gastroenterology, 2015, 149(6): 1381-1391.

5. Bajaj JS, Bajaj S, Dua KS, et al.Influence of sleep stages on esophago-upper esophageal sphincter contractile reflex and secondary esophageal peristalsis.Gastroenterology, 2006, 130 (1):17-25.

6. Fulp SR, Dalton CB, Castell JA, et al.Aging-related alterations in human upper esophageal sphincter function. Am J Gastroenterol, 1990, 85 (12):1569-1572.

7. Sondheimer JM.Upper esophageal sphincter and pharyngoesophageal motor function in infants with and without gastroesophageal reflux.Gastroenterology, 1983, 85 (2):301-305.

8. Kawamura O, Easterling C, Aslam M, et al.Laryngo-upper esophageal sphincter contractile reflex in humans deteriorates with age.Gastroenterology, 2004, 127 (1):57-64.

9. Nadaleto BF, Herbella FA, Pinna BR, et al.Upper esophageal sphincter motility in gastroesophageal reflux disease in the light of the high-resolution manometry.Dis Esophagus, 2017, 30 (4):1-5.

10. Shaker R, Babaei A, Naini SR.Prevention of esophagopharyngeal reflux by augmenting the upper esophageal sphincter pressure barrier.Laryngoscope, 2014.

11. Wang Z, Hu Z, Wu J, et al.Insult of gastroesophageal reflux on airway:clinical significance of pharyngeal nozzle. Frontiers of medicine, 2015, 9 (1):117-122.

12. Savarino E, Gemignani L, Pohl D, et al.Oesophageal motility and bolus transit abnormalities increase in parallel with the severity of gastro-oesophageal reflux disease.Aliment Pharmacol Ther, 2011, 34 (4):476-486.

13. Ho KY, Kang JY.Reflux esophagitis patients in Singapore have motor and acid exposure abnormalities similar to patients in the Western hemisphere.Am J Gastroenterol, 1999, 94 (5):1186-1191.

14. 胡志伟,汪忠镐,吴继敏,等.反流性食管炎严重程度与高分辨率测压的食管动力学关系.中华医学杂志, 2017, 97 (42).

15. 胡志伟,汪忠镐,吴继敏,等.胃食管反流病合并食管裂孔疝及哮喘症状的腹腔镜外科治疗.中华疝和腹壁外科杂志(电子版), 2014, (05):396-402.

16. Hyun JJ, Ji HK, Yeon JE, et al.Short Segment Hiatal Hernia:Is It a Clinically Significant Entity?.Journal of Neurogastroenterology&Motility, 2010, 16 (1):35.

17. Khajanchee YS, Cassera MA, Swanstrom LL, et al.Diagnosis of Type-I hiatal hernia:a comparison of high-resolution manometry and endoscopy.Dis Esophagus, 2012.

18. Bredenoord AJ, Weusten BL, Timmer R, et al.Intermittent spatial separation of diaphragm and lower esophageal sphincter favors acidic and weakly acidic reflux.Gastroenterology, 2006, 130 (2):334-340.

19. 高岩,尚占民.无效食管动力对伴呼吸道症状胃食管反流病发病机制及临床意义的研究.中国实用内科杂志, 2008, 28 (3):205-207.

20. Frazzoni M, De Micheli E, Zentilin P, et al.Pathophysiological characteristics of patients with non-erosive reflux disease differ from those of patients with functional heartburn.Aliment Pharmacol Ther, 2004, 20 (1):81-88.

21. Fornari F, Blondeau K, Durand L, et al.Relevance of mild ineffective oesophageal motility (IOM)and potential pharmacological reversibility of severe IOM in patients with gastro-oesophageal reflux disease.Aliment Pharmacol Ther, 2007, 26 (10):1345-1354.

22. Stacher G, Lenglinger J, Bergmann H, et al.Gastric emptying:a contributory factor in gastro-oesophageal reflux activity?.Gut, 2000, 47 (5):661-666.

23. Lee SW, Chang CS, Lien HC, et al.Impact of Overlapping Functional Gastrointestinal Disorders on the Presentation and Quality of Life of Patients with Erosive Esophagitis and Nonerosive Reflux Disease.Medical principles and practice:international journal of the Kuwait University, Health Science Centre, 2015, 24 (5):491-495.

24. Youn NS, Hei RK, Joon PB.Irritable Bowel Syndrome Is Associated With Gastroesophageal Reflux Symptom but Not Erosive Esophagitis.Journal of Neurogastroenterology&Motility, 2013, 19 (4):521-531.

25. 胡志伟,吴继敏,汪忠镐.胃食管喉气管综合征的再认识和胃镜下射频术治疗胃食管反流病的进展.中国微创外科杂志, 2015, (06):558-562.

第九节　质子泵抑制剂的诊断性治疗

咽喉反流性疾病由于其症状和体征缺乏特异性，使得确诊存在一定难度，国内外尚无统一的诊断标准。Belafsky 等设计的反流症状指数评分量表以及反流体征评分量表作为目前国际上通用的 LPRD 的筛查量表，可以用于 LPRD 的初步诊断[1, 2]，而进一步确诊的客观指标是 24 小时 pH 监测（包括喉咽食管 pH 监测、阻抗–pH 监测和 Dx–pH 监测等）。然而，pH 监测亦有其自身的问题，例如 24 小时喉咽食管 pH 监测的假阴性、假阳性率较高，监测电极放置位置和其他干扰因素对监测结果影响较大，敏感性和特异性欠佳（有报道认为其敏感度仅为 60%~78%[3-5]），所需费用较高，患者耐受性差，对设备硬件投入以及专业监测人员要求较高等。诸多缺点使得 24 小时 pH 监测的应用及推广受限。因此，一些学者于 20 世纪 90 年代提出了更简便、安全、经济的质子泵抑制剂诊断性治疗方法[6-9]。

质子泵抑制剂（PPI）是国际上公认的治疗 LPRD 的一线药物。临床上对于可疑 LPRD 的患者应用经验性 PPI 治疗，通过观察咽喉反流的相关症状及体征缓解与否，以达到诊断 LPRD 的目的。这种质子泵抑制剂的诊断性治疗，又称为 PPI 试验。此方法操作简单，患者依从性好，可以作为 RSI 和 RFS 诊断量表的补充，或有创检查的替代选择。

目前 PPI 诊断性治疗的方案国际上尚无统一的标准，在用药剂量、疗程以及有效性评价方面均存在争议。2003 年，Siupsinskiene 等将 120 例拟诊 LPRD 的患者分为调整生活方式和饮食习惯组、口服奥美拉唑 20mg/d 组、口服奥美拉唑 40mg/d 组、口服奥美拉唑 >40mg/d 组，对四组患者分别进行诊断性治疗，结果显示在治疗 4 周后，患者在总症状得分、咽喉部炎症得分、发音功能紊乱程度和自我整体感觉等评价指标上均有明显的好转，因此他们得出短期 PPI 治疗可以证实 LPRD 存在的结论[10]。Ford 等则提出为期三个月的 PPI 诊断性治疗方案：对于可疑 LPRD 的患者，进行生活方式的调整以及三个月的 PPI 经验性治疗，若 LPRD 相关症状得到明显缓解，则可确诊 LPRD[11]。2008 年，在首届多学科国际研讨会上，胃食管反流的食管外并发症治疗组推荐一日两次，口服 PPI 4 周至 6 个月的初始治疗方案，认为该方案可有效的缓解反流症状[12]。

目前国内较为认可的 PPI 诊断性治疗方案如下：

1. **适用患者**　应选择可疑 LPRD 的患者（RSI>13 和（或）RFS>7 分），以尽量减少药物滥用或过度诊疗；

2. **药物选择**　目前临床上常用的 PPI 有埃索美拉唑、奥美拉唑、兰索拉唑、雷贝拉唑、泮托拉唑（按药品通用名首字母拼音顺序排列），作用机制基本类似，但各有其优势，疗效不佳或出现副作用时可考虑更换药物。有研究报道发现比较不同 PPI 药物治疗反流症状的效果有差异[13]。

3. **用法和疗程**　标准剂量，每日 2 次，饭前 30~60 分钟服用，疗程 8 周，8 周后评估治疗效果。

4. **疗效评估**　疗效评估目前缺乏统一的标准，多数研究以症状量表得分较基线改善超过 50% 视为诊断试验阳性。也可以采用视觉模拟评分法（VAS），将疗效分为以下三种：①显效：症状基本消失，RSI ≤ 13 分；②有效：症状改善 50% 以上，RSI 降低，但仍 >13

分；③无效：症状无好转，RSI 无降低。

5. 后续治疗　若 PPI 诊断性治疗有效，则可确诊咽喉反流性疾病并继续用药，无效者建议行 24 小时 pH 监测等检查，进一步确诊或排除 LPRD 的诊断。

对于咽喉反流性疾病或胃食管反流病的食管外症状的诊断和治疗，目前国际上许多学者都推荐 PPI 试验[11,14-17]，甚至有学者将质子泵抑制剂诊断性治疗列为 LPRD 最有价值的诊断方法[18]。但也有一些研究，提出了不同意见：有学者用 Meta 分析方法总结了多个 PPI 治疗随机对照研究之后，得出 PPI 疗效并不优于安慰剂的结论[19]，其原因可能在于 LPRD 的诊断标准不统一[20]。另外，由于国内外医疗体制存在差异，国外许多患者是由全科医师首诊，根据症状拟诊 LPRD 进而接受 PPI 治疗；而国内患者大多是由专科医师经详细问询病史以及进行喉镜检查之后方才疑诊 LPRD，降低了过度诊疗的可能性。大量临床实践和随机对照试验均认为咽喉反流性疾病的存在毋庸置疑，抗酸治疗可以取得良好的效果，使广大患者受益[21]。但是需要提醒的是，我们应重视长期应用 PPI 可能出现的不良反应，比如头痛、腹泻、食欲减退等，以及长期应用可能影响微量元素和维生素吸收，进而产生贫血、骨质疏松等问题。故对于高风险患者接受长期 PPI 治疗前，推荐使用双能 X 线骨密度测量，维生素及微量元素检测等进行评估。

总之，PPI 诊断性治疗具有安全、简便、无创、敏感度高等优点，且经济 - 效益比优于其他诊断方法。在结合 RFS 及 RSI 量表的基础上，应用 PPI 诊断性治疗可以得到较高的诊断效率。此外，PPI 试验不仅可帮助诊断 LPRD，同时还启动了治疗进程。但是目前对于 PPI 诊断性治疗的疗程、疗效等，仍存在一定争议。

（赵一馨　张立红）

● 参 考 文 献 ●

1. Belafsky PC, Postma GN, Koufman JA. The validity and reliability of the reflux finding score (RFS). Laryngoscope, 2001, 111 (8): 1313-1317.

2. Belafsky PC, Postma GN, Koufman JA. The validity and reliability of the reflux symptom index (RSI). J Voice, 2002, 16 (2): 274-277.

3. Wong RK, Hanson DG, Waring PJ, et al. ENT manifestations of gastroesophageal reflux. Am J Gastroenterol, 2000, 95 (8 Suppl): S15-S22.

4. Fass R. Empirical trials in treatment of gastroesophageal reflux disease. DigDis, 2000, 18 (1): 20-26.

5. Sato K, Umeno H, Chitose S, et al. Patterns of laryngopharyngeal and gastroesophageal reflux. J Laryngol Otol Suppl, 2009 (31): 42-47.

6. Jaspersen D, Diehl KL, Geyer P, et al. Diagnostic omeprazole test in suspected reflux-associated chronic cough. Pneumologie, 1999, 53 (9): 438-441.

7. Schenk BE, Kuipers EJ, Klinkenberg-Knol EC, et al. Omeprazole as a diagnostic tool in gastroesophageal reflux disease. Am J Gastroenterol, 1997, 92 (11): 1997-2000.

8. Metz DC, Childs ML, Ruiz C, et al. Pilot study of the oral omeprazole test for reflux laryngitis. Otolaryngol Head Neck Surg, 1997, 116 (1): 41-46.

9. Fass R, Ofman JJ, Gralnek IM, et al. Clinical and economic assessment of the omeprazole test in patients with symptoms suggestive of gastroesophageal reflux disease. Arch Intern Med, 1999, 159 (18): 2161-2168.

10. Siupsinskiene N, Adamonis K. Diagnostic test with omeprazole in patients with posterior laryngitis. Medicina (Kaunas), 2003, 39 (1): 47-55.

11. Ford CN.Evaluation and management of laryngopharyngeal reflux.JAMA,2005,294(12):1534-1540.

12. Kahrilas PJ,Shaheen NJ,Vaezi MF.American Gastroenterological Association Institute technical review on the management of gastroesophageal reflux disease.Gastroenterol,2008,135(4):1392-1413,1411-1413.

13. Karkos PD,Wilson J.Empiric treatment of laryngopharyngeal reflux with proton pump inhibitors:a systematic review.Laryngoscope,2006,116(1):144-148.

14. Naik RD,Vaezi MF.Extra-esophageal manifestations of GERD:who responds to GERD therapy?.Curr Gastroenterol Rep,2013,15(4):318.

15. Hom C,Vaezi MF.Extra-esophageal manifestations of gastroesophageal reflux disease:diagnosis and treatment. Drugs,2013,73(12):1281-1295.

16. Celik M,Ercan I.Diagnosis and management of laryngopharyngeal reflux disease.Curr Opin Otolaryngol Head Neck Surg,2006,14(3):150-155.

17. Bove MJ,Rosen X.Diagnosis and management of laryngopharyngeal reflux disease.Curr Opin Otolaryngol Head Neck Surg,2006,14(3):116-123.

18. Kiljander TO.The role of proton pump inhibitors in the management of gastroesophageal reflux disease-related asthma and chronic cough.Am J Med,2003,115 Suppl 3A:65S-71S.

19. Qadeer MA,Phillips CO,Lopez AR,et al.Proton pump inhibitor therapy for suspected GERD-related chronic laryngitis:a meta-analysis of randomized controlled trials.Am J Gastroenterol,2006,101(11):2646-2654.

20. Megwalu UC.A systematic review of proton-pump inhibitor therapy for laryngopharyngeal reflux.Ear Nose Throat J,2013,92(8):364-371.

21. Lam PK,Ng ML,Cheung TK,et al.Rabeprazole is effective in treating laryngopharyngeal reflux in a randomized placebo-controlled trial.Clin Gastroenterol Hepatol,2010,8(9):770-776.

第五章

咽喉反流性疾病的治疗

第一节　咽喉反流患者的食谱疗法

在咽喉反流性疾病的治疗中，患者的饮食习惯影响咽喉反流的发病，也影响咽喉反流的治疗效果。国内有关 LPRD 的食谱治疗研究较少，美国 Koufman 教授进行了系统的研究及总结[1, 2]。

一、基本原则

胃液本身的 pH 在 1~4 之间，在反流食谱里，pH 4 以下的食物和蔬菜都是非常酸的。对于症状中度的反流患者，可直接采用饮食控制，避免或限制性食用表 5-1-1 中红色部分食物（绝大多数为 pH<4 的食物）；而症状严重的患者，则需要至少 2 周的严格的无酸饮食。所谓的严格无酸饮食，是有别于维持反流饮食的。它包括每日进食 3~5 次下列最佳食物（pH 不能低于 5），夜间不允许进食，水果仅能进食香蕉及瓜类（包括甜瓜、哈密瓜和西瓜），至少每天喝 8 杯不带碳酸物质的水。2 周之后，有节制的食用 pH 在 4~5 的食物是可以允许的，最主要的原则是低酸低脂（而非无酸、无脂）。若服用质子泵抑制剂（PPI）期间，则需要配合严格的无酸饮食。2 周的反流食谱目的是冲刷胃蛋白酶以及恢复正常抗反流的防御功能。

二、推荐和不推荐食物目录

（一）最佳食物

1. 饮品类　牛奶（推荐脱脂牛奶）、菊花茶［其他大多数的凉茶（herbal tea）不可以喝］、不含碳酸成分的水。

2. 蔬菜类　除绿色青椒以外的绿色蔬菜，任何根茎类蔬菜（除了洋葱、蘑菇）。

3. 肉类　鱼 – 烤、蒸；鸡肉 – 烤、蒸、煮汤均可，无皮的。

4. 水果类　牛油果、香蕉、甜瓜、哈密瓜、西瓜。

5. 主食类　大米、家里做的面条、面包（包括全麦、黑麦、未加工的小麦等）、低脂松饼、不含酸性酱料的意大利面、燕麦粥或全谷类粮食、早餐麦片粥、低酸性的蔬菜汤、薄脆饼干。

6. 调料类　蜂蜜、茴香、姜，除了含有胡椒、柠檬、芥末类的调味香草。

（二）受限食物

1. **饮品类** 咖啡：每天 1 杯，最好加奶。
2. **蔬菜类** 红甜椒：最多每周 1 个。
3. **水果类** 梨：去皮后每周最多 4 个；苹果：每周最多 4 次，仅食用红色苹果。
4. **调料类** 人工增甜剂：每天最多 2 茶匙；焦糖：每周小于 4 茶匙；橄榄油：每天 1~2 茶匙；油醋汁：每天 1 茶匙。

（三）不能吃的食物

1. **饮品类** 苏打水、酒（白酒、红酒、啤酒）、过量咖啡（超过 1 杯 / 天）、茶、橙汁。
2. **零食类** 巧克力、高脂的坚果。
3. **熟食类** 任何油煎炸食物、培根（熏肉）、酱料、排骨、高脂餐（如汉堡包）。
4. **调料类** 黄油、猪油、酥油、辣椒酱。

表 5-1-1 常见食物、蔬菜酸碱度

类别	pH<4		4 ≤ pH ≤ 5		pH>5	
	名称	pH	名称	pH	名称	pH
饮品类	可口可乐	2.8	气泡水（波兰春季）	4.3	全脂牛奶（加工）	6.5
	百事可乐	3.5	圣培露天然气泡水	4.8	瓶装水（波兰春天）	6.9
	零度可乐	3.3	奶油苏打水	4.5	纽约市白来水	7
	雪碧无糖苏打汽水	3.6	酸奶（1% 的牛奶脂肪）	4.3	牛奶 -2% 有机	7.5
	百事减肥饮料	2.9	V8 蔬菜汁	4.2	牛奶（脱脂）	7
	可口可乐减肥饮料	3.7	伏特加（绝对）	4.7	2% 牛奶燕麦片	7.2
	减肥苏打汽水	2.9	伏特加（柠檬扭曲）	4.4	茶（限制一杯一天）	5.6
	塞尔脱兹气泡水	3.8	百威啤酒	4.5	加奶咖啡（仅限一天一杯）	6.2
	减肥柠檬茶	3.3	咖啡（仅限一天一杯）	5		
	红牛能量饮料	3.9	酸奶（1% 桃子）	4		
	佳得乐	3	酸奶水果杯	4.1		
	冰茶	3.2				
	橙汁	3.8				
	番茄汁	3.9				
	石榴蔓越莓汁	2.8				
	蔓越橘汁	2.9				
	蔓越橘石榴汁	3.7				
	普意大利葡萄酒	3.1				
	白兰地酒	3				

续表

类别	pH<4		4 ≤ pH ≤ 5		pH>5	
	名称	pH	名称	pH	名称	pH
蔬菜类			番茄（生或熟）	4.4	蒜苗/葱	6
			甜椒－橙色	4.8	洋葱	6.3
			甜椒－红色	4.9	红甜菜	6.1
					青椒－绿色	5.1
					生的西兰花	6.3
					甘蓝（绿）	6
					甘蓝（红）	6.3
					卷心菜	6.1
					胡萝卜	7
					玉米	6.9
					茄子	6
					菊苣	6
					茴香	6.9
					黄瓜	6
					生姜	6.5
					青豆（生）	6.2
					蘑菇	6.5
					西芹	6.1
					欧洲萝卜	6.6
					土豆	6
					萝卜	6.1
					西葫芦	6.2
					山药	6.1
					马铃薯	5.7
					南瓜	5.9
水果类	苹果（绿）	3.6	富士苹果	4	牛油果	7.8
	黑莓（桑葚）	3.7	智利嘎啦果	4.2	哈密瓜	6.1
	蓝莓	3.7	红蛇果	4.2	香蕉	5.6
	樱桃	3.9	树莓	4.2	博斯克梨	5.3
	绿葡萄（无核）	3.6				
	粉色葡萄柚	3.4				
	猕猴桃	3.4				

类别	pH<4		4 ≤ pH ≤ 5		pH>5	
	名称	pH	名称	pH	名称	pH
	柠檬	2.9				
	酸橙	2.7				
	柑橘	3.2				
	芒果	3.7				
	油桃	3.3				
	脐橙	3.8				
	桃子	3.6				
	菠萝	3.4				
	石榴	3.3				
	草莓	3.5				
酱料类	苹果酱	3.4	番茄辣椒酱	4.1	意大利酱	5.2
	烤肉调味酱	3.7	番茄酱	4.1		
	辣椒酱	3.1	番茄蘑菇酱	4		
	番茄酱	3.4	龙舌兰糖浆	4.5		
	凯撒酱	3.5				
	芥末－第戎	3.6				
	黄芥末酱	3.2				
	俄罗斯酱	3.8				
	意粉酱	3.7				
	千岛酱	3.6				
	番茄酱	3.9				
	番茄酱（有机）	3.9				
	伍斯特郡酱油	3.4				
罐头	全番茄去皮	3.9	番茄丁	4	玉米（全仁）	6.6
			番茄（全去皮）	4.1	青豆（罐头）	5.2
					腌食用小黄瓜	5.4
					豌豆罐头	5.8

注释：1. 红色是不建议食用，蓝色是建议食用

　　　2. 4 ≤ pH ≤ 5 和 pH>5 中红色标注食物不建议食用的原因并非酸碱度问题

三、对于饮食 pH 部分的表格内容总结

1. pH 小于 4 的肉类和主食类食品均为不建议食用的，pH 4~5 之间的部分建议食用，部分不建议，pH 大于 5 的均可建议食用。

2. 饮料类不建议食用的主要包含碳酸饮料、气泡水、果汁、葡萄酒、白兰地等，部分 pH 大于 4 的饮品也不建议食用，详见表 1。即使全脂牛奶的 pH 为 6.5 也不建议食用。

3. 蔬菜类没有 pH 小于 4 的，除番茄、洋葱、葱蒜之外全部都可食用。

4. 水果类仅红色苹果（富士苹果、智利嘎啦果、红蛇果）、树莓、牛油果、哈密瓜、西瓜、梨是建议食用的。

5. 酱料类基本都是 pH 小于 4 的，不建议食用。

6. 与番茄相关的罐头不建议食用。

（王　路　李湘平）

■ 参 考 文 献 ■

1. Koufman J A.Low-acid diet for recalcitrant laryngopharyngeal reflux：therapeutic benefits and their implications. Ann Otol Rhinol Laryngol，2011，120（5）：281-287.

2. Koufman JA，Stern JC，Bauer MM.Dropping Acid：The Reflux Diet Cookbook&Cure.Reflux Cookbooks LLC（The Reflux Cookbooks LLC），Midpoint Trade Books，New York，2010.

第二节　咽喉反流患者的行为治疗

在咽喉反流患者的一般治疗中，纠正不良生活习惯及行为也发挥一定的作用。在《2014 年中国胃食管反流病专家共识》和《2015 年咽喉反流性疾病诊断与治疗专家共识》中，明确指出了反流患者的行为治疗的重要性。尽管 LPRD 与 GERD 疾病的发病机制存在差异，但是其疾病的源头都是胃内容物反流至咽喉或食管，导致食管或咽喉的黏膜损伤。行为治疗的目的是通过阻止或预防胃内容物反流至食管和咽喉。

一、行为指导

1. 戒烟。

2. 避免精神紧张，过度劳累，避免熬夜。

3. 减少腹压增高因素，如便秘、穿紧身衣或腰带过紧、餐后弯腰、搬重物等。

4. 餐后或睡前 2 小时内勿锻炼，如举重物、游泳、慢跑、瑜珈等。

5. 餐后可散步，避免久坐不动或立即平躺，睡前 2~3 小时内不要进食。

6. 睡眠时抬高床头 15~20cm（避免上肢高举或放于枕下），取左侧卧位较好。

7. 频繁清嗓者：转移注意力，减少频次。

二、GERD 行为治疗研究

改变生活方式是 GERD 治疗的一部分，目前临床常用的改善生活方式的建议包括减轻体重、抬高床头、戒烟、戒酒、避免睡前进食、避免食用可能诱发反流症状的食物，如咖啡、巧克力、辛辣或酸性食物、高脂饮食。2006 年 Kaltenbach 等[1] 系统回顾了 1975—2004 年的 16 篇相关研究，发现吸烟、饮酒、食用巧克力和高脂饮食会降低食管下括约肌压力，但是，仅有减轻体重和抬高床头可改善 pH 监测结果及反流症状，无证据表明戒烟、戒酒或其他饮食习惯的改变对改善反流症状有帮助。2012 年发表的一篇 Meta 分析纳入了 1950—2011 年的 21 篇文献，发现体重增加与反流症状的出现有明确关系（OR=1.89，95%CI：1.70~2.09）[2]。多项大样本的队列研究显示，减轻体重可改善 GERD 症状[3-5]。两项随机对照研究显示，抬高床头可改善 pH 监测结果及反流症状[6-7]。但另一项随机对照研究显示，抬高床头组与平卧组在症状积分及抗酸药物使用上无明显差异[8]。近期发表的一篇自身前后对照研究显示，抬高床头后，卧位反流时间、酸清除时间、长反流次数、症状积分均明显改善，睡眠质量提高[9]。2012 年发表的一篇随机对照研究显示，腹式呼吸锻炼可减少 pH<4 的时间，改善生活质量评分，并减少按需使用 PPI 的剂量[10]。2014 年发表的一篇大样本的队列研究显示[11]，在有严重反流症状且体质指数（BMI）正常的患者中，戒烟可改善反流症状。

三、LPRD 行为治疗研究

改变不良生活方式和饮食习惯有助于 LPRD 患者的康复，这些措施主要包括减肥、戒烟和戒酒；同时尽量避免巧克力、脂肪、柑橘类水果、碳酸饮料、番茄酱、红酒和咖啡的摄入，避免午夜进食等[12]。Koufman[13] 通过对最大治疗剂量使用抗反流药物治疗 2 个月无效的患者予指定禁食高酸性食物（pH<5），同时改变抑郁情绪，对比 2 周后 RSI 和 RFS 评分差异均有统计学意义。Ford[12] 一项双盲、随机对照试验显示无论是否使用 PPI 治疗咽喉反流，只要能改变生活方式 2 个月，咽喉反流患者的症状就能得到显著改善。Chappity 等[14] 首次发现 PPI 治疗组（奥美拉唑 20mg，每天 2 次），并持续改善生活习惯至停药后 6 个月，仅 12.9% 的患者症状复发，而停药后未持续改善生活习惯的患者症状复发率高达 43.6%，建议 PPI 治疗停止后应该至少继续 6 个月改善生活习惯以防止症状的复发。人体内胃蛋白酶在 pH 7.4 时仍保持稳定，可以被氢离子激活，而我们日常饮用水或瓶装水 pH 范围为 6.7~7.4，不影响胃蛋白酶的稳定性。Koufman 和 Johnston[15] 的研究发现，富含碳酸氢盐的碱性水（pH=8.8）能使人体胃蛋白酶立即发生不可逆的变性且长期处于失活状态。同时发现碱性水酸性缓冲能力远超过常规 pH 的水，因此认为饮用碱性水可能对治疗反流性疾病有益。

（王　路　李湘平）

■ 参 考 文 献 ■

1. Kaltenbach T，Crockett S，Gerson LB.Are lifestyle measures effective in patients with gastroesophageal reflux disease?An evidence-based approach.Arch Intern Med，2006，166（9）：965-971.

2. Eslick GD.Gastrointestinal symptoms and obesity：a meta analysis.Obes Rev，2012，13（5）：469-479.

3. Jacobson BC，Somers SC，Fuchs CS，et al.Body-mass index and symptoms of gastroesophageal reflux in women.N Engl J Med，2006，354（22）：2340-2348.

4. Ness-Jensen E，Lindam A，Lagergren J，et al.Weight loss and reduction in gastroesophageal reflux.A prospective population-based cohort study：the HUNT study.Am J Gastroenterol，2013，108（3）：376-382.

5. Singh M，Lee J，Gupta N，et al.Weight loss can lead to resolution of gastroesophageal reflux disease symptoms：a prospective intervention trial.Obesity（Silver Spring），2013，21（2）：284-290.

6. Stanciu C，Bennett JR.Effects of posture on gastrooesophageal reflux.Digestion，1977，5（2）：104-109.

7. Hamilton JW，Boisen RJ，Yamamoto DT，et al.Sleeping on a wedge diminishes exposure of the esophagus to

refluxed acid.Dig Dis Sci,1988,33(5):518-522.

8. Pollmann H,Zillessen E,Pohl J,et al.Effect of elevated head position in bed in therapy of gastroesophageal reflux. Z Gastroenterol,1996,34(Suppl 2):93-99.

9. Khan B A,Sodhi J S,Zargar S A,et al.Effect of bed head elevation during sleep in symptomatic patients of nocturnal gastroesophageal reflux.J Gastroenterol Hepatol,2012,27(6):1078-1082.

10. Eherer AJ,Netolitzky F,Högenauer C,et al.Positive effect of abdominal breathing exercise on gastroesophageal reflux disease:a randomized,controlled study.Am J Gastroenterol,2012,107(3):372-378.

11. Ness-Jensen E,Lindam A,Lagergren J,et al.Tobacco smoking cessation and improved gastroesophageal reflux: a prospective population-based cohort study:the HUNT study.Am J Gastroenterol,2014,109(2):171-177.

12. Ford CN.Evaluation and management of laryngopharyngeal reflux.JAMA,2005,294(12):1534-1540.

13. Koufman JA.Low-acid diet for recalcitrant largopharyngeal reflux:therapeutic benefits and their implications. Ann Otol Rhinol Laryngol,2011,120(5):281-287.

14. Chappity P,Kumar R,Deka RC,et al.Proton pump inhibitors versus solitary lifestyle modification in management of laryngopharyngeal reflux and evaluating who is at risk:Scenario in a Developing Country.Clin Med Insights:Ear Nose Throat,2014,7:1-5.

15. Koufman JA,Johnston N.Potential benefits of pH 8.8 alkaline drinking water as an adjunct in the treatment of reflux disease.Ann Otol Rhinol Laryngol,2012,121(7):431-434.

第三节　咽喉反流性疾病相关治疗药物

抑酸治疗是咽喉反流病最常用的内科治疗策略,质子泵抑制剂[1]是目前公认的首选药物;其他药物包括 H$_2$ 受体阻滞剂(H$_2$RA)、促胃肠动力药、胃黏膜保护剂等。

一、质子泵抑制剂

质子泵抑制剂(proton pump inhibitor,PPI)特异性地作用于胃黏膜壁细胞,通过降低细胞中"质子泵"(H$^+$-K$^+$-ATP 酶系统)的活性,抑制胃酸分泌,减轻胃酸对于食管及咽喉黏膜部位的直接损伤、阻滞炎症反应过程,达到治疗效果。目前临床上常用的 PPI 主要有奥美拉唑、埃索美拉唑、兰索拉唑、雷贝拉唑和泮托拉唑。PPI 制剂的结构均为苯并咪唑类化合物,在 pH<2 的酸性环境下可转化为次磺酸和次磺酰胺类化合物,与 H$^+$-K$^+$-ATP 酶中半胱氨酸残基上的巯基作用形成二硫键使酶失活[2]。由于不同 PPI 的侧链基团不同,与 H$^+$-K$^+$-ATP 酶的结合部位不同,作用各有特点。

1. 奥美拉唑　奥美拉唑是一种单烷氧基吡啶化合物,特异性地作用于胃壁细胞质子泵所在部位,转化为亚磺酰胺的活性形式,通过二硫键与质子泵的巯基发生不可逆性的结合(与 H$^+$-K$^+$-ATP 酶有 2 个结合部位),抑制壁细胞膜中的 H$^+$-K$^+$-ATP 酶的活性,阻断胃酸分泌的最后步骤。奥美拉唑抑制胃酸分泌的作用呈剂量相关性,对基础胃酸分泌和刺激性胃酸分泌都有很强的抑制作用[3]。

奥美拉唑主要用于十二指肠溃疡、卓-艾综合征、胃溃疡和反流性食管炎。口服后吸收迅速,吸收程度存在个体差异并呈剂量依赖性,血浆蛋白结合率约95%。奥美拉唑主要由细胞色素 P450 同工酶 CYP2C19 代谢形成羟基奥美拉唑,少部分由 CYP3A4 代谢生成奥美拉唑砜。约 15% 的中国人为奥美拉唑弱代谢者,这些患者治疗时需要进行剂量调整[4]。

常见的不良反应有头痛、腹泻和皮疹；其他不良反应包括恶心、呕吐、腹胀、便秘、腹痛、白细胞减少、谷丙转氨酶和胆红素升高等[5]；对神经系统、内分泌系统也有一定影响。

2. 兰索拉唑　兰索拉唑作用机制同奥美拉唑。因有三氟乙氧基取代基，可作用于 H^+-K^+-ATP 酶的 3 个部位，亲脂性较强，可迅速透过壁细胞膜转变为次磺酸和次磺酰衍生物而发挥作用，生物利用度较奥美拉唑高 30%，能显著抑制基础胃酸分泌和刺激性胃酸分泌。

兰索拉唑主要用于治疗胃溃疡、十二指肠溃疡、反流性食管炎、卓 - 艾综合征等。口服吸收迅速，血药浓度达峰时间 1.5~2 小时；血浆蛋白结合率约 97%。在肝内被广泛代谢，主要经细胞色素 P450 同工酶 CYP2C19 代谢为 5-羟基兰索拉唑，经 CYP3A4 代谢为兰索拉唑砜。CYP2C19 基因多态性对兰索拉唑的影响小于奥美拉唑[6]。代谢产物主要经粪便排出，少量经尿排泄，在体内无蓄积性。

不良反应发生率约 2%~4%，主要有皮疹、瘙痒、头痛、便秘、腹泻、口渴、腹胀、贫血、白细胞减少、谷丙转氨酶和谷草转氨酶升高等。使用兰索拉唑的腹泻发生率高于奥美拉唑，尤其对于老年患者[7]。如发生过敏性反应、肝功能异常或较严重的不良反应时应及时停药或采取适当措施。

3. 泮托拉唑　泮托拉唑在吡啶环 4 位上去甲基并与硫酸盐结合，在胃壁细胞小管中转化为嗜硫的环化次硫酰胺，与膜表面的 H^+-K^+-ATP 酶第 5、6 节段的半胱氨酸作用，形成复合物使酶失活。因其只与位于质子泵的质子通道上的半胱氨酸序列结合，与奥美拉唑、兰索拉唑相比，选择性更高，且更为稳定[8]。

泮托拉唑主要用于胃及十二指肠溃疡、胃 - 食管反流性疾病和卓 - 艾综合征。口服吸收迅速，血药浓度达峰时间 2~2.5 小时；生物利用度在 75% 以上；血浆蛋白结合率约为98%。主要通过 CYP2C19 代谢为去甲泮托拉唑，少量经 CYP3A4、CYP2D6 和 CYP2C9 代谢，约 80% 的代谢产物经尿排泄，其余经粪便排出。

泮托拉唑耐受性较好，不良反应多为腹泻、恶心、头痛；偶有疲乏、失眠、皮疹、肌痛及水肿等。

4. 雷贝拉唑　雷贝拉唑可逆地抑制 H^+-K^+-ATP 酶，使基础胃酸分泌和刺激状态下的胃酸分泌均受抑制，作用呈剂量依赖性。雷贝拉唑与 H^+-K^+-ATP 酶的结合位点多，作用快而持久，可在 5 分钟内达到抑酸效果。

雷贝拉唑钠主要用于治疗活动性十二指肠溃疡、活动性良性胃溃疡、弥散性或溃疡性胃 - 食管反流症。口服吸收迅速，血药浓度达峰时间约为 3.5 小时；肠溶片的口服生物利用度约为 52%；血浆蛋白结合率约为 97%。雷贝拉唑钠大部分经 CYP2C19 和 CYP3A4 代谢为硫醚、砜和去甲基硫醚等，代谢产物主要经尿排出，其余经粪便排出。老年患者药物清除率有所降低。在体内无蓄积性。

不良反应包括头痛、腹泻、腹痛、恶心、胀气、呕吐、鼻炎、虚弱、迟钝、口齿不清等；如出现红细胞减少、淋巴细胞减少、白细胞减少或增多、嗜酸性粒细胞及中性粒细胞增多、水肿、总胆固醇升高、蛋白尿等，应立即停药并采取适当措施。

5. 埃索美拉唑　埃索美拉唑是奥美拉唑的 S-异构体，在壁细胞泌酸微管的高酸环境中浓集并转化为活性形式，从而抑制该部位的 H^+-K^+-ATP 酶，对基础胃酸分泌和受刺激后的胃酸分泌均产生抑制。肝脏首过效应较低，生物利用度和血药浓度较奥美拉唑高[9]。

埃索美拉唑用于治疗胃食管反流病；与抗菌药物联用根除幽门螺杆菌，治疗幽门螺旋杆菌引起的十二指肠溃疡，以及预防幽门螺杆菌相关的消化道溃疡的复发。口服吸收迅速，血药浓度达峰时间为 1~2 小时；血浆蛋白结合率约 97%。大部分经 CYP2C19 代谢为羟化物和去甲基代谢物，剩余部分经 CYP3A4 代谢为埃索美拉唑砜。80% 以代谢物经尿中排出，其余随粪便清除。

不良反应有头痛、腹泻、腹痛、恶心、便秘等；少见皮炎、皮疹、荨麻疹、瘙痒等。具有潜在的肝脏毒性，肝功能异常、严重肾功能不全患者慎用。

对于治疗咽喉反流，有文献报道 PPI 的推荐剂量为 10~20mg/ 次，每日 2 次，早饭和晚饭前 30~60 分钟服用，持续服用 8~12 周，症状消失后逐渐减量至停药，以免快速停药造成反跳式胃酸分泌过多[10]。一般认为逐渐停药不少于 1 个月，开始药量减半 10~14 天，之后改为每天早晨 1 次 10~14 天，可以再隔天 1 次至停药[11]。但目前 PPI 治疗 LPRD 的用药剂量和时间仍存在争议。

二、H$_2$ 受体拮抗剂

H$_2$ 受体拮抗剂通过选择性抑制胃壁细胞 H$_2$ 受体减少胃酸分泌，降低胃酸和胃蛋白酶的活性，抑酸效果较 PPI 弱。有报道 H$_2$ 受体拮抗剂可控制夜间酸突破，但目前疗效结论不一。作为经验治疗，PPI 对反流病的疗效优于 H$_2$ 受体拮抗剂。但由于小部分患者对 PPI 治疗无反应、且一般认为 PPI 不能连续应用半年以上，因此对于不能耐受 PPI 或急性期治疗和维持治疗的患者可以应用 H$_2$ 受体拮抗剂治疗[12]。H$_2$ 受体拮抗剂主要药物有西咪替丁、雷尼替丁和法莫替丁等。

1. 西咪替丁　西咪替丁主要作用于壁细胞上的 H$_2$ 受体，竞争性地抑制组胺的作用，从而抑制胃酸分泌，也可抑制由食物、五肽胃泌素等刺激诱发的胃酸分泌。

西咪替丁主要用于治疗十二指肠溃疡、胃溃疡、上消化道出血等。口服生物利用度 60%~70%；血药浓度达峰时间约 1 小时，年轻人对西咪替丁的吸收情况常较老年人好，血浆蛋白结合率为 15%~20%。吸收后体内分布广泛，在肝脏部分代谢为亚砜和羟甲基西咪替丁；约 50% 的口服剂量和 75% 的静脉剂量以原形经尿排泄。因西咪替丁与细胞色素 P450 同工酶结合后抑制酶的代谢，可对茶碱、利多卡因、苯妥英钠、口服抗凝血药等多种药物的代谢产生影响。

已报道的常见不良反应为胃肠道紊乱、头痛、头晕、皮疹、男性乳腺发育等；此外西咪替丁对泌尿系统、血液系统、中枢神经系统、心血管系统和内分泌系统均有一定影响。用药期间应注意检查肝肾功能和血象。

2. 雷尼替丁　雷尼替丁为选择性 H$_2$ 受体拮抗剂，能竞争性地阻断组胺与胃壁细胞上的 H$_2$ 受体结合，作用比西咪替丁强 5~8 倍，具有速效和强效的特点。

雷尼替丁用于治疗十二指肠溃疡、良性胃溃疡、术后溃疡、反流性食管炎及卓 – 艾综合征症等。口服吸收迅速但不完全，口服血药浓度达峰时间为 2~3 小时；口服生物利用度约为 50%；血浆蛋白结合率约 15%；具有首过效应，大部分药物以原形经尿排泄，肾功能不全时半衰期延长。

不良反应较小，常见的不良反应有恶心、皮疹、便秘、乏力、头痛、头晕等。与细胞色素 P450 的亲和力较西咪替丁小 10 倍，因此对华法林等药物的代谢影响很小。

3. 法莫替丁　法莫替丁为高效、长效的胍基噻唑类 H_2 受体阻滞药，对 H_2 受体亲和力高，作用强度较西咪替丁和雷尼替丁均大，作用时间较前二者长约 30%，口服 20mg 法莫替丁对胃酸分泌量的抑制作用可维持 12 小时以上。

法莫替丁口服用于治疗胃及十二指肠溃疡、反流性食管炎；口服或静脉注射用于上消化道出血、卓 - 艾综合征。口服吸收迅速但不完全，口服血药浓度达峰时间为 1~3 小时；生物利用度 40%~45%；血浆蛋白结合率为 15%~20%。法莫替丁少量在肝脏代谢成 S- 氧化物，大部分以原形自肾脏排泄。因不抑制细胞色素 P450 同工酶，几乎对经此途径代谢药物的代谢没有影响。

不良反应较少，常见的有头痛、头晕、便秘、腹泻；偶见皮疹、白细胞减少等；罕见腹胀、食欲不振及心率增加、血压上升等。

三、促胃肠动力药

Spechler 和 Castell[13] 认为食管动力障碍是胃食管反流及咽喉反流发生的重要的机制。促胃肠动力药通过加速胃排空、增强食管黏膜对反流内容物的清除功能、增强食管下括约肌的静止压力缓解咽喉反流症状。有文献支持促动力药联合 PPI 在改善咽喉反流患者症状或体征方面优于单纯应用 PPI，可减少咽喉反流症状的反复发作[14]。

1. 多潘立酮　多潘立酮是苯并咪唑衍生物，为作用较强的多巴胺拮抗剂，直接拮抗胃肠道的多巴胺 D_2 受体起到促胃肠运动的作用，增加胃窦和十二指肠运动，使幽门舒张期直径增大，增强食管蠕动和食管下端括约肌的张力，防止胃 - 食管反流。

多潘立酮口服、肌注或直肠给药后迅速吸收，口服血药浓度达峰时间为 30mim；因肝脏首过效应和肠道代谢生物利用度较低；血浆蛋白结合率 >90%。多潘立酮主要在肝内经细胞色素 P450 同工酶 CYP3A4、CYP1A2 和 CYP2E1 代谢。

不良反应为增加血浆催乳素浓度，可能导致溢乳、男子乳腺发育等；有报道可导致 QT 间期延长、心律失常等发生。

2. 西沙必利　西沙必利为 5-HT_4 受体激动剂，通过增加肠壁肠肌丛的乙酰胆碱释放增强下食管收缩幅度，改善胃窦 - 十二指肠部的协调功能，加快胃和十二指肠的排空，并可促进肠蠕动。不抑制乙酰胆碱酶的活性，同时无多巴胺受体拮抗作用，因此不增加胃酸分泌，基本无中枢抑制作用。

口服后吸收迅速，口服血药浓度达峰时间为 1~2 小时；首过效应较强，绝对生物利用度 35%~40%；血浆蛋白结合率约 98%。西沙必利主要通过细胞色素 P450 同工酶 CYP3A4 代谢，因此禁与明显抑制 CYP3A4 的药物合用。90% 以上以代谢产物形式经粪便、尿等量排泄，少量经乳汁排泄。

常见的不良反应为胃肠道紊乱，包括腹部痛性痉挛、腹鸣和腹泻，腹泻发生率约为 2%~4%；其他不良反应有头痛、头晕、恶心、皮疹等；可引起 QT 间期延长、昏厥和心律失常。因其对心脏的影响，目前已有部分国家撤出市场或严格限制其使用[15]。

3. 莫沙必利　莫沙必利为强效选择性 5-HT_4 受体激动剂，能激动胃肠道胆碱能中间神经元及肌间神经丛的 5-HT_4 受体，促进乙酰胆碱释放，增强胃及十二指肠运动。

口服后吸收迅速，血浆蛋白结合率为99%。莫沙必利由细胞色素P450同工酶CYP3A4代谢，主要以代谢产物形式经尿液和粪便排泄。

不良反应主要有腹泻、腹痛、口干、皮疹、倦怠、头晕不适等；无椎体外系综合征和心血管不良反应。

4. 伊托必利　伊托必利为具有双重作用的消化道促动力药。一方面通过拮抗多巴胺D_2受体增加内源性乙酰胆碱的释放；同时通过拮抗胆碱酶抑制乙酰胆碱的分解，增加胃、十二指肠动力，但对循环系统无明显影响。

口服吸收迅速，主要分布于肝、胆、肾和消化系统，中枢系统分布很少。主要经肝微粒体酶代谢。

不良反应包括过敏、消化道、神经系统和血液系统症状，如皮疹、发热，瘙痒；腹泻，腹痛，便秘；头痛，睡眠障碍；白细胞减少等。

四、黏膜保护剂

当应用抑酸药及促动力药后症状仍不缓解，应考虑是否存在十二指肠胃反流，可给予黏膜保护剂治疗；黏膜保护剂在食管停留短暂，对已受损的食管黏膜的直接保护作用尚不清楚。此外，食管黏膜下腺体可分泌碳酸氢盐、黏蛋白、表皮生长因子、前列腺素E2、转化生长因子α等物质保护食管黏膜，因而加强黏膜防御因子的合成，并覆盖在病变表面形成保护膜，也可有效抵抗胃内反流物对食管黏膜的损害。

1. 藻朊酸盐　藻朊酸盐是一种发现在藻类植物中的多糖，当与阳离子结合形成一种凝胶，它们为胃肠道形成一种生理性屏障。它通过在胃底部产生一个机械的抗反流屏障来实现治疗酸反流和非酸反流的作用，比起其他制酸药物，该药被认为是耐受性良好的、副作用最小。

2009年McGlashan等[16]报告藻朊酸盐悬液（10ml，一日4次，三餐后和睡前口服），治疗咽喉反流患者具有良好的耐受性，能有效的改善咽喉反流症状，使RSI及FRS评分下降。最近有研究[17]表明治疗反流患者，结合藻朊酸盐悬液，可减少PPI的使用。

2. 硫糖铝和铝碳酸镁　硫糖铝及铝碳酸镁片是临床常见的黏膜保护剂，而硫糖铝的疗效与H_2RA相近，两者联用对胃食管反流的疗效，难以超越单药应用。鉴于PPI显著的抑酸疗效，因此暂时未有PPI与硫糖铝的临床研究获批。较之H_2RA，碳酸铝镁片在改善烧心症状方面更胜一筹[18]，2013年一项多中心、随机对照临床实验也证实在铝碳酸镁片改善反流症状与PPI不相上下[19]。然而之间仍缺乏硫糖铝及铝碳酸镁片对咽喉反流性疾病的疗效的相关证据。

（1）硫糖铝：硫糖铝在胃肠道酸性条件下解离为带负电荷的八硫酸蔗糖并聚合成不溶性胶体，抑制胃蛋白酶分解蛋白质并能与炎症、溃疡处带正电荷的渗出蛋白结合，形成保护膜。

口服后经胃肠道吸收很少，作用持续时间约5小时，主要经尿排出。慢性肾功能不全者的血清铝和尿铝浓度明显高于肾功能正常者。硫糖铝影响西咪替丁、地高辛、氟喹诺酮类抗菌药物、苯妥英、四环素等药物的吸收，不宜与H_2受体拮抗剂合用。

最常见的不良反应是便秘；偶见口干、消化不良、恶心、腹泻、头晕、眩晕、腰痛等。习惯性便秘患者禁用、肝肾功能不全者慎用；连续服用不宜超过8周。

（2）铝碳酸镁：铝碳酸镁抗酸作用迅速温和、作用持久。可抑制胃蛋白酶活性、结合胆汁酸和吸附溶血磷脂酰胆碱、增强胃黏膜的屏障功能。

口服后不吸收，体内无蓄积。影响四环素类、氟喹诺酮类抗菌药物、地高辛、铁剂等药物的吸收，必须合用时服药时间至少间隔1~2小时。

不良反应轻微，仅少数患者有胃肠道不适、消化不良、呕吐、大便次数增多或糊状便；偶有口渴、食欲缺乏、腹泻。低磷酸盐血症、胃酸缺乏、结肠及回肠造口术、原因不明的胃肠出血、阑尾炎、溃疡性结肠炎、憩室炎、慢性腹泻及肠梗阻患者禁用。

（郭宇姝　王　静）

● 参 考 文 献 ●

---

1. Guo H，Ma H，Wang J.Proton pump inhibitor therapy for the treatment of laryngopharyngeal reflux：A Meta-analysis of randomized controlled trials.J Clin Gastroenterol，2016，50（4）：295-300.

2. 陈汉卿，林琪.质子泵抑制剂抗炎抗氧化作用研究进展.现代实用医学，2013，25（3）：356-358.

3. 张学琼.奥美拉唑的药理与临床应用.现代医药卫生，2012，28（5）：732-733.

4. 何晓静，邱枫，孙亚欣，等.CYP2C19基因多态性对中国东北地区汉族健康受试者奥美拉唑药动学的影响.中国医院药学杂志，2014，34（22）：1881-1884.

5. Martin RM，Dunn NR，Freemantle S，et al.The rates of common adverse events reported during treatment with proton pump inhibitors used in general practice in England：cohort studies.Br J Clin Pharmacol，2000，50（4）：366-372.

6. Kim K-A，Shon JH，Park JY，et al.Enantioselective disposition of lansoprazole in extensive and poor metabolizers of CYP2C19.　Clin Pharmacol Ther，2002，72（1）：90-99.

7. 甘国保，雷招宝.兰索拉唑所致显微镜结肠炎62例分析.药物不良反应杂志，2015，17（1）：15-18.

8. 贺金凯，贺翠婷，刘鹰，等.质子泵抑制剂泮托拉唑的研究进展.中国药房，2016，27（26）：3732-3735.

9. 黄凤娇，杨雅婷，王平慧，等.注射用埃索美拉唑钠安全性评价.毒理学杂志，2015，29（3）：242.

10. Altman KW，Prufer N，Vaezi MF.A review of clinical practice guidelines for reflux disease：toward creating a clinical protocol for the otolaryngologist.Laryngoscope，2011，121（4）：717-723.

11. 李进让，肖水芳，李湘平，等.咽喉反流性疾病诊断与治疗专家共识（2015年）解读.中华耳鼻咽喉头颈外科杂志，2016，51（5）：327-332.

12. Sato K.Laryngopharyngeal reflux disease with nocturnal gastric acid breakthrough while on proton pump inhibitor therapy.Eur Arch Otorhinolaryngol，2006，263（12）：112l-1126.

13. Spechler SJ，Castell DO.Classification of oesophageal motility abnormalities.Gut，2001，49（1）：145-151.

14. 李可亮，李进让.质子泵抑制剂联合胃肠动力药治疗咽喉反流性疾病的Meta分析.中国耳鼻咽喉头颈外科，2014，21（7）：367-371.

15. 李晓丽，许言午，吴博威.3种5-HT₄受体激动剂对胃肠道动力与心功能影响的实验研究.中西医结合心脑血管病杂志，2017（22）：2827-2829.

16. McGlashan JA，Johnstone LM，Sykes J，et al.The value of a liquid alginate suspension（Gaviscon Advance）in the management of laryngopharyngeal reflux.Eur Arch Otorhinolaryngol，2009，266（2）：243-251.

17. Reimer C，Lodrup AB，Smith G，et al.　Randomised clinical trial：alginate（Gaviscon Advance）vs.placebo as add-on therapy in reflux patients with inadequate response to a once daily proton pump inhibitor.Aliment Pharmacol Ther，2016，43（8）：899-909.

18. 吴丽莎，杨黎霞.铝碳酸镁治疗胆汁反流性胃炎的疗效.现代医药卫生，2005，21（20）：2786.

19. 王云霞，吴卫兰，郑金平.探讨铝碳酸镁对反流性食管炎的疗效.中国现代药物应用，2014（24）：95-96.

第四节　咽喉反流性疾病的内科治疗

抑酸等药物治疗仍是目前咽喉反流性疾病的主要治疗方法，包括质子泵抑制剂、促胃肠动力药、H_2 受体阻滞剂（H_2RA）等。

一、PPI 抑酸治疗 LPRD 的策略及疗效

PPI 是国内外推荐治疗 LPRD 的主要药物。它能够特异性结合胃壁细胞 H^+-K^+-ATP 酶（质子泵），使其不可逆失活，从而高效抑制胃酸分泌，降低胃蛋白酶活性，减少胃酸和胃蛋白酶对咽喉黏膜的直接损伤，阻滞咽喉炎症反应过程，有助于上皮损伤的修复，恢复机体的抗反流防御机能。

2005 年美国耳鼻咽喉头颈外科学会及 2008 年美国胃肠病协会先后推荐 PPI 抑酸治疗为咽喉反流性疾病治疗的首选策略。美国耳鼻咽喉头颈外科学会下属咽喉专业委员会推荐的治疗方案：LPRD 应采用以 PPI 为主的治疗，PPI 每日 2 次，至少治疗 6 个月[1, 2]。2008 年美国胃肠病协会发布的指南中指出，对胃食管反流病的食管外症状（咽炎、哮喘等），可选择 PPI 1 次 / 天或 2 次 / 天，或 H_2 受体拮抗剂行急性期治疗和维持治疗，并建议用 PPI 2 次 / 天治疗 2 个月作为临床的一线治疗策略[3]。

2015 年中国咽喉反流性疾病诊断与治疗专家共识[4]除提出 PPI 作为一线的抑酸药物治疗外，还制订如下治疗方案：① PPI 给药剂量与时间：PPI 标准剂量，每天 2 次，饭前 30~60 分钟服用，症状消失后逐渐减量至停药；②用于诊断性治疗的患者，PPI 建议至少应用 8 周，8 周后评估治疗效果，有效者可以确诊并继续用药，无效者建议行 24 小时喉咽食管 pH 监测等检查，进一步明确诊断或除外诊断；③对疗效不佳者，关注患者用药依从性，优化 PPI 使用（包括增加剂量或更换 PPI）。

尽管临床上应用 PPI 作为一线治疗用药，但缺少 I 类循证医学证据。关于 PPI 治疗咽喉反流的研究结果有很大差异，取决于诊断标准、剂量差异、随机偏差、不同的结果目标。Reichel 等[5]采用一项前瞻、双盲、随机、安慰剂对照研究 62 例 LPRD 患者（满足 RFS>7 分、RSI>13 分条件），分别接受埃索美拉唑镁肠溶片（20mg/ 次，2 次 /d）或安慰剂对照治疗 3 月后再次评分，两组与治疗前相比 RFS 及 RSI 差异均有统计学意义（$P<0.01$），而治疗组 3 月后 LPRD 症状及体征均较对照组有更显著改善，该研究表明每日 2 次的 PPI 治疗 3 月有显著疗效。Williams 等[6]研究奥美拉唑 20mg、3 次 /d 治疗 LPRD，随访 6 周到 12 周有效率从 47% 上升到 63%。Lam 等[7]研究发现 LPRD 患者经雷贝拉唑（20mg，每日 2 次）或者安慰剂治疗 12 周后，雷贝拉唑治疗组患者的反流症状明显好转，同时发现雷贝拉唑治疗 6 周时停药，反流症状可再次出现，提示 LPRD 患者的 PPI 疗程不能少于 6 周。Shin 等[8]报道 75% 的咽喉反流患者经 PPI 治疗 12 周后 RSI 评分显著改善。Park 等[9]将 LPRD 患者分成三组给药：每日 2 次 PPI 组（兰索拉唑，30mg，每日 2 次），每日 2 次 PPI+ H_2RA 组（奥美拉唑，20mg，每日 2 次；雷尼替丁，300mg，每晚 1 次）和每日 1 次 PPI 组（埃索美拉唑，40mg，每日 1 次），随访 2 个月和 4 个月后发现每日 2 次 PPI 组和每日 2 次 PPI+ H_2RA 组疗效优于每日 1 次 PPI 组，治疗需要至少 4 月才是合理的选择。Lee 等[10]对 108 例 LPRD 患者给予 PPI（兰索拉唑，15mg，每日 2 次）治疗 3 个月，评估治疗前后 RSI

量表、RFS 量表，36 项健康调查表及生活质量评分表，发现所有量表评分均有显著改善，认为 3 个月的 PPI 治疗能明显提高患者的生活质量。

Qadeer 等[11]对 8 篇随机对照研究的文章进行 Meta 分析，接受 PPI 治疗的患者 195 例，安慰剂治疗的 149 例，其中只有 2 篇提示 PPI 治疗有效，PPI 组和安慰剂组的绝对有效率分别为 50% 和 41%，两组间无统计学差异，PPI 治疗效果不佳，亦没有找到能预测治疗效果的诊断特异指标。Karkos[12]分析不同 PPI 治疗咽喉反流的前瞻性试验共 20 组，其中 14 组未设安慰剂对照（治疗时间 4~24 周），6 组设立双盲、安慰剂对照（治疗时间 8~16 周），全部利用症状问卷及纤维喉镜检查评估病情，部分试验还使用胃食管 pH 监测、阻抗监测、胃食管镜检查等进一步诊断，分别比较 PPI 治疗前后及 PPI 与安慰剂组治疗前后差异，不设安慰剂组经验性抑酸治疗前后效果有显著差异，安慰剂与干预治疗组间相比症状与体征改变均无明显差异。

目前报告的大宗 LPRD 治疗 Meta 分析，获得循证医学级别低，其原因可能有：①病例样本数过少，需多中心或大样本研究；② PPI 治疗剂量不足或时间不够（例如 PPI 每日 1 次；LPR 治疗后体征改善可能需要数月才会出现。国外推荐的 PPI 治疗为每日 2 次，维持治疗至少 3 个月）或患者治疗依从性差[13]；③研究发现胃蛋白酶在不同 pH 环境下造成不同程度黏膜损伤，有的患者存在一些症状可能是非酸反流引起的，例如胆汁酸在碱性条件下仍可引起咽喉部损伤，而 PPI 只能改变反流物酸度，并不能改变反流机制或减少反流次数，因此非酸反流反复发作没有得到有效控制仍然可以出现 LPRD 相关表现，反流内容物中的胃蛋白酶成为治疗反流性疾病的难题[14]；④ Amin[15]认为有可能是肝脏对 PPI 的代谢过快导致 PPI 的药效不能充分发挥作用；⑤诊断错误或过度诊断。目前仍缺乏真正能够评估咽喉反流诊断及疗效的特异症状、体征及检查指标，而评估药物或者手术治疗效果离不开准确的诊断方法。北美多使用的 RSI 和 RFS 评分量表，虽然简便易行，但前者是患者主观感觉，后者是检查者主观判断，用此来衡量随机、对照试验治疗效果本身或许就存在问题；一些有"烧心"症状的患者，很可能不会被纳入安慰剂治疗组。对 PPI 治疗无效的患者，需要更加客观、准确的检查手段有效评估此类患者的症状与 LPRD 之间的关系。

有关 PPI 治疗 LPRD 存在的抵抗性问题，近年有多篇报告。Amin 等[15]报告回顾性分析 167 例患者 PPI 治疗后，进行双探头 pH 监测后，74 例患者仍有异常的咽部或食管反流，表明 PPI 治疗 LPRD 的失败率达到 44%。2014 年 Waxman 等[16]回顾性研究 43 例 RSI>13 分，口咽 pH 异常（The Restech Dx-pH 监测）的 LPRD 患者，PPI 治疗 >4 周后，67.4% 的患者症状改善，但有 60.5% 的患者 pH 仍异常；症状无改善的患者，其 pH 也异常；32.6% 的患者存在无论主观症状和客观 pH 监测都对 PPI 治疗无反应。理论上讲，每天服用两次 PPI 的患者应该有近乎完全的 24 小时的酸抑制，但许多患者在 PPI 治疗中都有不完全的酸抑制，尚不清楚为什么会出现这种情况。有研究[17]显示晚餐后服用 PPI 的作用时间只有 7.5 小时，推测减少了作用时间的可能有 2 个原因，在夜间胃内缺少食物的缓冲作用，或 PPI 与不活跃的质子泵结合能力差，质子泵在白天被食物反复刺激，表现更活跃。PPI 治疗抵抗的另一种解释是胃对 PPI 的生物利用度差[18]。

PPI 作为咽喉反流的一线药物仍有许多不足，根本的问题在于对反流的机制了解不清楚，相信随着对咽喉反流的机制深入研究，LPRD 的内科药物治疗将有新的发展。

二、促胃肠动力药在 LPRD 的治疗作用

促胃肠动力药就是增加胃肠动力和胃肠道物质转运的药物。其药理作用的基础是受体的不同类型和分布：①乙酰胆碱（acetylcholine，ACH）与平滑肌上 M 受体结合，可直接促使平滑肌收缩；②阻断外周多巴胺受体，可增加食管下部括约肌的压力，调节胃及十二指肠的蠕动，促进胃排空；③激动胃肠道胆碱能中间神经元及肌间神经丛 5- 羟色胺 4（5-HT$_4$）受体，可刺激 ACH 释放，增强胃肠运动。有文献支持促胃肠动力药联合 PPI 在改善咽喉反流患者症状或体征方面有显著意义。

Chun 等[19]一项前瞻、随机对照研究促胃肠动力药（依托必利）加上 PPI 和单用 PPI 治疗 64 例病人 12 周，评价 RFS 和 RSI，结果表明，促胃肠动力药加上 PPI 在加速缓解咽喉反流病人反流症状是有帮助的，但在 RFS 改善上并不优于单用 PPI。Ezzat 等[20]研究促胃肠动力药（西沙必利和依托必利）加上 PPI 和单用 PPI 或安慰剂治疗 100 例病人 16 周后发现促胃肠动力药与 PPI 联合使用可减少咽喉反流症状的反复发作。Glicksman[21]就促胃肠动力药应用于咽喉反流治疗进行了系统性综述，4 个研究中有 3 个研究报道促胃肠动力药在改善咽喉反流患者症状或体征方面有显著意义，认为促胃肠动力药是咽喉反流治疗的一个可选药物。

三、H$_2$ 受体阻滞剂在 LPRD 的治疗作用

H$_2$RA 在 LPRD 治疗上的作用与 PPI 相比知道甚少。有报道发现 H$_2$RA 对大约 50% 的患者有效[22]，H$_2$RA 无法抑制食物刺激的酸分泌，所以 H$_2$RA 抑制酸分泌效果夜间比白天更为显著，且症状缓解时间短，4~6 周后大部分患者出现药物耐受，长期疗效不佳。Park 等[9]认为 H$_2$RA 与 PPI 联合使用的疗效并不优于单独使用 PPI。目前，H$_2$RA 主要用于不能耐受 PPI 的患者或急性期治疗和维持治疗，推荐雷尼替丁 300mg，夜间睡前使用[9]。

四、黏膜保护剂在 LPRD 的治疗作用

欧洲人认为藻朊酸盐悬液（A liquid alginate suspension）是一种有效抗反流的药物，在欧洲已使用多年。当 PPI 不能有效控制 LPRD 的症状时，该药常被推荐使用。在一项 49 例 LPRD 病人的前瞻性研究中，餐后每日 4 次和睡前口服藻朊酸盐制剂可有效减轻喉的症状和体征，且具有潜在治疗酸反流和非酸反流的作用，比起其他制酸药物，该药被认为是耐受性良好的、副作用最小的[13]。然而，藻朊酸盐悬液的使用仍局限于科研领域，且尚未获批进入中国市场，因此相关研究仍属空白。

五、LPRD 的分类治疗及撤药方案

Postma 等[23]根据反流症状、体征、职业及对患者生活质量的影响，将 LPRD 分类为轻度反流（minor reflux）、重度反流（major reflux）及致命性反流（life-threatening reflux）（表 5-4-1）。并根据反流的分类，制定 PPI 阶梯治疗方案及撤药策略。

1. 轻度反流　反流症状虽令人烦恼，并未影响患者的生活质量。大部分患者属于轻度反流。首选饮食习惯改变及生活方式调整的治疗方法，包括戒烟、减重、避免穿着过于紧身衣物、低脂饮食等，辅以适量 H$_2$ 受体阻滞剂。当上述治疗无效，推荐

开始 PPI 每日 2 次疗法，根据患者具体情况，增加 PPI 药量，治疗至少 6 个月。症状缓解后，可逐步减量并停药。但需告知患者复发的风险，部分人可能需要终生的抗反流治疗。部分患者接受大剂量 PPI 治疗后仍无症状改善，建议更换 PPI 的种类及调整剂量，同时完善 pH 监测，少数严重的病例可考虑进行胃底折叠术等抗反流外科治疗。

表 5-4-1　咽喉反流性疾病的分类及对应症状

轻度反流	重度反流	致命性反流
发声困难（非职业用声人群）	发声困难（职业用声人群）	声门下狭窄 声门后端狭窄 环杓关节固定
溃疡、肉芽肿	溃疡、肉芽肿	恶性肿瘤（尤其是非吸烟者）
咽部异物感	声带白斑	喉痉挛
吞咽困难	喉黏膜增厚	
频繁清嗓	吞咽困难	
慢性咳嗽	慢性咳嗽	

2. 重度反流　反流症状对患者造成严重困扰，致使难以正常生活及工作。除调整饮食习惯及生活方式外，建议尽早开始 PPI 每日 2 次疗法。治疗 2 月后，采用反流症状量表（RSI）及反流体征量表（RFS）进行疗效评估。大部分患者症状得以改善，而体征变化并不明显。如症状改善不理想，可选择倍增 PPI 药量。同时根据 pH 监测，评估是否存在"夜间酸突破"的现象，睡前适量加用 H_2 受体阻滞剂。若治疗 4 个月仍无反应，需及时完善 pH 监测，评估药物疗效，通过 PPI 类型的更替有助于改善上述情况，必要时可考虑抗反流外科手术，如腹腔镜下胃底折叠术。

当连续两次 RFS<5 分，RSI<10 分，可逐步递减 PPI 用量，因 PPI 停药容易产生反跳现象，应尽量避免即时停药。PPI 的减量过程中，可先采用雷尼替丁等 H_2 受体阻滞剂，替换晚餐前的 PPI，2 周后同法更代早餐前的 PPI 药物。随访 2~4 个月，症状未复发，方可停药。停药后症状复发，可适当加用 PPI 药物 1 周或 1 个月。药物减量过程中，使用大剂量 H_2 受体阻滞剂仍未能控制症状，则需重新接受 PPI 治疗。

3. 致命性反流　咽喉反流引发气道梗阻及癌变，包括非外伤、气管插管及气管切开导致的特发性喉狭窄、喉痉挛、严重的声带矛盾运动、哮喘、咽喉黏膜不典型增生及癌变。严重的咽喉反流需要积极的抗反流治疗，推荐此类患者进行 PPI 每日 3 次或 4 次治疗。此外，pH 监测应作为该类病人的治疗前常规检查，不但作为确诊 LPRD 的重要证据，而且能够全面评估反流的严重程度，具体分析不同病人反流特征，为个体化的抑酸治疗奠定基础。

老年病人（年龄 >60 岁）推荐长期 PPI 每日 2 次疗法，根据其反流特征进行具体调整，如仅存在立位或卧位反流，当急性期症状控制理想后可改用 PPI 每日 1 次维持治疗。对于年轻病人（年龄 <40 岁）出现非外伤、气管插管导致的声门下狭窄等致命性反流改变，如

相关检查提示食管下括约肌压力偏低（<6mmHg）及严重咽喉反流，手术治疗可能是其最佳治疗方案，胃底折叠术等抗反流外科治疗可作为致命性反流的年轻病人（年龄<40 岁）常规治疗方案。40~60 岁年龄段的病人需根据反流的严重程度、全身一般状况及患者的选择综合考虑。

六、内科药物治疗常见的副作用

由于目前多数研究数据支持 PPI 或其他抑酸药治疗 LPRD，至少需要服药 2~3 个月，半年甚至更长时间，因此应注意药物长期应用的不良反应。

促胃动力药物多阻断中枢或外周多巴胺受体，可能引起中枢神经系统症状（如头痛）或胃肠神经功能紊乱；有报道西沙必利和一些药物联合应用时细胞色素 P450 发生代谢异常，从而导致致命的心律失常。H_2 受体阻断剂治疗症状缓解时间短，4~6 周后大部分患者出现药物耐受，长期疗效不佳。质子泵抑制剂虽然具有明显优势，起效更快，抑酸效果更好、更彻底，不受其基因多态性的影响，但 PPI 长期应用所致副作用不容忽视，最常见是胃肠道反应（如增加细菌感染的风险），长期抑酸治疗导致的高胃泌素血症引起相关消化道肿瘤的发生，此外影响维生素、矿物质代谢如维生素 B_{12} 和铁吸收，可能产生贫血、急性间质性肾炎和骨骼肌和心肌的不良反应等[24]。因此，Chapman 等[25] 建议长期应用 PPI 的患者在 PPI 治疗前接受 X 线骨密度测量，维生素 B_1 和 B_2 以及铁离子检测；建议耳鼻喉医生与心内科医生共同关注 PPI 与氯吡格雷的相互作用，胃癌高风险患者行幽门螺杆菌或血清胃泌素检测等。鉴于重度及致命性反流患者需长期进行 PPI 疗法，Postma 等[23] 推荐 PPI 与 H_2 受体阻滞剂交替的脉冲式疗法（pulsed therapy），如应用 PPI 超过 6 个月后，PPI 与 H_2 受体阻滞剂可每 6 个月轮替应用，H_2 受体阻滞剂有助于胃壁细胞的分泌胃酸功能恢复。

（李湘平）

■ 参 考 文 献 ■

1. Koufman JA，Aviv JE，Casiano RR，et al.Laryngopharyngeal reflux：position statement of the committee on speech，voice，and swallowing disorders of the American Academy of Otolaryngology Head and Neck Surgery. Otolaryngol Head Neck Surg，2002，127（1）：32-35.

2. Ford CN.Evaluation and management of laryngopharyngeal reflux.JAMA，2005，294（12）：1534-1540.

3. Kahrilas PJ，Shaheen NJ，Vaezi MF，et al.American Gastroenterological Association Medical Position Statement on the management of gastroesophageal reflux disease.Gastroenterology，2008，135（4）：1383-1391，1391.

4. 中华耳鼻咽喉头颈外科杂志编辑委员会咽喉组，中华医学会耳鼻咽喉头颈外科学分会咽喉学组 . 咽喉反流性疾病诊断与治疗专家共识(2015 年). 中华耳鼻咽喉头颈外科杂志，2016，51（5）：324-326.

5. Reichel O，Dressel H，Wiederänders K，et al.Double-blind，placebo-controlled trial with esomeprazole for symptoms and signs associated with laryngopharyngeal reflux.Otolaryngol Head Neck Surg，2008，139（3）：414-420.

6. Williams RB，Szczesniak MM，Maclean JC，et al.Predictors of outcome in an open label，therapeutic trial of high-dose omeprazole in laryngitis.Am J Gastroenterol，2004，99（5）：777-785

7. Lam PK，Ng ML，Cheung TK，et al.Rabeprazole is effective in treating laryngopharyngeal reflux in a randomized placebo-controlled trial.Clin Gastroenterol Hepatol，2010，8（9）：770-776.

8. Shin MH, Nam SY, Park YH, et al. Open-label observational study for evaluating the short-term benefits of rabeprazole medication on laryngopharyngeal reflux. Clin Exp Otorhinolaryngol, 2012, 5(1): 28-33.

9. Park W, Hicks DM, Khandwala F, et al. Laryngopharyngeal reflux: prospective cohort study evaluating optimal dose of proton-pump inhibitor therapy and pretherapy predictors of response. Laryngoscope, 2005, 115(7): 1230-1238.

10. Lee JS, Lee YC, Kim SW, et al. Changes in the quality of life of patients with laryngopharyngeal reflux after treatment. J Voice, 2014, 28(4): 487-491.

11. Qadeer MA, Swoger J, Milstein C, et al. Correlation between symptoms and laryngeal signs in laryngopharyngeal reflux. Laryngoscope, 2005, 115(11): 1947-1952.

12. Karkos PD, Wilson JA. Empiric treatment of laryngopharyngeal reflux with proton pump inhibitors: a systematic review. Laryngoscope, 2006, 116(1): 144-148.

13. McGlashan JA, Johnstone LM, Sykes J, et al. The value of a liquid alginate suspension (Gaviscon Advance) in the management of laryngopharyngeal reflux. Eur Arch Otorhinolaryngol, 2009, 266(2): 243-251.

14. Jonathan MB, Mary K, Brawley MA, et al. Analysis of pepsin in tracheoesophageal puncture sites. Ann Otol Rhinl Laryngol, 2010, 119(12): 799-805.

15. Amin MR, Postma GN, Johnson P, et al. Proton pump inhibitor resistance in the treatment of laryngopharyngeal reflux. Otolaryngol Head Neck Surg, 2001, 125(4): 374-378.

16. Waxman J, Yalamanchali S, Valle ES, et al. Effects of proton pump inhibitor therapy for laryngopharyngeal reflux on posttreatment symptoms and hypopharyngeal pH. Otolaryngol Head Neck Surg, 2014, 150(6): 1010-1017.

17. Peghini PL, Katz PO, Bracy NA, et al. Nocturnal recovery of gastric acid secretion with twice-daily dosing of proton pump inhibitors. Am J Gastroenterol, 1998, 93(5): 763-767.

18. Ashida K, Sakaguchi M, Tanaka M, et al. Clinical study on the pathophysiology and treatment of PPI-resistant ulcers. J Clin Gastroenterol, 1995, 20(Suppl 2): S67-S71.

19. Chun BJ, Lee DS. The effect of itopride combined with lansoprazole in patients with laryngopharyngeal reflux disease. Eur Arch Otorhinolaryngol, 2013, 5(1): 2341-2348.

20. Ezzat WF, Fawaz SA, Fathey H, et al. Virtue of adding prokinetics to proton pump inhibitors in the treatment of laryngopharyngeal reflux disease: prospective study. J Otolaryngol Head Neck Surg, 2011, 40(4): 350-356.

21. Glicksman JT, Mick PT, Fung K, et al. Prokinetic agents and laryngopharyngeal reflux disease: a systematic review. Laryngoscope, 2014, 124(10): 2375-2379.

22. Wilder-Smith CH, Ernst T, Gennoni M, et al. Tolerance to oral H2-receptor antagonists. Dig Dis Sci, 1990, 35(8): 976-983.

23. Postma GN, Johnson LF, Koufman JA. Treatment of laryngopharyngeal reflux. Ear Nose Throat J, 2002 81(9 Suppl 2): 24-26.

24. Altman KW, Radosevich JA. Unexpected consequences of proton pump inhibitor use. Otolaryngol Head Neck Surg, 2009, 141(5): 564-566.

25. Chapman DB, Rees CJ, Lippert D, et al. Adverse effects of long-term proton pump inhibitor use: a review for the otolaryngologist. J Voice, 2011, 25(2): 236-240.

第五节 咽喉反流性疾病的内镜下治疗

胃食管反流病的危害性逐渐被多个学科所关注。质子泵抑制剂等抗反流药物内科治疗可满足很多患者的需要，但存在局限性。胃镜下抗反流治疗术是介于药物和手术之间的一种治疗方式，具有操作简单和微创特点，与腹腔镜下胃底折叠术相似，可部分弥补药物治疗的不足，有其独特的应用前景。

一、GERD 概况

GERD 在全球有较高的患病率但具有一定的地区差异性,就 GERD 的典型症状(如反流、烧心等)而言,患病率在北美洲为 18.1%~27.8%,南美洲约为 23.0%,欧洲为 8.8%~25.9%,中东地区为 8.7%~33.1%,澳大利亚约为 11.6%,亚洲为 6%~10%[1]。胃食管反流症状可造成明显不适,保守治疗可能要求部分患者终生改变生活方式并服用药物,降低生活质量,并带来不小的经济负担[2]。普通人群中咽喉反流也较为普遍,一项普通人群的调查研究发现,人群的平均反流症状指数(Reflux Symptom Index, RSI)为 8.3 分,其中 30% 的 RSI 评分超过 10 分,这其中 75% 的患者有 GERD(r=0.646,P=0.01),而有抑郁和肠易激惹综合征的患者更可能同时合并咽喉反流症状[3]。合并咽喉反流症状的 GERD 患者与单纯典型 GERD 相比,其生活质量评分更差,满意率较低,以及疾病负担更大[4]。GERD 的临床表现组合多样,特别是食管外症状危害大,可被视为涉及多个学科的综合征,但常不被人们所诊断,从而失去对因治疗的机会,汪忠镐等在射频治疗 200 例 GERD 相关严重呼吸道症状的基础上提出"胃食管喉气管综合征(gastroesophago-laryngotracheal syndrome, GELTS)"的概念:由 GERD 引起的以咽喉部为核心的、常以呼吸道表现尤其是哮喘、喉气管痉挛为突出点的、涉及呼吸和消化两大系统和耳鼻口腔的一系列相应临床表现,或者是以胃食管交接处为启动器、以咽为反应器、以口鼻为效应器,以喉气道为喘息发生器的新的临床综合征,并将该综合征分为 4 期,即胃食管期(A 期)、咽期(B 期)、口鼻腔期(C 期)和喉气管期(D 期)。A 期包含 GERD 的典型症状,B、C、D 期则细化了食管外症状的发生部位和临床特点[5]。

二、药物治疗的局限性

一直以来,GERD 以药物治疗为主,大部分 GERD 患者药物治疗有效,但部分患者难以永久停药,多采用维持治疗或按需治疗,另有部分患者仅部分缓解或难以控制症状,而伴食管外症状患者则多数更难以靠药物取得满意疗效。

多数 GERD 的食管症状通过心理和生活调理、抑酸、保护上消化道黏膜及改善消化道动力等内科治疗可得到有效控制。常用抑酸剂如质子泵抑制剂(PPI)可有效控制烧心等 A 期症状[6],但由于 PPI 主要通过降低反流酸度起作用,尚不能改善胃食管交界处抗反流屏障功能缺陷,如下食管括约肌松弛或一过性松弛、食管裂孔疝等导致胃食管反流的发生的病因,加之患者依从性、耐药性、症状高敏感性、药物不良反应以及费用等问题,故 PPI 存在其固有的局限性。

尽管 PPI 的使用越来越广泛,但仍有约 10%~40% 的患者对 PPI 治疗反应不佳[6]。对亚太地区的 6 个亚洲国家 460 例 GERD 采用 PPI 治疗的满意度调查研究显示,45% 的患者的夜间症状改善有限,49% 仍需其他辅助治疗;尽管患者健康量表有所改善,但用药后 76% 的患者健康量表显示部分缓解的 GERD 症状仍存在负面的健康影响[7]。并且胃食管反流的食管外症状的患者往往症状多样,在未被怀疑是食管外反流之前曾辗转于多个医院或医生,按呼吸内科或耳鼻喉科疾病治疗往往效果不佳。对于已被怀疑为食管外反流患者的内科诊治费用研究表明,食管外反流患者平均需要经历 10.1(9.4~10.9)个医生，接受 6.4（3~9）次检查，第 1 年的总费用（52% 为质子泵抑制剂的费用）是典型胃食管反流患者的 6.6 倍，仅有 54% 的患者用药后症状有所改善[8]。另有研究显示部分患者应用 PPI 后胃食管反流相关哮喘症状可得到改善，少部分患者肺功能的某些指标也有所改善，然而与安慰剂对照研究显示 PPI 对 LPRD、哮喘和慢性咳嗽的疗效可能存在安慰剂效应[9, 10]。

可见，仍有大量的患者，特别是 GELTS 的 B、C、D 期患者，难以通过单纯生活调理和药物治疗得到满意的疗效，故内镜下或腹腔镜下治疗成为进一步治疗的选择。

三、内镜下治疗的应用范围和治疗前评估

内镜下治疗与腹腔镜胃底折叠术的原理相似，即通过重建胃食管交界区抗反流解剖结构和功能，从减低反流时间、频率、量和高度等方面控制反流造成的侵袭和反射。二者适用范围也相似，故食管射频治疗也适用于：①内科治疗失败：症状控制不理想、抑酸药不能控制的严重典型症状或存在药物副作用；②药物治疗有效但患者要求进一步积极治疗：包括要求改善生活质量、不愿终生服药或认为药物治疗代价较大的；③有明显胃食管喉气管综合征 B、C 和 D 期症状：包括哮喘、喉痉挛、咳嗽、鼻咽喉症状和误吸等[11]。对于符合上述情况，且胃镜检查显示胃食管交界区结构相对完好（无食管裂孔疝，或裂孔疝 <2cm），惧怕手术，食管内反流监测评分相对低的患者则更为适用。

内镜下治疗前应进行 GERD 专科评估。胃镜检查可直观显示食管炎和 Barrett 食管等反流所致的并发症，还可观察贲门的松弛情况及食管裂孔疝等引起反流的解剖学异常，除外消化性溃疡和肿瘤等，并可活检做病理诊断；相对廉价的上消化道造影也可提供 GERD 的相关信息并排除溃疡病和肿瘤，尤其是俯卧头低脚高等体位和腹部加压动作有助于观察到造影剂的反流现象，并提高食管裂孔疝的诊出率。24 小时食道动态 pH 或 pH- 阻抗监测病理性反流及反流物性质。食管高分辨率测压检查则可进一步提供食管动力参数，可直观评价食管廓清能力、上食管括约肌和下食管括约肌功能。而抗反流药物（特别是 PPI 等）可用于诊断性治疗，特异性较高，对药物的反应性是预测手术疗效的重要指标。而如有下列情况则射频治疗不适用：①食管裂孔疝 >2cm；②严重食管炎（食管炎洛杉矶分级为 C 级和 D 级）；③消化性食管狭窄；④合并有自身免疫性疾病（如硬皮病等）；⑤合并有胶原血管病；⑥重要脏器功能严重障碍，如心肺功能不全等；⑦合并有凝血功能障碍；⑧孕妇等。对于食管裂孔疝 >2cm 者，则适于腹腔镜胃底折叠术，无论是典型症状还是食管外症状均有满意的远期疗效[12]。

生活心理调理、药物治疗、胃镜下食管括约肌射频治疗以及腹腔镜胃底折叠术对于 GERD 的治疗是相互补充、相辅相成、或相互替代的关系，构成目前相对完整的抗反流治疗体系（图 5-5-1）。另外，对胃食管术后的患者存在顽固性胃食管反流者，可通过腹腔镜施行胃底折叠和 Roux-en-Y 空肠改道术，可取得了良好的疗效[12]。

四、内镜下治疗的发展和应用

顽固性 GERD 可通过腹腔镜手术进行治疗，包括腹腔镜下胃底折叠术和 LINX 磁珠环植入，以取得了良好的疗效，然而腹腔镜手术技术条件要求较高且存在手术相关

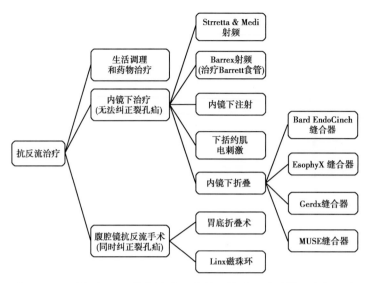

图 5-5-1　生活调理、药物治疗、内镜下治疗和腹腔镜胃底折叠术
构成了阶梯式互补性抗反流综合治疗体系

的风险和并发症，故通过安全、微创的内镜下治疗方法重建胃食管交界处抗反流屏障是基于现代科技的巧妙设想，并发展为射频消融术（Stretta 射频和 MER-200G 射频）、注射或植入术（Enteryx，Roll 和 Endotonics）、内镜下折叠系统（Endo-Cinch，Esophyx，GERx 和 MUSE）等 3 种主要内镜下治疗方法（图 5-5-2），在国外内镜下治疗主要用于 PPI 难治性或部分疗效但不愿接受腹腔镜抗反流手术的 GERD 患者[13]。上述所有内镜下治疗部位均在胃食管交界区（贲门区域），对于食管腔外的食管裂孔疝无治疗作用，故内镜下治疗的禁忌证为食管裂孔疝（≥ 2cm）。射频治疗于 2006 年进入中国临床使用，是目前唯一已商品化可以在国内使用的内镜下抗反流治疗器械，其主要机制在于通过热凝效应使下食管括约肌部分神经末梢的失活、胶原分子收缩、胶原和显微组织结构重建等，最终导致胃食管交界处缩短变窄增厚，从而减低顺应性，减少一过性下食管括约肌松弛发生次数，降低治疗部位高敏感性[14]。采用咪达唑仑 - 异丙酚 - 芬太尼静脉给药深度镇静麻醉可于门诊开展，操作微创安全，并发症轻微，可重复治疗。每例用时约 45 分钟，术后 6 小时后进流食，次日可进半流食，1 周即过渡为普食[15]。注射治疗为胃镜直视下通过注射针在食管下段 - 贲门局部黏膜下注射生物相容性物质，以期增加下食管括约肌的张力，达到抗反流的作用，但该法疗效不佳目前已被淘汰。胃镜下腔内折叠术在国外使用比较广泛，并且已经开发出了多个类型的产品，胃镜下腔内折叠术的原理是尽量模拟腹腔镜胃底折叠术的折叠效果，以期在贲门区域缩窄贲门并形成抗反流阀瓣，从而达到腹腔镜下胃底折叠术类似的抗反流疗效。国内仅对胃镜下 Endo-Cinch 腔内折叠术有少量成功报道，但由于存在缝线松解或脱落问题，该方法有待改进，远期疗效有待观察[16]。MUSE 系统正在中国做商品化前的临床实验，而其他的内镜下治疗器械均未引入中国。

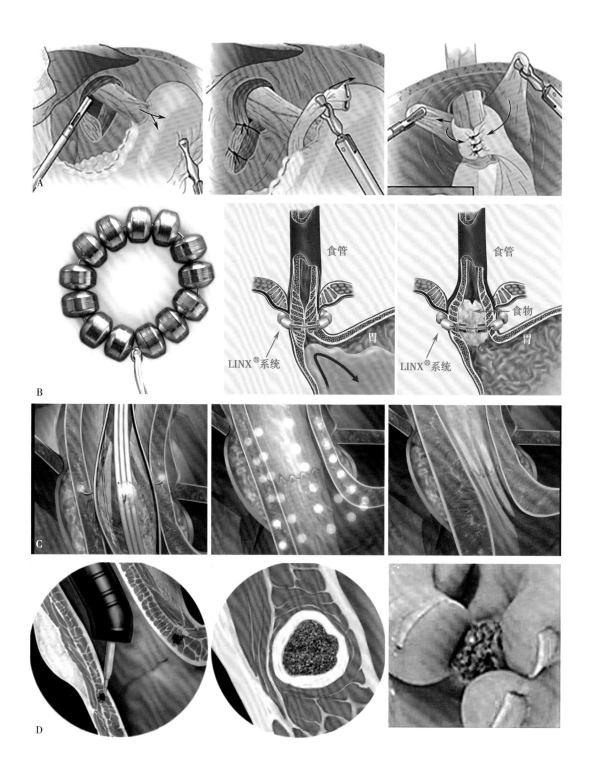

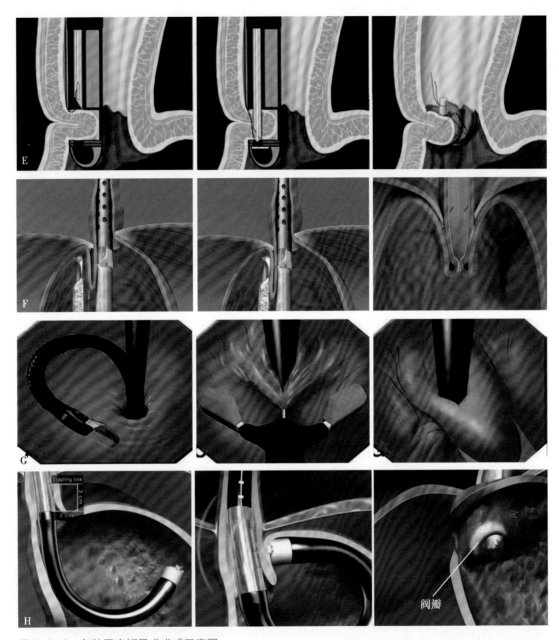

图 5-5-2 各种胃底折叠术术式示意图

A.腹腔镜下胃底折叠术　B.腹腔镜下 LINX 磁珠环植入术　C. Stretta 射频和 MER-200G 射频　D.内镜下注射　E.内镜下 Endo-Cinch 缝合折叠　F.内镜下 Esophyx 缝合折叠　G.内镜下 GERx 缝合折叠　H.内镜下 MUSE 钉合折叠

五、射频治疗原理、安全性、有效性和发展概况

美国 FDA 于 2000 年和 2001 年分阶段批准 Stretta 射频治疗 GERD 的临床应用，自 Stretta 投入临床应用有 30 余项研究均显示 Stretta 射频的安全性和疗效，其中包括 4 项充分有力的随机对照研究、一项综合荟萃分析和多项前瞻性临床试验。Meta 及综述分析显示 Stretta 射频可显著改善 GERD 患者的反流、烧心等典型症状，减轻食管炎，减少或停止药物的使用，改善 GERD 相关生活质量和症状得分，减少酸暴露，增加下食管括约肌压力，疗效至少维持 48 个月[17]。2015 年，美国胃肠内镜外科医师学会积极推荐使用 Stretta 射频疗法治疗 GERD，认为该法安全有效，是治疗 GERD 的颇具价值的微创方法[18]。Noar 等[19]报道的一项单中心 Stretta 射频治疗 GERD 典型症状安全性、有效性和持久性的 10 年研究结果：共纳入 217 例药物难治性 GERD，射频术后 10 年 72% 患者 GERD 相关生活质量评分（GERD-HRQL）恢复正常，64% 患者减用 PPI 一半或以上（41% 患者完全停用 PPI），54% 患者的满意度超过 60%，85% 曾活检证实为 Barret 食管的患者，食管黏膜逆转，无食管肿瘤发生。该研究进一步证实射频治疗用于 GERD 典型症状的长期有效性。

2006 年 Stretta 射频引入中国，并被我国率先用于胃食管反流引起的呼吸道症状的治疗，2011 年本中心[20]报道 505 例术后 12 个月的疗效，反流和烧心症状评分分别从 5.02 分和 5.31 分下降到 1.64 分和 1.79 分，咳嗽、喘息和声音嘶哑症状评分分别从 6.77、7.83 和 5.13 分下降到 2.85、3.07 和 1.81 分（$P<0.01$）。2014 年本中心[21]报道 138 例胃食管喉气管综合征 Stretta 射频术后 5 年的疗效，患者典型症状和呼吸道症状评分均显著下降，23.9% 的患者可以减药，57.2% 的患者可以停药，虽然患者的食管外症状积分随着时间的推移有所回升，但联合使用 PPI 药物，可使症状得到长期缓解；75.4% 的患者对此次治疗感到完全或部分满意，68.1% 的患者表示如需要再次治疗，仍会选择射频治疗。内镜下射频治疗技术具有较少的并发症，同时具有较高的患者满意度。比较射频治疗与腹腔镜胃底折叠术对于胃食管喉气管综合征的长期疗效，二者均可有效控制胃食管喉气管综合征，以腹腔镜胃底折叠术疗效更佳，而射频治疗更具微创优势[22]。

我国的射频治疗自 2007 年开始研究和改进并逐渐获得国内专利：抗反流型射频治疗管（ZL 200720149566.6）和一种利用微量射频电极治疗括约肌松弛的设备（ZL 200920135308.1）。2013 年国产射频温控热凝器［国食药监械（准）字 2013 第 3252035 号］应用于临床。2014 年本中心[23]报道了 56 例应用国产射频治疗胃食管喉气管综合征的 1 年疗效，治疗前食管测压为（13.1 ± 6.7）mmHg，治疗后 3 个月食管测压为（21.8 ± 6.7）mmHg，较术前显著增高（$P<0.001$）；治疗前阻抗为（52.4 ± 24.2）次 /24h，治疗后 3 个月阻抗为（33.9 ± 16.4）次 /d，较术前显著减低（$P<0.001$）；治疗前症状评分为（3.0 ± 1.1）分，治疗后 3、12 个月症状评分分别为（1.8 ± 0.7）、（1.3 ± 0.6）分，较术前显著改善（$P<0.001$）；术中无不良事件及严重不良事件发生；无远期并发症，与 Stretta 射频疗效相似。

国外已有 32 项临床研究证实患者对 Stretta 射频治疗有良好的耐受性，且安全性高。这些研究共涉及 2774 例，并发症发生率极低，且程度轻，为一过性。FDA MAUDE 网站记录的并发症低于 1%。至 2012 年，全球约 15 000 例患者接受该治疗，未出现严重并发症[24]。根据作者单位对 505 例主要表现为食管外症状患者的研究，射频术后的早期一过性并发症包括胸骨后不适或疼痛（21.0%）、低烧（17.0%）、恶心和（或）呕吐（19.2%）、

轻度吞咽不畅（8.3%）等，无穿孔、黏膜撕裂和大出血等严重并发症和死亡病例[20]。然而，国外共有3例穿孔和2例误吸死亡的病例报告，原因在于病例选择不当和操作错误[25]。故正确选择病例、术前治疗使患者达到接受射频治疗的最佳状态、术中避免冲洗和及时吸引（冲洗液、分泌物和反流物）、正确把握麻醉深度使治疗过程平稳以及熟练和规范的操作均是保证疗效避免并发症的关键。

综上，食管射频治疗的临床研究已经证实该治疗无食管损害以及纤维化狭窄等，远期效应几乎无创；对于PPI药物依赖或难治的患者有稳定持久的疗效；可改善远端食管顺应性、减低酸暴露及敏感性；非常安全，必要情况下射频治疗可重复以增强疗效；不影响患者接受其他治疗方式（如PPI治疗和折叠术等）；也可以用于增强其他治疗方式的疗效；可用于治疗反流高敏感，甚至可作为诊断性治疗。

六、小结

胃镜下治疗是一种通过重建胃食管交界处抗反流机制以达到抗反流作用的微创疗法。对于胃食管喉气管综合征的治疗有良好的近、远期疗效，尤其对于治疗高位反流引起的食管喉气管综合征B、C、D期的患者具有独特的意义。胃镜下治疗与生活心理调理、药物治疗、以及腹腔镜胃底折叠术构成了阶梯式互补性抗反流综合治疗体系，从而为不能停药、药物治疗缓解不理想、以及药物治疗无效的患者带来新的有效手段。食管下括约肌射频治疗在我国已成功应用。随着更多的内镜下抗反流系统引入中国，以及新的抗反流系统的发明，内镜下抗反流治疗的方式将更加多样化，然而各治疗方式的有效性和安全性均需要时间的验证。

（胡志伟　吴继敏）

参 考 文 献

1. Richter JE, Rubenstein JH.Presentation and Epidemiology of Gastroesophageal Reflux Disease.Gastroenterology, 2017.
2. Tack J, Becher A, Mulligan C, et al.Systematic review:the burden of disruptive gastro-oesophageal reflux disease on health-related quality of life.Aliment Pharmacol Ther, 2012, 35(11):1257-1266.
3. Kamani T, Penney S, Mitra I, et al.The prevalence of laryngopharyngeal reflux in the English population.Eur Arch Otorhinolaryngol, 2012.
4. Gong EJ, Choi KD, Jung HK, et al.Quality of life, patient satisfaction, and disease burden in patients with gastroesophageal reflux disease with or without laryngopharyngeal reflux symptoms.J Gastroenterol Hepatol, 2017.
5. 汪忠镐,刘建军,陈秀,等.胃食管喉气管综合征（GELTS）的发现与命名——Stretta射频治疗胃食管反流病200例.临床误诊误治, 2007, (05):1-4+99.
6. Hershcovici T, Fass R.Step-by-step management of refractory gastresophageal reflux disease.Dis Esophagus, 2013, 26(1):27-36.
7. Goh KL, Choi MG, Hsu WPI, et al.Unmet treatment needs of gastroesophageal reflux disease in Asia: Gastroesophageal reflux disease in Asia Pacific Survey.J Gastroenterol Hepatol, 2015, 29(12):1969-1975.
8. Francis DO, Rymer JA, Slaughter JC, et al.High economic burden of caring for patients with suspected extraesophageal reflux.Am J Gastroenterol, 2013, 108(6):905-911.
9. McCallister JW, Parsons J, Mastronarde JG.The relationship between gastroesophageal reflux and asthma:an

update.Ther Adv Respir Dis,2010.

10. Chandra KM,Harding SM.Therapy Insight:treatment of gastroesophageal reflux in adults with chronic cough. Nat Clin Pract Gastroenterol Hepatol,2007,4(11):604-613.

11. Stefanidis D,Hope WW,Kohn GP,Reardon PR,Richardson WS,Fanelli RD.Guidelines for surgical treatment of gastroesophageal reflux disease.Surg Endosc,2010,24(11):2647-2669.

12. 胡志伟,汪忠镐,吴继敏,等.胃食管反流相关呼吸疾病及其外科治疗策略.临床误诊误治,2013,26(7):62-66.

13. Nabi Z,Reddy DN.Endoscopic Management of Gastroesophageal Reflux Disease:Revisited.Clinical endoscopy,2016,49(5):408-416.

14. 汪忠镐.胃食管反流病的微创治疗进展.中国微创外科杂志,2006,6(10):721-724.

15. 苏冬梅,隋波,孙潮涌,等.胃食管反流病人微量射频治疗时咪达唑仑-异丙酚-芬太尼的麻醉效果.中华麻醉学杂志,2007,27(9):850-851.

16. 缪青,陈世耀.胃食管反流病的内镜下治疗概述.中华临床医师杂志:电子版,2011,05(10):2986-2989.

17. Auyang ED,Carter P,Rauth T,et al.SAGES clinical spotlight review:endoluminal treatments for gastroesophageal reflux disease(GERD).Surg Endosc,2013,27(8):2658-2672.

18. Committee ASoP,Muthusamy VR,Lightdale JR,et al.The role of endoscopy in the management of GERD. Gastrointest Endosc,2015,81(6):1305-1310.

19. Noar M,Squires P,Noar E,et al.Long-term maintenance effect of radiofrequency energy delivery for refractory GERD:a decade later.Surg Endosc,2014.

20. Gao X,Wang ZG,Wu JM,et al.Radiofrequency treatment on respiratory symptoms due to gastroesophageal reflux disease.Chin Med J(Engl),2011,124(7):1006-1009.

21. Liang WT,Wang ZG,Wang F,et al.Long-term outcomes of patients with refractory gastroesophageal reflux disease following a minimally invasive endoscopic procedure:a prospective observational study.BMC Gastroenterol,2014,14(1):178.

22. Liang WT,Wu JN,Wang F,et al.Five-year follow-up of a prospective study comparing laparoscopic Nissen fundoplication with Stretta radiofrequency for gastroesophageal reflux disease.Minerva Chir,2014,69(4):217-223.

23. 王峰,吴继敏,汪忠镐,等.射频控温热凝器和射频治疗导管治疗胃食管反流病的临床试验分析.临床内科杂志,2014,31(9):634-636.

24. Perry KA,Banerjee A,Melvin WS.Radiofrequency energy delivery to the lower esophageal sphincter reduces esophageal acid exposure and improves GERD symptoms:a systematic review and meta-analysis.Surg Laparosc Endosc Percutan Tech,2012,22(4):283-288.

25. Fanelli RD,Gersin KS,Bakhsh A.The Stretta procedure:effective endoluminal therapy for GERD.Surg Technol Int,2003,11:129-134.

第六节　咽喉反流性疾病的外科手术治疗

一、背景

胃食管反流病是指胃内容物反流至食管、口腔（包括咽喉）和（或）肺导致的一系列症状、终末器官效应和（或）并发症的一种疾病。GERD 的消化系统症状包括反酸、反食、烧心、嗳气、胸背痛、腹胀、吞咽困难等，但是显得更为重要的是其食管外表现，包括咽异物感、咽喉疼痛、声音嘶哑、鼻塞、流涕、口腔溃疡、咳嗽、咳痰、喘息、憋气以至窒息等[1]。胃食管反流症状可造成明显不适，保守治疗可能要求部分患者终生改变生活方式并长期服用药物，降低生活质量，并带来不小的经济负担。上海的一项研究显示 GERD 影响 47% 患者的饮食，32% 患者的睡眠，以及 32% 患者的工作能力，对患者的健康状况和情绪均有负面影响[2]。

约 50% 的 GERD 应考虑以慢性病管理，约 30%~35% 的 GERD 可视为外科疾病。GERD 表现多样有明显的异质性，反酸、烧心等为其典型症状，但 GERD 还常表现为胸痛等不典型症状以及咳喘等食管外症状，认识及评估不足时易导致误诊误治。GERD 应根据患者的个体的严重程度、反流特点、合并疾病、心理情况及社会因素，由内科至外科循序渐进多学科综合诊治[3]。

二、GERD 的发病机制

1. 胃食管接合部的抗反流屏障功能削弱 这是本病发生的根本机制。胃食管接合部的抗反流屏障功能主要包括：①下食管括约肌形成高压带，阻止胃内容物的反流；②膈肌脚对下食管括约肌的外压迫作用；③食管与胃底间的锐角（His 角）形成活瓣，在胃内压升高时起关闭作用。抗反流屏障功能减弱主要表现在以下几个方面：①食管裂孔疝破坏了解剖学结构；②不伴有解剖学结构异常的一过性下食管括约肌松弛次数增加；③食管下括约肌压力降低和（或）食管裂孔功能不全。

2. 食管对反流物的清除能力下降 食管清除主要借助于食管蠕动、重力作用和唾液和食管内黏液的中和等方式，其中食管蠕动为最主要的清除方式。

3. 胃排空障碍 胃排空延迟使胃内的压力升高，使胃内容物容易进入食管。

4. 反流物的攻击作用 反流物刺激食管黏膜和食管外部位，损伤食管和食管以外部位黏膜，主要的损伤因素包括胃酸、胆汁及各种消化酶。

5. 反流导致食管外症状的可能机制：①反流物通过咽喉部形成微喷射机制，可形成细颗粒或雾状物而被喷至咽喉部、口腔、鼻腔、中耳、并可吸入气管、支气管和肺部，反流物中的酸性物质、胆汁及各种消化酶对这些部位的黏膜造成强烈刺激，引起咳嗽、喉气管痉挛、咽异物感、痰液分泌增多、鼻涕、鼻塞、喷嚏、耳鸣、耳痒等症状；②食管－支气管反射：远端食管酸化时，酸刺激食管的化学感受器触发迷走反射，引起支气管收缩；③来自食管的炎性介质影响呼吸功能；④食道敏感神经将刺激传入中枢，诱发气道高反应性。这些患者中，即使酸反流很少，也能引起支气管痉挛，这是不少患者抗酸疗效不佳的原因之一，且大部分患者内镜检查阴性，甚至很大部分患者食管 pH 检测亦在正常范围[4]。

三、术前检查

1. 内镜检查 该方法可以明确有无反流性食管炎及其程度，是否伴有食管裂孔疝，是否出现胃食管反流病的并发症如食管溃疡、狭窄、食管癌等。胃食管反流病根据其内镜下表现可以分为非糜烂性胃食管反流病、反流性食管炎和 Barrett 食管。非糜烂性胃食管反流病（non-erosive reflux disease，NERD）是指有典型的 GERD 症状，但内镜检查无食管黏膜破损伤，据报道 70% 的 GERD 属于 NERD，而糜烂性胃食管反流病（erosive reflux disease，ERD）常常不到 30%。

胃镜及镜下活检可直观显示食管炎和 Barrett 食管等食管病变，还可观察贲门的松弛情况及食管裂孔疝。如有反流性食管炎则可很自然诊断为 GERD，但其 GERD 合并食管炎的炎性率仅为 30%，而真性 NERD 却高达 40%，故应结合特异性较高的反流监测进一步确诊[5]。GERD 合并食管裂孔疝的患者较无食管裂孔疝的患者更易出现 GERD 症状。50%~94% 的反流性食管炎患者合并有食管裂孔疝，明显高于 NERD 患者（13%~59%），而且严重食管炎患者合并食管裂孔疝的比例更高[6]。无论是 ERD 还是 NERD，如果 pH 监测为病理性反流，则抗反流手术疗效相同[7]。

　　糜烂性 GERD 可表现为轻度食管炎到食管溃疡以及 Barrett 食管。尽管这些亚组的临床表现不同，但典型症状的术后疗效相同[8]。一个前瞻性研究报道食管炎（包括食管溃疡、狭窄、糜烂性食管炎和 Barrett 食管）患者两年的随访结果表明手术疗效优于药物[9]。

　　2. 上消化道造影　传统的食管钡餐检查将胃食管影像学和动力学结合起来，可显示有无黏膜病变、狭窄及食管裂孔疝等，并显示有无钡剂的胃食管反流，因而对诊断有互补作用。该方法对 GERD 敏感度较低，但对食管裂孔疝敏感度很高。

　　3. 同位素扫描　令病人平卧位饮下用同位素 ^{99}mTc 标记的试验餐，在闪烁照相机下进行扫描，以定量地发现胃食管反流，扫描时采用一些促使反流的方法以提高阳性率，如 Valsalva 试验和腹部缚腹带以加压。该法的不足之处是其敏感性和特异性不够高，目前多被食管 pH 监测所代替，但如果在肺内发现同位素分布，这将是食管外反流的有利证据。

　　4. 食管 24 小时 pH 监测　该法目前仍是诊断胃食管反流病的金标准。正常情况下食管 pH>4，而胃内 pH<3，所以放置电极在食管内，若食管内 pH<4，提示有胃酸反流入食管。正常人也会有生理性的酸反流，达到一定的程度即可诊断为 GERD。24 小时食管 pH 监测能详细显示酸反流、昼夜酸反流规律、酸反流和症状的关系及对治疗的反应，使治疗个体化。pH 监测结果对抗反流手术具有重要的指导意义（表 5-6-1）[10]。

表 5-6-1　GERD 临床表现结合 pH 检查对抗反流手术相对推荐强度

临床问题	24 h pH +	24 h pH-
GERD 症状		
反流	++++	+++
烧心	+++	+
反胃和裂孔疝	++++	+++
食管炎	+++	++
吞咽困难	++	+
Barrett 食管	+/-	+
食管外症状		
咳嗽	+++	+
哮喘	+++	+
声嘶	++	+/-
咽痛	++	+/-
肺纤维化	++++	+/-

表注：0= 避免，+ 弱推荐，++ 中度推荐，+++ 强烈推荐，++++ 绝对指征。对于 pH 检查阴性者，可考虑结合多通道腔内阻抗 -pH（MII-pH）检查结果进一步判断手术指征

　　通过食管 pH 检查可确定三种状态下的反流：卧位、立位和双体位。尽管曾有人认为不

同形式的反流可能有不同的手术疗效，但最近的文献表明不同形式的反流其手术疗效是相同的[11]。有症状且 pH 检查阳性患者通常较有症状但 pH 检查阴性患者的手术疗效要好[12]。反映患者报告的症状与反流事件关系的症状相关概率（symptom association probability，SAP）作为选择手术患者的一个重要指标，在咽喉反流患者选择手术时尤为重要[13]。然而，在一个严格的对照研究中，患者有典型症状和 pH 检查异常，根据 SAP 而随机分为两组。经过 3 个月和 5 年的随访 SAP 阳性和阴性两组之间的术后主观和客观疗效均相似，6 年内的再手术率也无显著差异（12.8% 比 14%）[14]。pH 检查证实存在异常反流的该组患者，无论是否有食管炎，手术疗效也是相似的[7]。食管酸高敏感定义为 24 小时 pH 监测积分阴性，但 SAP 阳性。尽管临床上对该患者群应持谨慎态度，但有一些研究表明食管酸高敏感患者的手术疗效良好[15]。48 小时无线 pH 检查和 pH- 阻抗检查相比 24 小时 pH 检查提高了检查的敏感性和 SAP。对于初次 24 小时 pH 检查阴性以及不典型症状的患者有应用价值。

5. MII–pH 技术　将阻抗技术与传统食管 pH 联合，所开发的多通道阻抗 –pH（MII–pH）监测系统可以检测酸性、弱酸性和弱碱性反流，同时区分液体，气体和混合反流。MII–pH 在临床中均为连续监测 24 小时，而根据阻抗监测范围不同可分为单纯食管监测（6MII–1pH）、胃食管监测（6MII–2pH）和高位食管和咽部监测（4MII–1pH/2MII–1pH）。因此，临床症状与胃食管反流事件相关也可作为诊断 GERD 的间接指标。为确切可靠的评价二者的相关性，则要求患者在 MII–pH 监测的时限内准确的记录相关症状，结合阻抗或 pH 监测到的胃食管反流事件，计算症状相关参数症状指数（symptom index，SI）与 SAP。临床上以 SI>50% 或 SAP>95% 作为诊断为症状相关性的可靠指标。根据罗马Ⅳ标准，MII–pH 可用于诊断反流高敏感（reflux hypersensitivity），反流高敏感的主要特点是的胃镜检查和食道活检正常，食道 pH 检查正常，然而 pH- 阻抗检查存在患者的烧心症状和反流事件之间密切相关的证据。反流高敏感强调在正常食管酸暴露的背景下症状与酸性或非酸性反流事件相关性阳性，不管是否正在接受 PPI 治疗[16]。MII–pH 检查亦可准确预测难治性 GERD 的手术疗效[17]。由于咽喉反流患者监测到的反流通常明显少于典型 GERD 患者，并且常以非酸反流为主，反流高度更高，故 MII–pH 较单纯 pH 监测更适用于咽喉反流患者。MII–pH 能够特异检测非酸反流事件，尤其有助于 NERD 和食管外症状（或咽喉反流）诊断，再结合症状与反流的相关性分析大大提高了诊断的敏感性和特异性，并可能替代单纯 pH 监测成为检查反流性疾病的新 "金标准"。

6. 食管测压　食管测压特别是高分辨率食管测压能帮助评估食管体部的蠕动功能及下食管括约肌的压力，外科医生还可以根据测压结果来选择手术方法，在食管运动功能正常的病人中可做 Nissen 手术，对食管蠕动功能减弱的患者宜采用 Toupet 手术或 Dor 手术。另外，高分辨率食管测压还可以通过下食管括约肌区域两个压力带的分离来诊断食管裂孔疝。

7. 食管胆汁反流测定　部分 GERD 患者有非酸性反流物质因素的参与，特别是与胆汁反流相关。可通过检测胆红素来反映胆汁反流存在与否和其程度。但多数十二指肠内容物的反流与胃内容物的反流同时存在，并在抑酸后症状有所缓解，因此胆汁反流检测的应用有一定局限性。

8. 对拟诊患者或怀疑反流相关的食管外症状患者，尤其是上胃肠道内镜检查阴性时，可采用诊断性治疗　质子泵抑制剂诊断性治疗（PPI 试验）已经被证实是行之有效的方法。建议用标准剂量的 PPI，1 天 2 次，疗程 2~4 周。如服药后症状明显改善，则支持为与酸相关的 GERD；如服药后症状改善不明显，可能有酸以外的因素参与或不支持诊断。本试验的优点是方便、可行、无创、灵敏度高，缺点是特异性较低。

四、手术适应证

GERD 的手术适应证包括以下四个方面：

1. 内科治疗失败　症状控制不理想、抑酸药不能控制的严重症状或并发症（中重度食管炎、Barrett 食管、食管炎性狭窄等）或存在药物副作用。

2. 药物治疗有效但患者要求进一步积极治疗　包括要求改善生活质量、不愿终生服药或认为药物治疗代价较大的。

3. 存在明显反流相关症状和疝相关症状的食管裂孔疝。

4. 有明显食管外症状，药物症状控制不理想或需要维持治疗　包括哮喘、喉痉挛、咳嗽、鼻咽喉症状和误吸等[18, 19]。

GERD 的病因并非胃酸过多，目前以 PPI 药物治疗作为 GERD 治疗的主要方向似乎是权宜之计，PPI 并不能解决反流的根本问题，所以一旦停药，胃酸就会再次增多，GERD 症状就会再次出现，所以 PPI 是需要长期维持治疗的。很多难治性 GERD 的主要原因是弱酸反流或非酸反流，比如胆汁反流，PPI 治疗是无效的。咽喉反流性疾病往往弱酸反流特别常见，咽喉或气道对弱酸也敏感，而且胃蛋白酶在咽喉反流中所起的攻击作用比胃酸更为重要而持久。所以，LPRD 往往对 PPI 疗效不佳，更需要外科治疗解决反流的根本问题。另外，多数 GERD 患者往往伴有不同大小的食管裂孔疝，这些患者的症状并不完全是胃食管反流导致，有些是裂孔疝的症状，比如吞咽困难、活动后胸闷气促、饭后心悸、消化道出血等，这些裂孔疝的症状并不能通过 PPI 药物治疗缓解，而是需要通过外科手段解决裂孔疝的问题。从某种意义上来讲，难治性 GERD 本质上是治疗方向的选择错误。明明不是胃酸的错，偏偏要去抑制胃酸的分泌，自然是南辕北辙，越走越远。而且，越来越多的证据表明，长期 PPI 治疗可能导致肠道细菌过度生长、消化不良、骨质疏松、社区获得性肺炎、胃底息肉增生、过敏、白细胞降低和关节疼痛等不良反应。外科手术的原理是通过修复胃食管交界处抗反流屏障，理论上可持久控制任何形式的反流，实践证明符合手术指征的 GERD 患者术后可获得良好的有效性、安全性和满意度[20, 21]。

五、手术禁忌证

1. 合并严重心肺疾病不能行气管插管全身麻醉者。
2. 未经过充分的内科治疗者。
3. 诊断不明确，症状是否由胃食管反流引起尚难肯定，不能排除胃肠动力性疾病或功能性疾病。
4. 无症状的食管裂孔疝。

六、术前准备

1. 纠正全身状况，调节水、电解质平衡，对于合并哮喘等呼吸道症状的患者术前强化内科治疗使患者呼吸功能达到最佳状态。
2. 术前禁食水 8 小时，术前晚清洁肠道。

3. 术晨留置尿管、胃管。

七、手术原理

食管裂孔修补加胃底折叠术构成了完整的抗反流手术。食管裂孔修补即还纳疝内容物至正常位置、恢复和延长腹段食管、恢复食管裂孔正常大小，并对食管裂孔周围结构进行加强。胃底折叠术即用胃底对下段食管进行部分或全周的包裹，在胃食管结合区形成阀瓣样结构，从而达到抗反流的目的。通过折叠瓣对食管下段的包裹增加其压力起到抗反流作用，更重要的是通过重建阀瓣结构，让折叠瓣发挥单向的阀门作用，食物经过阀瓣的时候是很顺畅的，但当胃内容物要反向通过阀瓣的时候，胃内正压传导给阀瓣就会让贲门关闭，从而阻止反流的发生[21]。

八、体位和套管位置

患者取 20°~45° 反 Trendelenburg 体位（头高脚低位），术者站立于患者两腿之间，第一助手位于患者左侧，第二助手位于患者右侧帮助扶镜，器械护士位于患者足侧。

镜头的入路通常选择脐上戳孔放置套管，若患者体型较长，或术前判断食管裂孔疝巨大，可能需要深入至纵隔内分离时，为了避免腹腔镜长度不够影响视野，可以将切口改在脐与剑突连线中点以下的不同位置。主操作孔切口（长 1cm）设置在左锁骨中线肋缘下2cm，主刀的次操作孔（长 0.5cm）设在右锁骨中线肋缘下 2cm。第一助手的操作孔（长0.5cm）设置在左侧腋前线脐水平。剑突下戳孔（长 0.5cm）置入托肝器械。

九、手术步骤

手术步骤如下（图 5-6-1）。

1. 进入腹腔探查后，自剑突下套管伸入 Babcock 钳夹住膈裂孔上方组织，借助钳子将肝脏托起以暴露术野，也可以通过肺挡或扇形牵引器托起左肝。气腹压力维持在12~15mmHg。

2. 第一助手用无损伤肠钳夹持肝胃韧带向左下牵拉，于肝尾状叶前方透明薄层无血管区开始用超声刀逐段向头侧切开，大部分患者肝胃韧带内可见一支走向左肝的动脉，往往与迷走神经肝支伴行，若动脉直径小于 3mm，可以用超声刀切断或用丝线结扎切断，若直径超过 3mm，建议将之保留。切开右侧膈食管膜，游离食管右侧壁、前壁和后壁，显露迷走神经后支以及左右膈肌脚的汇合处，沿左膈肌脚表面游离食管后方窗孔。

3. 术者用 5mm 无创钳将远侧胃底部向病人右侧腹方向牵引，第一助手将脾胃韧带向左侧牵拉，从胃底体交界处靠近胃壁切开胃脾韧带，依次向上分离并切断胃短血管，避免损伤脾及胰体尾。部分肥胖患者的脾胃韧带很肥厚，脾上极暴露困难，此时需在左上腹置入第 6 根套管，以便再置入钳子来获得较好的暴露。游离膈胃韧带、胃食管结合部与膈肌之间韧带和脂肪组织。将胃近端向右下牵拉，分离左侧膈食管膜，继续游离食管的左缘和后方，于食管后方分离出一个间隙，可达 6cm 以上。游离食管前方，注意辨认和保护前迷走神经，切除胃食管交界部左前方脂肪，避免该处过多脂肪影响胃底折叠。继续向后纵隔方向游离远端食管，以使腹腔内无张力食管达 5~6cm。若腹段食管过短，一般都能够通过在纵隔内游离远端食管，达到延长腹段食管的目的。

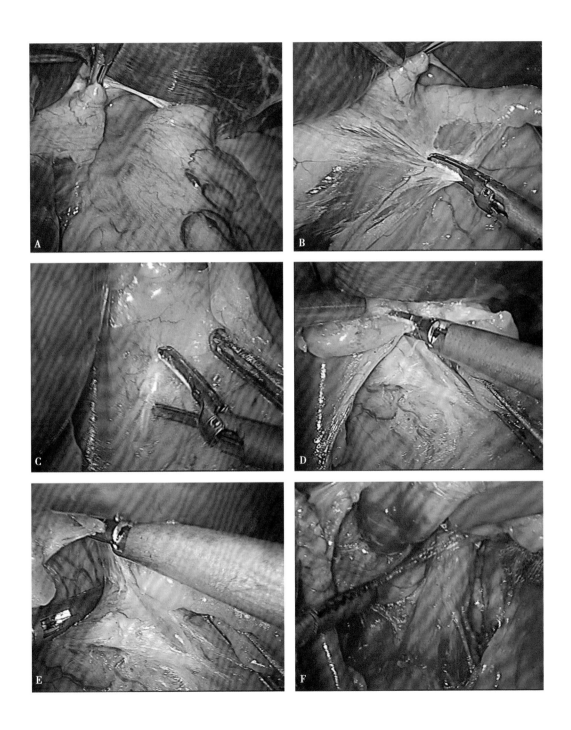

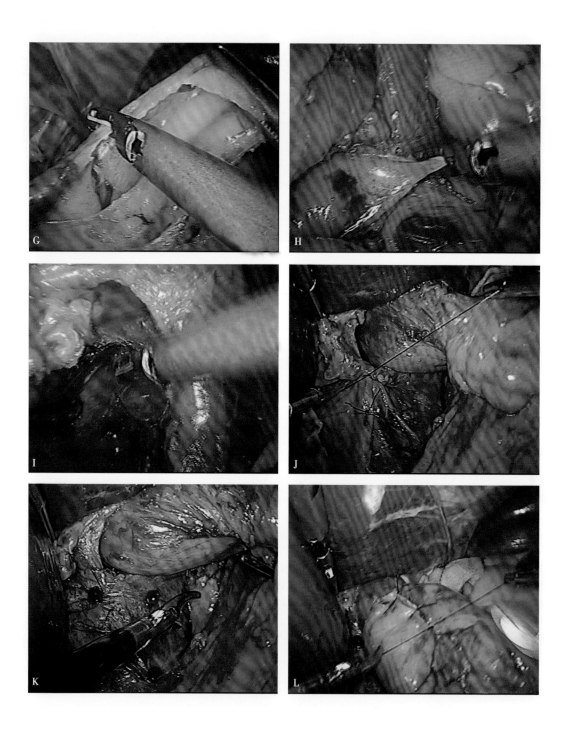

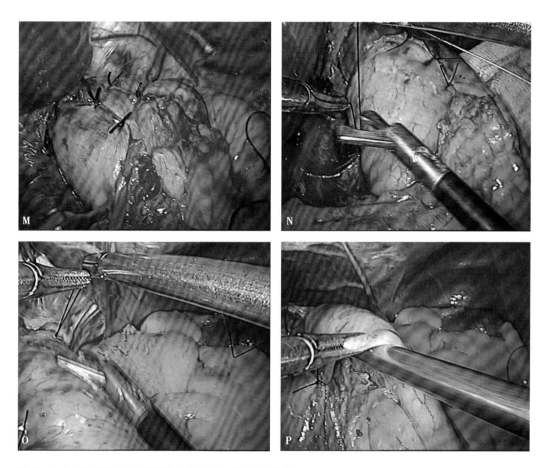

图 5-6-1　腹腔镜下食管裂孔疝修补术 + 胃底折叠术

A. 腹腔镜下可见膈食管裂孔明显增大，腹段食管及部分胃经食管裂孔疝入纵隔　B. 离断肝胃韧带；C 和 D. 离断右侧膈食管膜，游离食管右侧　E. 离断食管前方膈食管膜，游离食管前方　F. 离断食管后方膈食管膜，游离食管后方，食管后方"开窗"　G. 离断脾胃韧带（胃短血管）　H. 离断胃膈韧带，游离胃底　I. 离断左膈食管膜，游离食管左侧　J. 不可吸收线缝合左右膈肌脚，闭合增大的食管裂孔　K. 可吸收补片进一步加强修补食管裂孔疝，并用钉枪固定补片　L. 不可吸收线缝合固定 Nissen 胃底折叠瓣　M. 不可吸收线缝合固定 Toupet 胃底折叠瓣　N. 不可吸收线将折叠瓣缝合固定于膈肌脚（食管后方）　O. 不可吸收线将折叠瓣缝合固定于膈肌脚（食管左前方）　P. 检查折叠瓣的形态及松紧度

4. 将一条纱带或细的引流管通过食管后方牵拉食管，将食管拉向左前腹壁，暴露食管裂孔，2-0 不可吸收丝线间断缝合两侧膈肌脚缩小膈裂孔，最上方一针距离食管 0.5~1.0cm，以避免术后狭窄。当裂孔前后径达 5cm 以上，为减少裂孔缝合张力，减少复发，可在裂孔缝合后放置补片（生物补片或合成补片），钉枪固定。

5. 完成胃底折叠　在食管的后方用无损伤钳抓住在胃底将其拉向右侧，完成 Nissen 或 Toupet 胃底折叠。胃底折叠根据胃底包裹食管的多少分为全胃底折叠和部分胃底折叠。全胃底折叠的主要指 Nissen 胃底折叠，一般主张做一个 1.5~2.5cm 宽度的松短折叠，即将胃底包绕食管 360°，在食管前间断缝合两侧胃底组织 2~3 针，其中至少有 1 针与食管壁进行缝合，缝毕折叠瓣与食管之间可以很轻松地通过 5mm 直径的操作钳。部分胃底折叠主要指 Toupet 或 Dor 胃底折叠，Toupet 术是将胃底包绕食管 180°~270°，并分别将两侧胃底与食管前壁间断缝合 2~3 针，食管前壁有 90°~180° 未有胃底包裹。Dor 术时不需要制造食管后窗口，也不需要切断脾胃韧带，只需将胃底前壁直接覆盖在食管前方，缝合固定在膈裂孔顶端和右侧膈肌脚上，形成 180° 前折叠。Nissen 和 Toupet 术都需要将折叠瓣与膈肌充分固定，以避免术后折叠瓣移位至纵隔内造成医源性食管裂孔疝，我们一般将折叠瓣的后壁与膈肌脚纵向固定两针形成折叠瓣系膜，从而有效阻止了折叠瓣的移位。

十、要点分析

1. 胃食管反流病是一个功能性疾病，成功的抗反流手术要达到以下五个标准：①恢复正常的解剖结构；②手术要达到减少反流，完全控制症状，停止抗反流药物的使用的初衷；③手术要避免发生严重并发症；④要保证正常的进食功能；⑤要允许正常的嗳气和呕吐。因此外科医生在开展该手术前一定要充分了解贲门区域的解剖学特点、引起反流的机制、胃底折叠抗反流的原理、疝复发的原因等，还要具备娴熟的腹腔镜技术，术前要充分评估病情，这样才能最大程度地减少手术并发症和复发，从而达到理想的手术效果。

2. 短食管的处理　术中经分离松解后腹段食管长度仍小于 2.5cm 为短食管，而目前的检查难以在术前加以准确判断。短食管可分为三种类型：表观短食管（实际上长度正常，因为纵向压缩和扭曲等原因看起来为短食管）；真性可延长短食管（确实为短食管，但经过合理的松解游离后可使腹段食管超过 2.5cm）；真性不可延长短食管（确实为短食管，经过松解游离后腹段食管仍无法达到 2.5cm）。短食管可对完成一个张力适合的胃底折叠造成困难，这一点非常重要，对于手术疗效，术后不适及术后复发有很大的影响。经过充分的向近侧松解游离，绝大多数腹段食管长度均可达到要求。虽经游离腹段食管长度仍然不够折叠，只能放弃折叠，做简单的解剖结构复位和裂孔修补即可，有些术者会采取 Collis-Nissen 手术纠治短食管，即在胃食管交接处通过切割闭合器将腹段食管延长，再在延长的腹段食管上做 Nissen 胃底折叠。

3. 如何减少复发　①尽可能充分游离食管，减少食管向上滑动的张力；②缝合缩小膈裂孔至适当大小，留 0.5~1.0cm 间隙，过于宽松易导致食管裂孔疝复发；③利用合成或生物补片加强修补食管裂孔，在一定程度上能减少因裂孔再次裂开导致的复发；④分离食管的过程在某种意义上造成了膈食管膜更大程度的破坏，所以要重视膈食管膜的重建，我们一般要将食管与膈肌脚缝合固定 2 至 3 针以封闭裂孔及和避免食管滑动；⑤折叠瓣与膈肌脚缝合 2~3 针，防止折叠瓣或胃底组织向裂孔内疝入。

十一、术后处理

1. 为了减少患者的痛苦，多数情况下术后即可拔除胃管，无需胃肠减压。但若遇到以下情形则需保留胃管：①手术时间很长超过 5 小时，估计术后胃肠蠕动恢复会较慢；②术中进行过食管或胃的穿孔修补，或疑似有小穿孔；③同时进行腹腔镜其他手术，如胆囊切除术、高选择性迷走神经切除术或幽门成形术等。

2. 导尿管一般留置至第二天上午。

3. 术后次日即可进流质饮食，术后第三天可进半流质，根据吞咽困难程度逐渐过渡到软食和普食。因为手术区域水肿等原因，部分患者术后会有不同程度吞咽困难症状，应指导患者细嚼慢咽，不要过快或大口进食，不要进食干硬的食物，如馒头等。

4. 术后若出现较严重的吞咽困难或怀疑有胃食管穿孔，应口服泛影葡胺或碘海醇进行食管造影检查。

5. **止吐、镇咳** 早期预防恶心呕吐，积极镇咳，避免腹内压增高造成早期疝复发。

十二、并发症及防治

1. **术中出血** 术中较常见并较危险的出血部位为胃短或脾脏撕裂出血，该处由于位置较深，暴露较困难，再加上脾脏质脆出血不易控制，一旦发生出血，必须沉着冷静，切忌慌张胡乱钳夹。胃短血管出血往往是由于超声刀止血失败所致，出血后一定要迅速夹住出血点，再施钛夹止血。另外，用超声刀离断胃短血管须靠近胃壁，以免脾侧血管断端回缩造成止血困难。脾脏撕裂出血，包括脾门血管撕裂出血，一般采用干纱布压迫以及止血纱布填塞止血，不宜盲目用电凝止血，如出血难以控制，应及时中转开腹止血，转开腹后要特别小心保护脾脏，避免脾撕裂加深，尽可能保全脾脏，因良性病变手术而切除了脾脏，患者往往很难接受。肝脏的出血多为牵拉肝脏的器械不小心戳伤肝脏的浆膜所引起，伤口往往不会太深，一般纱布压迫数分钟即可止血，如仍有出血则用用电钩或电铲止血，亦可进一步使用明胶海绵或止血纱布，基本上都能止血。我们采用 babcock 钳夹住裂孔上方组织托起肝脏的方法由于基本固定不动，戳伤肝脏的情形很少发生。其他少见的出血原因还有腹主动脉和下腔静脉损伤出血，主动脉进入腹腔后，与左膈脚毗邻，一般位于左膈脚的正后方，缝合膈肌脚时，从左膈脚进针时一定注意方向，避免进针过深而损伤主动脉。一旦发生主动脉损伤应快速拔除缝针，然后用纱布压迫此区域 5~10 分钟，一般就能止血。下腔静脉位于右膈脚的右侧，部分患者能显示，因为很少操作到这个区域，所以损伤的概率也极低。

2. **食管或胃穿孔** 食管穿孔多为术者不熟悉贲门区的解剖结构，分离食管时解剖层次不清，误伤食管壁造成穿孔，因食管后壁较薄，较易发生穿孔。胃穿孔最常见的部位在胃底靠近脾上极处，在离断胃短血管时超声刀过于靠近胃壁导致穿孔。还有一种引起穿孔的原因是麻醉师在放置食管探条时动作过于粗暴，术者又未能很好地配合探条通过，探条穿透食管或胃壁造成穿孔。穿孔若能在术中及时发现，用丝线间断缝合关闭，一般都能一期愈合。若术中遗漏，或发生迟发性穿孔，就有可能造成腹腔或纵隔内感染等严重并发症。若术后出现腹痛、发烧等症状，体检有明显腹膜炎体征，要怀疑穿孔可能。可通过口服泛影葡胺消化道造影、腹部 B 超、胸腹平片、CT 等进行诊断，小穿孔可通过禁食、胃肠减压和营养支持等保守方法痊愈，症状明显一定要积极进行腹腔镜探查，修补穿孔，腹腔或纵隔冲洗引流。

3. **气胸、皮下气肿和纵隔气肿**   在食管裂孔内向上游离食管时，腹腔内的高压气体很容易沿着疏松组织进入纵隔，形成纵隔气肿，气体再往上则能到达头颈部形成皮下气肿，一般通过减少腹腔内压力，气肿均能减轻，术后则很快自行吸收，无须特殊处理。另外一种情况是损伤胸膜，导致气胸，此时患者的气道压力可能升高，患侧呼吸音减弱或消失，处理的方法是首先减少腹腔内压力至 10mmHg 以下，其次是通过呼末正压通气、增加每分钟通气量等措施改善肺通气，如此一般都能保证手术顺利进行，不需要放置胸腔闭式引流。因为几乎所有患者都仅有壁层胸膜撕裂而非脏层胸膜和肺实质损伤，术后随着胸腹腔内 CO_2 的排出和吸收，术后气胸很快恢复正常，若术后呼吸仍很急促，应行床旁 X 线检查，如证实有严重气胸，应插胸腔闭式引流管。

4. **术后吞咽困难**   胃底折叠术后短暂的吞咽困难比较常见，多数症状轻微，与术后早期折叠部位水肿等有关，一般都能在 2~6 周自行缓解。如果吞咽困难较严重，明显影响进食或出现胸痛、呕吐等情况，应行吞钡造影以判断食管下端折叠部位的松紧情况，必要时行内镜检查，内镜的镜身即能起到一定的扩张作用，多数能缓解梗阻症状，如仍无效，可考虑使用球囊或探条进行扩张。如果症状持续存在，各种非手术方法均无效，则应再次腹腔镜手术解除梗阻。严重的吞咽困难多数是因为食管裂孔缝合过紧，其次是折叠瓣太大太紧，也有补片移位嵌顿于贲门位置形成狭窄的。

为了减少术后吞咽困难，多数人主张术中放置 42-60F 食管探条（bougie）以扩张食管，一般认为食管探条越粗，预防吞咽困难的效果越好。但放置探条会影响手术操作，并延长手术时间，更主要的是有可能导致食管和胃穿孔发生。为减少探条并发症可于胃底折叠完成后置入探条进行扩张，也可以行术中胃镜减少术后吞咽困难。我们认为术中充分游离胃底和贲门部，在无张力的情况下进行松短的胃底折叠，术后吞咽困难将会大大减少。

5. **术后折叠瓣移位至纵隔或裂孔旁疝形成**   常见原因有：①折叠瓣与膈肌固定不充分；②存在短食管术中未充分游离食管，致使腹段食管有向胸腔内回缩的倾向；③膈肌脚缝合线脱落，裂孔再次裂开。

6. **补片相关并发症**   随着这几年合成补片在食管裂孔疝修补术中的应用越来越广泛，由补片导致的并发症时有发生。补片并发症主要有以下几个方面：①补片侵蚀食管或胃壁造成穿孔；②补片皱缩，变形，对食管造成压迫；③补片与周围组织粘连；④补片移位；⑤补片继发感染。笔者认为放置补片应该注意以下几个方面：①补片缝合固定要确切，防止移位；②补片不要直接跟食管接触，之间间隔以折叠的胃底；③食管和胃底也应该与膈肌脚充分固定，以避免食管上下滑动摩擦补片；④补片材质要柔软，避免将粗糙面跟空腔脏器接触；⑤切忌用补片对食管进行环周包绕，作者曾经接诊一在外院做完手术严重吞咽困难患者，再次腹腔镜证实为补片环周包绕严重束缚了食管的舒张，在食管上方剪去部分补片后吞咽困难即刻缓解[22]。只要合理选择补片的材质，掌握补片放置的一些原则，补片的并发症是完全可以避免的。

7. **术后胃肠功能紊乱**   症状包括：胃肠胀气、嗳气困难、肠排气增多、腹泻等，其主要原因为折叠瓣过紧、折叠瓣过大、折叠错位、迷走神经损伤等，有文献报道 Nissen 手术比 Toupet 术后胃肠功能紊乱更常见。治疗方面主要有：促进胃肠蠕动（吗丁啉、曲美布丁、依托比利等）、减少气体进入体内（少吃碳酸饮料、细嚼慢咽避免气体咽入）等，一般在一年时间内这些症状慢慢会缓解，不主张重新手术，因为再次手术可能会带来更严重或新的胃肠紊乱[23]。

（吴继敏　胡志伟）

■ 参 考 文 献 ■

1. Wang Z, Hu Z, Wu J, et al.Insult of gastroesophageal reflux on airway：clinical significance of pharyngeal nozzle. Frontiers of medicine, 2015, 9（1）：117–122.

2. Wang R, Yan X, Ma XQ, et al.Burden of gastroesophageal reflux disease in Shanghai, China.Dig Liver Dis, 2009, 41（2）：110–115.

3. 汪忠镐, 胡志伟. 胃食管反流病及其食管外反流：一个常被忽视的重大公共卫生问题. 临床外科杂志, 2016, 24（1）：5–11.

4. 胡志伟, 吴继敏, 汪忠镐. 胃食管反流病：知己知彼, 百战不殆. 临床外科杂志, 2017, 25（1）：8–14.

5. Savarino E, Zentilin P, Savarino V.NERD：an umbrella term including heterogeneous subpopulations.Nat Rev Gastroenterol Hepatol, 2013, 10（6）：371–380.

6. Hyun JJ, Bak YT.Clinical significance of hiatal hernia.Gut Liver, 2011, 5（3）：267–277.

7. Broeders JA, Draaisma WA, Bredenoord AJ et al.Long–term outcome of Nissen fundoplication in non–erosive and erosive gastro–oesophageal reflux disease.Br J Surg, 2010, 97（6）：845–852.

8. Lord RV, DeMeester SR, Peters JH, et al.Hiatal hernia, lower esophageal sphincter incompetence, and effectiveness of Nissen fundoplication in the spectrum of gastroesophageal reflux disease.J Gastrointest Surg, 2009, 13（4）：602–610.

9. Spechler SJ.Comparison of Medical and Surgical Therapy for Complicated Gastroesophageal Reflux Disease in Veterans.New Engl J Med, 1992, 326（12）：786–792.

10. Luna RA, Bronson NW, Hunter JG.Indications for Antireflux Surgery：Springer New York；2015.

11. Hong D, Swanstrom LL, Khajanchee YS, et al.Postoperative objective outcomes for upright, supine, and bipositional reflux disease following laparoscopic nissen fundoplication.Arch Surg, 2004, 139（8）：848–852；discussion 852–844.

12. Khajanchee YS, Hong D, Hansen PD, et al.Outcomes of antireflux surgery in patients with normal preoperative 24–hour pH test results.Am J Surg, 2004, 187（5）：599–603.

13. Hersh MJ, Sayuk GS, Gyawali CP.Long–term therapeutic outcome of patients undergoing ambulatory pH monitoring for chronic unexplained cough.J Clin Gastroenterol, 2010, 44（4）：254–260.

14. Broeders JA, Draaisma WA, Bredenoord AJ, et al.Impact of symptom–reflux association analysis on long–term outcome after Nissen fundoplication.Br J Surg, 2011, 98（2）：247–254.

15. Broeders JA, Draaisma WA, Bredenoord AJ, et al.Oesophageal acid hypersensitivity is not a contraindication to Nissen fundoplication.Br J Surg, 2009, 96（9）：1023–1030.

16. Yamasaki T, Fass R.Reflux Hypersensitivity：A New Functional Esophageal Disorder.J Neurogastroenterol Motil, 2017, 23（4）：495–503.

17. Desjardin M, Luc G, Collet D, Zerbib F.24–hour pH–impedance monitoring on therapy to select patients with refractory reflux symptoms for antireflux surgery.A single center retrospective study.Neurogastroenterol Motil, 2016, 28（1）：146–152.

18. Stefanidis D, Hope WW, Kohn GP, et al.Guidelines for surgical treatment of gastroesophageal reflux disease. Surg Endosc, 2010, 24（11）：2647–2669.

19. Kohn GP,Price RR,DeMeester SR,et al.Guidelines for the management of hiatal hernia.Surg Endosc,2013,27 (12):4409-4428.

20. Wang Z,Hu Z,Wu J,et al.Insult of gastroesophageal reflux on airway:clinical significance of pharyngeal nozzle. Frontiers of medicine,2014,9(1):117-122.

21. 吴继敏.食管裂孔疝诊治中应重视的几个问题.临床外科杂志,2013,21(6):419-421.

22. Liang WT,Hu ZW,Wang ZG,et al.Mesh-related complications after hiatal hernia repair:two case reports. Gastroenterol Nurs,2015,38(3):226-229.

23. 胡志伟,汪忠镐,吴继敏,等.胃食管反流病合并食管裂孔疝及哮喘症状的腹腔镜外科治疗.中华疝和 腹壁外科杂志(电子版),2014,(05):396-402.

第七节　咽喉反流性疾病的中医治疗

咽喉反流性疾病可依照中医喉痹、梅核气或吐酸的证候来辨证施治。

一、病因病机

咽前连口腔，下接食道通胃腑，为胃之系，喉上通口鼻，下连气管至肺，为肺之系。古有"咽属于胃，喉属于肺"的理论，认为咽喉部疾病往往与胃部病变有关。

反流一症，当属胃气上逆。而造成胃气上逆病因诸多，涉及诸多脏腑。气机的调畅依赖于肺、脾、肝、肾功能的正常。肺居上焦，为气之主，主宣发肃降。脾胃居中焦为气机升降之枢纽，脾主升，胃主降。脾气上升，胃之津液得下，胃气和则胃内容物不能逆行入喉。恢复脾升胃降之生理为本病关键。肝主疏泄，调畅气机，这与西医学观点相一致，西医认为胃的消化功能，不仅有赖于胃动力和胃酸分泌，也有赖于肝胆通过调节胆汁分泌与排泄来帮助消化过程。肾居下焦，主纳气。诸脏共同维持气机的调畅。病变本在胃，标在咽喉，治疗以治胃为本。

导致胃气上逆病因病机诸多，大致可辨证分型为肺胃阴虚、中虚气逆、脾胃湿热、痰瘀互结、痰气互结、肝胃郁热。

1. **肺胃阴虚**　温热病后、劳伤过度，主要耗伤肺胃阴液，阴液不足，致肺的宣发肃降及胃主降的功能失调，肺胃失降，则气逆欲呕；阴虚咽喉失于养，加之阴虚则虚火上炎而灼于咽喉。

2. **中虚气逆**　因思虑过度，劳伤脾胃，或饮食不节，或久病伤脾，致脾胃受纳、运化功能失调，水谷精微化生不足，津不上承，咽喉失养；脾胃受损，脾胃升降功能失调，胃气上逆，发于咽喉。脾主肌肉，脾胃虚弱，致食管括约肌、幽门括约肌作用减退，或胃排空功能下降，致胃内容物或气体反流，共同作用于咽喉。

3. **脾胃湿热**　感受湿邪或饮食不节、嗜食肥甘厚味，损伤脾胃，致脾虚生湿，日久化热，内蕴脾胃，致胃失和降，则胃气上逆。此类多见于肥胖之人，喜食油腻，加之腹压高，胃排空难，积于胃内，易出现为内容物反流。

4. **痰瘀互结**　饮食不节，损伤脾胃，运化失常，水湿停聚为痰，凝结咽喉；病久留瘀，阻滞咽部络脉，经脉气血运行不畅，咽喉气血壅滞而为病。

5. **痰气互结**　思虑伤脾，忧思伤脾，脾伤则气结，或肝郁气滞日久，横逆犯脾，以致脾失健运，聚湿生痰，痰气互结于咽喉而发病。

6. 肝胃郁热　大怒或抑郁后，肝气犯胃，郁而化火，肝胃不和，胃气上逆，致泛酸、嗳气频作，灼伤咽喉。肝主疏泄，当此功能失调，肝胆调节胆汁分泌与排泄的能力下降，胃排空功能受影响，致胃酸分泌增多，胃酸反流。

二、中医治疗

中医治疗主要包括饮食禁忌、情绪疏导和药物治疗三方面。饮食禁忌，首先要避免过冷过热损伤脾胃，毋食辛辣、肥、甘、味道厚重食物，纠正进食进饮过烫过冷，避免饮酒，防止湿邪内生或寒湿伤脾，或滋生痰湿。其分型治疗如下：

（一）肺胃阴虚

主证：咽部干燥，灼热疼痛不适，吞咽不利，咽痒干咳，声嘶，痰少而稠，口渴喜饮，午后潮热，手足心热，舌红少津，脉细数。此类患者多形体偏瘦，中老年多见。专科检查见咽喉黏膜干燥，重者咽喉后壁黏膜菲薄如桑皮纸状，可有脓痂附着，杓区黏膜肿胀不显，但充血，多可见红斑，部分可见声带小结或息肉。

治法：养阴润燥，生津止渴。

方药：沙参麦门冬汤加减。组成：沙参、麦冬、玉竹、天花粉、扁豆、石斛、冬桑叶。诸药联用，养阴润肺利咽，阴复则火自灭。咽喉不利，加桔梗、甘草利咽；咽喉干燥疼痛加玄参、射干、薄荷、马勃、山豆根养阴利咽止痛；咳嗽痰黏稠多加百合、紫菀、百部润肺止咳化痰；大便干燥加火麻仁、柏子仁、郁李仁、生地黄养阴润肠通便。

（二）中虚气逆

主证：咽喉哽咽不利或痰黏着感，咽燥微痛，口干而不欲饮或喜热饮，易恶心，或时有呃逆反酸，若受凉、疲倦、多言则症状加重。平素倦怠乏力，少气懒言，胃纳欠佳，或腹胀，大便不调。检查见咽黏膜淡红或微肿，喉底颗粒较多，可呈扁平或融合，或有少许分泌物附着。舌质淡红边有齿印，苔薄白，脉细弱。

治法：益气健脾，升清利咽。

方药：四君子汤、补中益气汤加减。方中以黄芪、党参、白术、甘草，益气健脾和中；陈皮理气以防滞；柴胡、升麻助参、芪升举清阳，并能轻轻疏散以上达；当归以补血；加郁金、赤芍行气活血；黄芩祛邪。诸药合用共奏补中益气，升清利咽之效。咽部脉络充血，咽黏膜肥厚者，加丹参、川芎、郁金以活血行气；痰粘者加贝母、香附、枳壳以理气化痰、散结利咽；咽干较甚、苔干少津者，加玄参、麦冬、沙参、百合等以利咽生津；易恶心、呃逆者，加法夏、厚朴、佛手等以和胃降逆；纳差、腹胀便溏、苔腻者，加砂仁、藿香、茯苓、生苡仁等以健脾利湿。

（三）脾胃湿热

主证：此类患者多为青壮年男性，且大部分体型较肥胖或嗜烟酒辛辣。主要表现为咽喉异物感，伴有烧灼感或疼痛，喜清嗓，痰多，或白或黄，偶有咯痰带血丝，有口腻口臭，口内黏腻感，口渴不欲饮，或伴声嘶，腹胀不思饮食。部分患者有胸骨后或胃脘烧灼感，反酸。舌红，苔黄厚或腻，脉滑或滑数。专科检查见咽喉部充血肿胀明显，或黏膜肥厚，杓区黏膜红肿明显或有红斑，部分患者有室带肥厚，声带水肿，有息肉或小结。

治法：清热健脾祛湿。

方药：甘露消毒丹加减。组成：藿香、白蔻、滑石、茵陈、木通、苍术、连翘、射干、黄芩、浙贝母。湿重苔白厚加草果、干姜温化寒湿；梗塞感重加厚朴、紫苏、枳实、瓜蒌壳宽胸利气；胆热口苦、呕吐黄绿苦水用蒿芩清胆汤（青蒿、枳实、竹茹、陈皮、法半夏、茯苓、滑石、青黛、甘草）加减。

（四）痰瘀互结

主证：咽部异物感、痰粘着感、焮热感，或咽微痛，痰粘难咯，咽干不欲饮，易恶心呕吐，胸闷不适。检查见咽黏膜暗红，喉底颗粒增多或融合成片，咽侧索肥厚。舌质暗红，或有瘀斑瘀点，苔白或微黄，脉弦滑。

治法：祛痰化瘀，散结利咽。

方药：贝母瓜蒌散合会厌逐瘀汤加味。贝母瓜蒌散方中，贝母、瓜蒌清热化痰润肺；橘红理气化痰；桔梗宣利肺气、清利咽喉；茯苓健脾利湿。会厌逐瘀汤方中，桃仁、红花活血化瘀，桔梗宣肺利咽，生地、当归、玄参、赤芍补气活血，柴胡、枳壳行气导滞。咽部不适，咳嗽痰粘者加杏仁、紫菀、款冬、半夏；咽部刺痛、异物感、胸胁胀闷者，加香附、枳壳、郁金。

（五）痰气互结

主证：此类患者多为女性。自觉咽喉异物感，梗阻感，嗳气频作，气出则异物感减轻，常伴情志不畅、前胸憋闷感或胃胀不适，但进食顺畅，食后有食物未吞尽感，少数患者伴有声嘶。舌质淡红，苔薄白，脉弦或滑。专科检查见咽部充血不显，但杓区黏膜红肿明显，或有声带小结。

治法：行气导滞，散结除痰。

方药：半夏厚朴汤加减。方中半夏、生姜辛以散结，苦以降逆；厚朴行气导滞；茯苓健脾利湿除痰；紫苏行气宽中，俾气舒痰去，病自愈矣。精神症状明显、多疑多虑可加炙甘草、大枣、浮小麦；胸闷痰多加瓜蒌仁、薤白；纳呆、苔白腻加砂仁、陈皮；兼脾虚合四君子汤加减。

（六）肝胃郁热

主证：此类病人多急躁易怒。表现为咽喉疼痛，声音嘶哑，口苦咽干，饮不解渴，吞咽不畅，或咳嗽气急；胃脘胀满，嗳气泛酸，呃逆时作，急躁易怒，大便干燥，舌红，苔黄腻，脉弦数。

治则：辛开苦降，和胃降逆。

代表方剂：左金丸/半夏泻心汤加减。组成：黄芩、黄连、吴茱萸、法半夏、党参、柴胡、栀子、丹皮、白芍、枳实、甘草等。

中医药物治疗常从肺脾胃肝胆着手辨证治疗，遣方用药在基本方基础上，根据实际情况进行个体化裁加减。如中医认为脾主肌肉，加用健脾胃的药物，可加强食管括约肌、幽门括约肌的作用，增强胃动力促进胃排空，从而减少反流事件的发生。如脾胃升降失常，胃气上逆，加用降逆药物，如半夏、生姜，可减少反流物上逆入咽喉。体型偏瘦，或中老年人，多阴虚火炎，可加用养阴药物，如沙参、麦冬、天花粉、石斛等药物。肥胖之人，胃排空难，易生痰湿，加用化痰祛湿之药。应善用利咽喉之药物如射干、马勃、山豆根、乌梅、蝉衣、玄参、麦冬、桔梗、甘草等，可以促进咽喉部黏膜修复。

（冉桃桃　张延平）

第八节 咽喉反流性疾病治疗效果的评估

咽喉反流性疾病是耳鼻喉科常见病及多发病，研究显示将近10%的耳鼻喉科门诊病人及超过50%的声嘶患者存在咽喉反流[1-2]，且随着国人生活水平的提高及饮食习惯的改变，可以预见，咽喉反流性疾病的发病率将会增加，应当引起足够重视。

由于LPRD症状复杂多变、体征轻重不一，临床工作中很难实现客观诊断及病情分级，从而也缺少较好的疗效评价标准。然而，按照循证医学（evidence-based medicine，EBM）的理念，医生必须利用目前最好的研究证据，结合自身的临床实践经验，充分考虑患者的期望，开展临床工作，诊治疾病，服务患者[3]。所以任何一种疾病，包括LPRD，都应该力求实现客观化诊断、标准化治疗、规范化随访、系统化疗效评价等。

一、疗效评价

临床疗效是指不同医疗干预手段作用于人体，产生的生物、心理、社会等属性的独立或综合效应，而疗效评价就是指对干预措施所产生的效力或效果，按照已确定的标准进行定性、定量和综合判断的过程[4]。有关疗效评价中的效力和效果是存在区别的，效力是指理想状态下干预措施所能达到的最大期望作用；效果是现实条件下干预措施产生的实际作用[5]，所以我们经常说的疗效应该是干预措施在现实条件下所起的作用，即效果[6]。因此，疗效评价不单单是干预措施效能的评价，也要考虑患者的依从性、医生的沟通能力、社会环境等现实情况的影响。当然，其中最重要的是干预措施本身的效能的大小。常用的医疗干预手段包括预防、药物、手术等，对于不同疾病、相同疾病的不同时期、相同疾病不同年龄的患者等，应该采取个性化的干预措施，因此实际工作中不存在统一的评价标准。要想评价某一干预措施对某一疾病所产生的效能大小，需要设计临床试验，尽量排除病人属性（年龄、性别、文化水平、疾病严重程度）、医生水平（沟通能力、用药方案等）及社会环境（空气环境、风俗习惯）的干扰。临床工作中，要想评价某种干预措施对特定疾病的疗效，就需要进行患者分组、疾病分级、治疗方案标准化、评价指标统一客观化等。对于LPRD也是如此，首先应该建立系统、客观、准确的诊断方法，在此基础上对LPRD患者进行分类，包括病情分级、年龄、性别、体重、甚至饮食结构等；其次，需要有一套针对不同患者的、规范化的治疗方案，包括生活方式的改变、药物种类、用药剂量、用药周期、甚至手术治疗；最后，建立较完善的随访及评价体系，监测指标变化，比如体重指数、量表评分、喉镜表现、甚至pH监测结果等。虽然目前LPRD诊治方面仍然面对很多的问题，尚无法实现较完备的诊疗体系，但为了给临床工作提供客观有力的诊治依据、更好的服务于LPRD患者，在现有的条件下探索可行的LPRD的疗效评价标准仍然势在必行。

二、LPRD诊治中尚存在的问题

LPRD症状复杂多变、体征轻重不一，想实现客观诊断及标准化治疗实属不易。客观准确诊断是一切疾病得到很好干预的前提条件，然而针对LPRD，目前临床中多采用反流症状指数[7]和反流体征评分[8]两个量表进行初步诊断，难免存在医患双方主观性的影响，存在着过度诊断与诊断不足两种极端[9]，为了实现 LPRD 的准确诊断、病情分级，进而进行疗效评价，必须探索更加客观的诊断方法。文献综述表明，目前可行的临床诊断方法包括 pH 监测、阻抗监测、胃蛋白酶检测、嗓音分析及喉镜客观分析等[10]，这些方法都各有优缺点。

三、24 小时的 pH 联合多通道腔内阻抗监测

24 小时的多通道腔内阻抗联合 pH 监测（24hour-Multichannel Intraluminal Impedance-pH，24 小时 MII-pH）被认为是目前最有效的客观诊断方法，甚至被一些学者认为是咽喉反流诊断的金标准[11, 12]，然而，24 小时 MII-pH 监测存在耗时长、不易耐受、影响美观及社交等弊端[13]；而且，目前临床上应用广泛的鼻腔置入电极导管的监测方式，多少影响患者的正常进食、消化等，监测结果难免无法真实反映患者咽喉部 24 小时的酸碱环境；另外对于咽喉部电极的位置（上食道括约肌以上或以下）[14, 15]、pH 阈值（pH<4 或pH<5）[16, 17]也存在很多争议。以上因素的存在使得 24 小时 MII-pH 监测不能完全解决咽喉反流诊断中的问题，尽管有学者尝试从缩短时间[18]、利用无线技术（Bravo 胶囊）[19]、口咽部监测[20]等改进手段，但目前尚未成熟，也不能完全解决 pH 监测不易耐受的弊端，很难广泛开展，更无法作为常规的疗效评价手段。可见，24 小时 MII-pH 作为目前最准确、客观、有效的咽喉反流诊断方法，尚存在诸多问题。

四、喉镜客观分析

咽喉反流疾病喉镜下最主要的体征依次是：杓区红斑、声带充血、声带水肿、杓间区增生、杓区水肿等[13]，Belafsky 等提出的用于诊断咽喉反流的两个量表，反流症状评分量表（Reflux Finding Score，RFS）[8]及反流症状指数（Reflux Symptom Index，RSI）[7]，其中的 RFS 就是基于医生对咽喉反流患者喉镜图像进行评分，并认为当 RFS>7 时可以拟诊为咽喉反流。然而量表存在主观偏倚，对同一个患者，不同医生之间的评分或存在较大差异，无法做到客观准确。随着图像识别、计算机视觉技术的进步，医学内镜图像的判别逐步实现客观化。同样，咽喉反流患者最常见的喉部红斑、增生及水肿，可以通过图像的色彩及纹理分析来量化，从而实现 RFS 的客观化，获得 LPRD 患者特有的喉镜图像特点，为LPRD 的诊治及疗效评价提供又一有效手段[20]。

五、胃蛋白酶监测

咽喉部胃蛋白酶检测标本一般有两种，一种是咽喉部黏膜活检，另外一种就是唾液或痰液。Wassenaar 等[21]证实两种标本检测存在较高一致性。由于唾液或痰液的收集更加方便且无创，更加得到青睐。但目前对于收集哪种标本、如何及何时收集标本等问题上仍存在较大争议，且缺乏大规模诊断试验的验证，胃蛋白酶检测在咽喉反流临床诊断、疗效评价方面的应用价值仍值得继续探索。

六、嗓音分析

喉和咽是人体重要的发音构音器官，咽喉部的任何功能或器质性的病变都可能造成声音质量的变化。声嘶是咽喉反流的常见症状，而有多达 50% 的嗓音疾病的患者或存在

咽喉部反流[22]，目前研究表明，合理利用某些嗓音参数的分析，如基频微扰、振幅微扰、谐噪比等，可以客观反映喉部发声功能，用于评价咽喉反流对嗓音影响程度的判断。由于影响声音质量的因素繁杂多变，嗓音分析无法单独用于咽喉反流的客观诊断，但通过进一步的研究及更加系统详尽的数据，或能找出反流性疾病嗓音参数的变化特点，为咽喉反流提供更准确和全面的诊断、病情分级及疗效评价。

综上所述，对于咽喉反流性疾病，临床上最简单和常用的方法是通过反流症状量表（RSI）和体征量表（RFS）进行主观评估，但咽喉反流性疾病的症状和体征缺乏特异性，而且症状表现差异较大，治疗后症状的改善明显早于体征的改善，因此疗效评估时主要依靠患者的症状严重程度。但反流症状指数评分量表并不能涵盖所有症状，单纯应用该量表作为疗效评估的指标也不全面。中华耳鼻咽喉头颈外科杂志编辑委员会咽喉组和中华医学会耳鼻咽喉头颈外科学分会咽喉学组的专家经过广泛征求意见和多次讨论，达成了《咽喉反流性疾病诊断与治疗专家共识》[23]，在共识中引入了视觉模拟评分法（visual analogue scale，VAS），让患者根据自身的感受去综合评估症状好转程度，结合反流症状指数评分量表综合去评估：显效：症状基本消失，RSI 小于或等于 13；有效：症状改善 50% 以上，RSI 降低，但仍大于 13；无效：症状无好转，RSI 无降低。

虽然喉镜检查并没有纳入评估指标，但推荐每月进行一次喉镜检查，以观察体征的变化情况。目前进行的喉镜图像客观分析、体征量化研究，结合 pH 监测结果、RSI 量表评分，寻找相互之间的联系，可实现多角度分析评价 LPRD 的治疗效果。

总之，针对 LPRD 这样一个症状体征复杂，诊断尚不能完全实现客观准确的多发疾病来讲，疗效的评价应该结合对诊断手段不断改进及治疗方案的不断完善，步步推进，层层完善，最终实现 LPRD 的客观诊治，在此基础上建立系统完备的疗效评价体系。

（闫　燕）

参 考 文 献

1. Tauber S, Gross M, Issing WJ. Association of laryngopharyngeal symptoms with gastroesophageal reflux disease. Laryngoscope, 2002, 112(5):879-886.

2. Hopkins C, Yousaf U, Pedersen M. Acid reflux treatment for hoarseness. Cochrane Database Syst Rev, 2006(1): D5054.

3. 张鸣明, 李幼平. 循证医学简史. 中华医史杂志, 2002, 32(4):230-233.

4. 李平. 有关临床疗效评价若干基本问题的探讨. 中国中医基础医学杂志, 2008, 14(3):236-237.

5. Flay B R. Efficacy and effectiveness trials (and other phases of research) in the development of health promotion programs. Prev Med, 1986, 15(5):451-474.

6. 青雪梅, 刘保延. 临床疗效评价中效力与效果区别的思考. 中国中西医结合杂志, 2010, 30(1):80-83.

7. Belafsky PC, Postma GN, Koufman JA. Validity and reliability of the reflux symptom index (RSI). J Voice, 2002, 16(2):274-277.

8. Belafsky PC, Postma GN, Koufman JA. The validity and reliability of the reflux finding score (RFS). Laryngoscope, 2001, 111(8):1313-1317.

9. Watson NA, Kwame I, Oakeshott P, et al. Comparing the diagnosis of laryngopharyngeal reflux between the reflux symptom index, clinical consultation and reflux finding score in a group of patients presenting to an ENT clinic with an interest in voice disorders: a pilot study in thirty-five patients. Clin Otolaryngol, 2013, 38(4):329-333.

10. 刘庆松,闫燕.咽喉反流的客观诊断方法探讨.临床耳鼻咽喉头颈外科杂志,2014(19):1536-1540.

11. Reichel O,Hagedorn H,Berghaus A.Diagnosis and treatment of laryngopharyngeal reflux.Laryngorhinootologie, 2006,85(12):919-924,925-926.

12. Issing WJ,Karkos PD,Perreas K,et al.Dual-probe 24-hour ambulatory pH monitoring for diagnosis of laryngopharyngeal reflux.J Laryngol Otol,2004,118(11):845-848.

13. Gooi Z,Ishman SL,Bock JM,et al.Laryngopharyngeal reflux:paradigms for evaluation,diagnosis,and treatment. Ann Otol Rhinol Laryngol,2014,123(10):677-685.

14. Jacob P,Kahrilas PJ,Herzon G.Proximal esophageal pH-metry in patients with 'reflux laryngitis'. Gastroenterology,1991,100(2):305-310.

15. Koufman JA.Laryngopharyngeal reflux 2002:a new paradigm of airway disease.Ear Nose Throat J,2002,81(9 Suppl 2):2-6.

16. Smit CF,Tan J,Devriese PP,et al.Ambulatory pH measurements at the upper esophageal sphincter. Laryngoscope,1998,108(2):299-302.

17. Reichel O,Issing WJ.Impact of different pH thresholds for 24-hour dual probe pH monitoring in patients with suspected laryngopharyngeal reflux.J Laryngol Otol,2008,122(5):485-489.

18. Streets CG,Demeester TR.Ambulatory 24-hour esophageal pH monitoring:why,when,and what to do.J Clin Gastroenterol,2003,37(1):14-22.

19. Vaezi MF.Should we bravo?.Gastroenterology,2006,130(7):2238-2239.

20. Du C,AL-Ramahi J,Liu Q,et al.Validation of the laryngopharyngeal reflux color and texture recognition tool compared to pH-probe monitoring.Laryngoscope,2017,127(3):665-670.

21. Stoker D L,Williams J G.Alkaline reflux oesophagitis.Gut,1991,32(10):1090-1092.

22. Hopkins C,Yousaf U,Pedersen M.Acid reflux treatment for hoarseness.Cochrane Database Syst Rev,2006(1): D5054.

23. 中华耳鼻咽喉头颈外科杂志编辑委员会咽喉组,中华医学会耳鼻咽喉头颈外科学分会咽喉学组.咽喉反流性疾病诊断与治疗专家共识(2015 年).中华耳鼻咽喉头颈外科杂志,2016,51(05):324-326.

第六章

咽喉反流相关疾病各论

第一节　儿童分泌性中耳炎

【定义】分泌性中耳炎（otitis media with effusion，OME）是以中耳积液（包括浆液、黏液、浆 – 黏液）及听力下降为主要特征的中耳非化脓性炎性疾病。该病儿童发病率较高，高发年龄为 2~3 岁，是引起小儿听力下降的主要原因之一，被称为"儿童早期职业病"。在美国，90% 的学龄前儿童均罹患此病，且平均每年发作 4 次以上，每年因分泌性中耳炎的诊治花费便超过 4 亿美元[1]。我国 0~1 岁的儿童分泌性中耳炎发病率高达 30%~40%，1~6 岁儿童发病率为 20% 左右。

【病因与发病机制】目前认为儿童分泌性中耳炎的病因有咽鼓管功能不良、感染、免疫反应和咽喉反流。

1. 咽鼓管功能不良　一般认为，咽鼓管具有调节鼓室内气压，保持其与外界气压平衡、清洁防御、防声的功能。咽鼓管发生持续性功能障碍时，鼓膜内侧压力就会低于外界压力，即出现负压。由于负压的影响，中耳黏膜的毛细血管出现扩张，管壁通透性增加，血清渗出并聚集于中耳腔，逐渐形成鼓室积液。咽鼓管阻塞是分泌性中耳炎的基本病因。引起咽鼓管阻塞的原因很多，大致分为机械性阻塞（如腺样体肥大、慢性鼻 – 鼻窦炎、上呼吸道慢性炎性疾病）和非机械性阻塞（如腭裂）两大类。另外，咽鼓管的清洁和防御功能障碍也可引起分泌性中耳炎，国外研究认为某些分泌性中耳炎是由于急性化脓性中耳炎未完全吸收的结果。究其原因，可能与细菌外毒素引起的咽鼓管黏膜上皮纤毛运动暂时性瘫痪有关。

2. 感染　自 1958 年 Senturia 等在 40% 的中耳分泌物标本检测出致病菌以来，多个研究者对中耳积液所做的细菌培养发现阳性结果。其中常见的致病菌为流感嗜血杆菌和肺炎链球菌，其次有 β– 溶血性链球菌和金黄色葡萄球菌等。细菌的毒性产物（内毒素）在病变迁延为慢性的过程中可能具有一定作用。最近，Tawfik 等[2]研究发现分泌性中耳炎合并腺样体肥大的患儿其腺样体组织细菌生物膜形成等级高于单纯腺样体肥大者，认为腺样体表面的细菌生物膜形成可能参与分泌性中耳炎的发病。而 Saafan 等[3]也认为，腺样体的大小并不是分泌性中耳炎发病的决定因素，腺样体表面细菌定植的程度更加重要。所以，在儿童分泌性中耳炎腺样体可能是慢性感染的"蓄水池"，而非单独的导致咽鼓管机械性阻塞作用。

3. 免疫反应　中耳黏膜虽然可以对抗炎性刺激产生免疫应答，但在通常情况下，吸入性抗原并不能通过咽鼓管进入鼓室。目前多数学者认为，呼吸道变应性疾病患者合并本病的原因，可能是由于病人对感染性疾病的敏感性增强，或由肥大细胞释放的炎性介质不仅使鼻黏膜，也使咽鼓管黏膜水肿、分泌物增多，导致咽鼓管阻塞和中耳负压，影响咽鼓管功能所致。新近研究认为，中耳是一个独立的免疫防疫系统。分泌性中耳炎患者中耳黏膜杯状细胞和黏膜腺体明显增加，也支持"中耳积液是一种分泌物，而非渗出物"的观点。因此，某些分泌性中耳炎可能属于免疫复合物型变应性疾病，其抗原－细菌可能存在于腺样体或口咽部的淋巴组织内。

4. 咽喉反流　Sone 等[4] 纳入 410 例健康查体者和 62 例分泌性中耳炎患者，并记录反流症状指数（reflux symptom index，RSI）评分，结果发现分泌性中耳炎患者咽喉反流阳性率（RSI>13 分）为 21.0%，显著高于健康查体者（阳性率 7.1%），说明咽喉反流可能与分泌性中耳炎紧密相关。Gorecka 等[5] 对 28 例 7~10 岁的分泌性中耳炎患儿行 24 小时多通道腔内阻抗联合双探头（咽和食管）pH 监测，同时应用儿童症状量表评估胃食管反流情况，结果发现 67.9% 的患儿存在病理性咽喉反流，且 87.8% 为弱酸性反流事件。病理性胃食管反流检出率仅为 35.7%。在 LPR 阴性的患者，也未发现病理性胃食管反流，说明咽喉反流是儿童分泌性中耳炎的重要危险因素。Abd[6] 于 2007 年对 31 例分泌性中耳炎患儿行 24 小时双探头 pH 监测，并用 ELISA 法检测 17 例行鼓膜切开的患儿其中耳积液胃蛋白酶/胃蛋白酶原的浓度，结果发现中耳积液胃蛋白酶/胃蛋白酶原的水平同 pH 监测到的咽喉反流事件的数量显著正相关，说明中耳积液胃蛋白酶/胃蛋白酶原是评价儿童分泌性中耳炎咽喉反流的可靠标记。至此，多个研究者开始集中研究胃蛋白酶/胃蛋白酶原在儿童分泌性中耳炎发病中的重要作用。Al-Saab[7] 对 25 例同时行腺样体切除术和鼓膜置管术的患儿（29 例单纯行腺样体切除术的腺样体肥大患儿为对照组）分别检测中耳积液胃蛋白酶原的浓度和（或）腺样体组织胃蛋白酶原的表达。结果发现中耳积液胃蛋白酶原的检出率和浓度均较高，分泌性中耳炎组腺样体组织胃蛋白酶原的免疫染色强度显著高于单纯腺样体肥大者，说明胃内容物可反流至鼻咽部和咽鼓管，导致分泌性中耳炎的发生，咽喉反流在分泌性中耳炎的发病中发挥重要作用。Dogru 等[8] 同时收集 31 例分泌性中耳炎患儿的中耳积液和血清标本，比较两者胃蛋白原的水平差异，并检测中耳积液的幽门螺旋杆菌（*Helicobacter Pylori*，HP）感染情况，结果发现中耳积液胃蛋白酶原的平均水平（211.69ng/ml）显著高于血清（24.18ng/ml），中耳积液 HP 阳性率 19%（6/31），且 HP 阳性同胃蛋白酶原水平升高显著相关。罗花南等[9-10] 在此基础上，应用 ELISA 法检测分泌性中耳炎患儿和行人工耳蜗植入术的聋哑症患儿其中耳灌洗液和血浆胃蛋白酶、胃蛋白酶原的水平，结果发现分泌性中耳炎患儿中耳灌洗液胃蛋白酶原和胃蛋白酶的浓度显著高于人工耳蜗植入组，且随着中耳积液黏稠度不断增加，中耳灌洗液胃蛋白酶的浓度也逐渐增加，进一步说明咽喉反流的标志物，胃蛋白酶和胃蛋白酶原，在儿童分泌性中耳炎发病中的重要作用。

5. 其他　被动吸烟、非母乳喂养及哺乳方法不当、居住拥挤、家族有中耳炎病史、超重或肥胖等[11] 均为易患本病的危险因素。

【病理特点】分泌性中耳炎的病理组织学改变主要为中耳黏膜水肿、毛细血管增多、通透性增加。病变进一步发展，黏膜上皮增厚、化生，鼓室前部低矮的假复层柱状上皮可变为增厚的分泌性上皮，杯状细胞增多，纤毛细胞甚至具有分泌性特征，如胞浆内出现分泌性暗颗粒，并可见顶浆分泌现象。上皮下层有病理性腺体样组织形成，固有层出现圆形细胞浸润。液体以浆液性为主者，以淋巴细胞浸润为主，还可见单核细胞、浆细胞等；液体以黏液性为主者，则主要为浆细胞和淋巴细胞浸润。至疾病的恢复期，腺体逐步退化，分泌物减少，黏膜可逐渐恢复正常。

【临床表现】

1. 听力下降　小儿大多无听力下降的主诉，婴幼儿可表现为言语发育延迟，学龄前儿童多表现为对父母的呼唤不理睬，家长误以为其注意力不集中。学龄儿童则以学习成绩下降，看电视时要求过大的音量为主要表现。如果仅有一耳患病，另侧耳听力正常，可长期不被察觉而于常规体检时方可被发现。

2. 耳痛　急性分泌性中耳炎起病时可有轻微耳痛。慢性者多在继发感染时，或合并感冒、上呼吸道感染、鼻窦炎急性发作时，方才出现耳痛。

3. 耳内闭塞感　耳内闭塞感或闷胀感是常见的主诉，按捺耳屏后闭塞感可暂时得以减轻。

4. 耳鸣　耳鸣一般不重，可为间歇性，当头部运动或打呵欠、擤鼻时，耳内可出现气过水声。此外，少许患者可出现耳内流水，但持续时间短暂，次日就诊时患者鼓膜穿孔大多已经闭合，而且流水前一般并无耳痛。

5. 检查　耳内镜检查可见鼓膜紧张部或全鼓膜内陷，表现为光锥缩短、变形或消失；锤骨柄向后、上方移位；锤骨短突明显外凸。鼓室积液时，鼓膜失去正常光泽，呈淡黄色、橙红色或琥珀色。若液体为浆液性，且未充满鼓室时，通过鼓膜可见到液平面，此液面凹面向上，当病人头部位置变动时，液面与地面的平行关系不变。透过鼓膜有时可见液体中的气泡，捏鼻鼓气或咽鼓管吹张后，气泡可增多。

【辅助检查】纯音听阈测试一般表现为轻度的传导性聋。听力损失以低频为主，高频气导及骨导听力亦可下降。由于细菌及其毒素可经圆窗引起耳蜗毛细胞受损，故亦可发生感音神经性聋，若感音神经性聋和本病所致的传导性聋同时存在，则表现为混合性聋。声导抗测试图对本病的诊断具有重要价值，平坦型（B 型）为分泌性中耳炎的典型曲线，其诊断符合率达 88%，高负压型（C 型）提示咽鼓管功能不良，其中约 45% 有鼓室积液，声反射均消失。颞骨 CT 扫描可见鼓室内有密度均匀一致的阴影，乳突气房中可见液气面，但此项检查不属常规项目。

【诊断要点】

1. 鼓气耳镜检查见中耳积液征。

2. 声导抗测试呈典型的 B 型或 C 型曲线。

3. 行为听力测试或听性脑干反应（ABR）骨气导阈值检查多存在骨气导差。患感音神经性聋的小儿合并本病时，残余听力更为下降，若不注意仔细检查，易被忽略而漏诊。

【治疗原则】清除中耳积液，改善中耳通气引流功能是儿童分泌性中耳炎的治疗原则。具体治疗包括保守治疗、手术治疗和病因治疗、抗反流治疗。

1. 保守治疗　发病 3 个月以内的需要密切观察。建议 2~4 周随诊一次，酌情对症处理。不建议常规使用抗生素[12]，但大环内酯类药物联合鼻喷类固醇激素在清除中耳积液方面有一定优势[13]。随机对照实验发现孟鲁司特和左西替利嗪使用 1 个月可改善患儿的耳镜检查评分结果[14]。

2. 手术治疗　手术是儿童分泌性中耳炎常用的治疗手段。内科治疗无效时，应行手术治疗，主要的手术方法有鼓膜穿刺术、鼓膜切开术和鼓膜置管术。鼓膜穿刺术既可作为分泌性中耳炎的诊断方法之一，又可取得治疗效果。鼓膜切开术适用于中耳积液比较黏稠，经鼓膜穿刺术不能抽吸出积液；或者反复做鼓膜穿刺，积液抽吸后迅速集聚时。鼓膜置管术的手术适应证为：反复发作的分泌性中耳炎，经鼓膜切开无效者；中耳积液黏稠，或为胶耳者。通气管一般留置 6~8 周，最长可达 1 年。对于鼓膜置管脱出或取管后复发，可再次手术。另外，由于腺样体肥大在儿童分泌性中耳炎病因学中的重要作用，腺样体切除术已成为治疗儿童分泌性中耳炎的重要方法之一。腺样体切除术的主要适应证为腺样体肥大引起鼻塞者；过去曾做过置管术的复发性分泌性中耳炎患者。美国耳鼻咽喉头颈外科学会发布的最新指南认为：因获益有限、临床意义存疑，对 <4 岁的分泌性中耳炎患儿并不推荐行腺样体切除术。当然，对腺样体肥大引起鼻塞或长期慢性炎症等明显手术适应证时，可考虑同时行腺样体切除术和鼓膜切开 / 置管术。对 4 岁以上的分泌性中耳炎患儿，推荐采用鼓膜切开 / 置管术和（或）腺样体切除术，这是因为腺样体切除术可减少鼓膜置管手术失败率和中耳积液时间，以及将来重复置管的几率[15]。腺样体切除术的手术获益与腺样体大小无关，可能与腺样体组织及相关的致病细菌（浮游或细菌生物膜）被去除后鼻咽部的菌群改善有关。

3. 病因治疗　对反复发作的儿童分泌性中耳炎，除积极进行疾病本身的治疗外，更重要的是仔细寻找病因并对因治疗。其中，除上述腺样体切除外，还包括必要的扁桃体切除、鼻息肉切除术等。合并变应性鼻炎者，须注意抗过敏治疗。

4. 抗反流治疗　胃内容物反流至鼻咽部，诱导咽鼓管咽口和咽鼓管黏膜上皮水肿和增生，反过来影响咽鼓管的引流。Karimi 等[16]便提出慢性中耳炎患者在术前应该评估咽喉反流情况，若存在咽喉反流，则应该在鼓膜成形术前接受一段时间的抗反流治疗，说明中耳疾病与咽喉反流关系密切。其实，儿童分泌性中耳炎也不例外。Abdel[17]认为控制咽喉反流可能是成功治疗儿童分泌性中耳炎的重要组成部分。罗花南等[18]研究发现，胃蛋白酶可使得行鼓膜切开的分泌性中耳炎患儿的鼓膜延迟愈合、中耳压延迟恢复，增加鼓膜置管者的复发几率和耳漏等并发症的发生率，是儿童分泌性中耳炎预后不良的因素之一。Sone M 等[19]针对中耳积液胃蛋白酶原水平较高的分泌性中耳炎患者，给予 PPI 治疗 4 周（奥美拉唑 20mg/ 次，2 次 /d），并评估其治疗后反应，结果发现 PPI 治疗后，10 例中耳积液高胃蛋白酶原水平者有 7 例胃蛋白酶原水平下降，与反流相关症状缓解相一致，说明抗反流治疗也是分泌性中耳炎的治疗方法之一。

（罗花南　任晓勇）

------■ 参 考 文 献 ■------

1. Heidemann C H, Lous J, Berg J, et al. Danish guidelines on management of otitis media in preschool children. Int J Pediatr Otorhinolaryngol, 2016, 87: 154-163.

2. Tawfik SA, Ibrahim AA, Talaat I M, et al. Role of bacterial biofilm in development of middle ear effusion. Eur Arch

Otorhinolaryngol,2016,273(11):4003-4009.

3. Saafan ME,Ibrahim WS,Tomoum MO.Role of adenoid biofilm in chronic otitis media with effusion in children. Eur Arch Otorhinolaryngol,2013,270(9):2417-2425.

4. Sone M,Katayama N,Kato T,et al.Prevalence of laryngopharyngeal reflux symptoms:comparison between health check up examinees and patients with otitis media.Otolaryngol Head Neck Surg,2012,146(4):562-566.

5. Gorecka-Tuteja A,Jastrzebska I,Skladzien J,et al.Laryngopharyngeal Reflux in Children with Chronic Otitis Media with Effusion.J Neurogastroenterol Motil,2016,22(3):452-458.

6. Abd EA,Abdul MG,Ramadan AS,et al.Pepsin assay:a marker for reflux in pediatric glue ear.Otolaryngol Head Neck Surg,2007,136(3):464-470.

7. Al-Saab F,Manoukian JJ,Al-Sabah B,et al.Linking laryngopharyngeal reflux to otitis media with effusion: pepsinogen study of adenoid tissue and middle ear fluid.J Otolaryngol Head Neck Surg,2008,37(4):565-571.

8. Dogru M,Kuran G,Haytoglu S,et al.Role of laryngopharyngeal reflux in the pathogenesis of otitis media with effusion.J Int Adv Otol,2015,11(1):66-71.

9. Luo HN,Yang QM,Sheng Y,et al.Role of pepsin and pepsinogen Linking laryngopharyngeal reflux with otitis media with effusion in children.Laryngoscope,2014,124(7):294-300.

10. 罗花南,高滢,马思敬,等.儿童分泌性中耳炎中耳腔胃蛋白酶和胃蛋白酶原的表达及临床意义.临床耳鼻咽喉头颈外科杂志,2015,29(14):1252-1255.

11. Kaya S,Selimoglu E,Cureoglu S,et al.Relationship between chronic otitis media with effusion and overweight or obesity in children.J Laryngol Otol,2017,131(10):866-870.

12. Schilder AGM,Darrow DH,Rosenfeld RM.Antibiotics for otitis media with effusion in children.Otolaryngol Head Neck Surg,2013,148(6):902-905.

13. Nibu K.A new editor for Auris Nasus Larynx.Auris Nasus Larynx,2013,40(1):1

14. Ertugay CK,Cingi C,Yaz A,et al.Effect of combination of montelukast and levocetirizine on otitis media with effusion:a prospective,placebo-controlled trial.Acta Otolaryngol,2013,133(12):1266-1272.

15. Rosenfeld RM,Shin JJ,Schwartz SR,et al.Clinical Practice Guideline:Otitis Media with Effusion(Update). Otolaryngol Head Neck Surg,2016,154(1 Suppl):S1-S41.

16. Karimi Yazdi A,Tajdini A,Malekzadeh R,et al.Treatment of gastro-esophageal reflux disease may improve surgical outcomes for chronic otitis media.Middle East J DigDis,2012,4(4):224-227.

17. Abdel-aziz MM,El-Fattah AM,Abdalla AF.Clinical evaluation of pepsin for laryngopharyngeal reflux in children with otitis media with effusion.IntJPediatr Otorhinolaryngol,2013,77(10):1765-1770.

18. Luo HN,Ma SJ,Sheng Y,et al.Pepsin deteriorates prognosis of children with otitis media with effusion who undergomyringotomy or tympanostomy tube insertion.Int J Pediatr Otorhinolaryngol,2014,78(12):2250-2254.

19. Sone M,Kato T,Suzuki Y,et al.Relevance and characteristics of gastroesophageal eflux in adult patients with otitis media with effusion.Auris Nasus Larynx,2011,38(2):203-207.

第二节　耳　　鸣

【定义】耳鸣（tinnitus）是一种以症状命名的耳科常见疾病，病因复杂，机制不完全明了，人群中有10%的发病率，其中1%的耳鸣患者可因此严重影响生活工作，一直是困扰耳科医生的难题之一。近年研究发现，丘脑系统及咽鼓管功能异常对耳鸣的发生起重要作用，而咽喉反流能够从多方面影响丘脑及咽鼓管的生理功能。

【病因与发病机制】

1. 听力损失与耳鸣的关系　耳鸣虽然是耳科最常见的症状，背后的病因却千差万别。既往认为耳鸣起源于耳部病变，听力损失是耳鸣的病因。但实际上，听力下降与耳鸣的关系错综复杂，相同程度听力损失的耳聋患者，耳鸣情况不一；相同耳鸣程度的患者，听力损失程度各异，甚至相当比例耳鸣患者常规测听显示听力正常[1]。对于耳鸣的患者进行听神经切断术，有效率仅为40%，和安慰剂效果类似[2]；而且噪声暴露导致听损伤后，即使听力不恢复，很多患者仅会出现一过性耳鸣，而只有很少人会出现持续耳鸣[3]，这些现象提示我们，在耳鸣的发生、发展、自愈、慢性化中，有其他系统参与。

2. 丘脑耳鸣清除系统　当听觉系统受损后，各级听觉中枢启动代偿。研究证实，最活跃的听觉代偿发生在丘脑水平，同时在丘脑水平产生耳鸣信号。听力损失速度越快，损失程度越重，耳鸣信号越强。这些耳鸣信号只有向上传递到听觉高级皮层，才会被感知到，产生耳鸣的感觉[4]。

除了嗅觉信息，其他所有感觉信息都会在丘脑水平进行"中转"评价。只有有价值的信息才会上传，激活不同的脑区，产生不同的感觉。丘脑评价系统主要包含腹内侧前额叶皮层（ventromedial prefrontal cortex，vmPFC）与伏隔核（nucleus accumbens，NAc），还包括由丘脑、杏仁核与海马体等边缘系统参与的网状系统[1, 3, 5]。耳鸣作为一种声音传入信息，在上传过程中，也要经过丘脑评价系统，因此，丘脑评价系统可以看作管控耳鸣的开关，当功能正常时，耳鸣不会被上传，患者感受不到耳鸣；而功能不良时，耳鸣信号被异常上传至高级听觉皮层，即显现出来。

3. 咽鼓管对耳鸣的消减作用　生理状态下，人体的呼吸、血流、关节活动等声音都通过一定的机制进行减噪，使其不被听觉中枢察觉。咽鼓管呈由外向内变窄的漏斗形，表面存在黏膜皱襞，这些结构类似于消声器，有利于吸收和缓冲声波或噪声。动物实验显示[6]，凹耳蛙咽鼓管的主动关闭能够对低频听阈（3~10kHz）产生近26dB的衰减，而对高频声音（10~32kHz）可以产生20dB的增加，从而突出超高频的声音进行种族内交流，人类和凹耳蛙咽鼓管功能有所不同，但是中耳咽鼓管系统在声音能量的释放中起到重要作用，部分耳鸣信号的能量可以通过咽鼓管系统进行泄压释放[7]。当咽鼓管出现病变时，耳鸣信号能量不能正常释放，脑内的耳鸣信号被放大后，可能更易被感知，出现耳鸣感觉。

4. 耳鸣管控系统　丘脑耳鸣评价清除系统以及外周咽鼓管系统统称为"耳鸣管控系统"。听力损失是耳鸣的启动因素，耳鸣的出现、自愈、慢性化都是耳鸣启动因素和耳鸣管控系统之间的"博弈"，由此出现了临床中听力损失和耳鸣的复杂关系[1]。咽喉反流和耳鸣的密切关系，主要体现在咽喉反流可以从两个方面深刻地影响耳鸣管控系统，一是影响咽鼓管功能，从而影响对耳鸣信号的释放，二是通过微生物肠-脑轴（microbiota-gut-brain axis，MGB），使胃肠道和中枢神经系统之间产生双向影响，从而影响耳鸣中枢清除系统的功能。

【咽喉反流与耳鸣之间的关联】

（一）咽喉反流对咽鼓管功能的影响

1. 咽鼓管功能与表面活性物质　Bluestone在前人研究的基础上，首次提出"咽鼓管不是一个简单的通道，而是一个独立器官"的观点。一般情况下，咽鼓管处于闭合状态，仅在吞咽、打哈欠时由于腭帆张肌的收缩而被动开放，开放频率约1000次/天，这种间歇性开放对于维持正常的中耳功能意义很大[8]。咽鼓管的正常开闭功能，除了和周围肌肉运动有关，还与咽鼓管表面活性物质有关。咽鼓管表面活性物质由Fliesberg[9]首次提出，杨伟炎等[10]观察了咽鼓管咽口黏膜细胞，从形态学证实了咽鼓管咽口表面活性物质的存在。咽鼓管顶部皱襞以无纤毛细胞为主，可分泌表面活性物质，主要由磷脂、多糖和蛋白质组成，成分和肺泡表面活性物质类似。

咽鼓管表面活性物质可以帮助维持咽鼓管的通气和清除功能。近年研究表明，咽鼓管内表面活性物质缺乏是引起咽鼓管功能障碍的重要原因之一。Fornadley等建立沙鼠分泌性中耳炎模型，发现其咽鼓管开放压增高，外源性表面活性物质注入后，其咽鼓管开放压明显降低，提示分泌性中耳炎与表面活性物质减少有关。Nemechech和Chandrekhar通过精确控制剂量的方法进行动物实验，发现表面活性物质可以有效降低实验动物的咽鼓管开放压[11]，而给予表面活性物质治疗，可以加速分泌性中耳炎的好转。朱正华等[12]证明，肺表面活性物质滴鼻给药能够进入咽鼓管，发挥其对分泌性中耳炎咽鼓管黏膜纤毛系统的抗炎、保护纤毛结构的作用。

2. 咽喉反流对咽鼓管表面活性物质的影响　动物实验中，White[13]用胃液反复冲洗鼠的鼻咽部，成功引起咽鼓管功能障碍。不同的研究中均提到咽鼓管功能障碍可能和反流有关，但均表示机制不明[21, 22]。急性肺损伤会引起表面活性物质的缺乏，这也是急性呼吸窘迫综合征的原因之一[14]，而急性肺损伤很重要的原因就是胃内容物误吸和（或）呼吸系统感染。类似地，反流到鼻咽部的酸性液体，经咽鼓管口通过虹吸等作用进入咽鼓管，可能损伤鼻咽部以及咽鼓管的表面活性物质，显著影响咽鼓管的开放功能。由于成人和儿童咽鼓管解剖存在差异，导致成人反流液相对不易进入咽鼓管，所以引起分泌性中耳炎的比例降低。但是表面活性物质的减少，会影响咽鼓管开闭的频率和效能，患者往往出现耳闷，或者导致耳鸣信号的放大，从而更易被上传至听觉皮层，产生耳鸣感觉[15]。

从解剖学角度看，胃与鼻咽部存在一定距离，胃液到达鼻咽部来影响咽鼓管功能源于相同胚胎起源的食管和支气管树都受迷走神经支配，当远端食管部位的胃酸刺激迷走神经时，通过反射引起支气管收缩，引起患者反复刺激性咳嗽和清嗓动作，这个动作是促进反流液体喷射进入鼻咽部的主要原因[16]。

（二）咽喉反流对耳鸣中枢清除系统的影响

1. 微生物肠-脑轴（microbiota-gut-brain axis，MGB）　肠道菌群是一个复杂的群落，有助于维持动态的生态平衡。据估计，成人体内大约有100万亿个细菌，而胃肠道的微生物占了人体微生物总量的78.162%以上。肠道微生物的组成并不固定，而是随着年龄的增长而变化，同时受各种应激因素影响，不同个体之间的动态变化明显不同，而且不同性别间肠道菌群的发展有很大的不同。

肠道菌群与大脑之间有复杂的神经网络、内分泌网络以及神经递质网络进行双向联系。神经网络通路包括在消化道全程壁内广泛分布的，有"肠脑"之称的肠神经系统，连接肠道菌群和大脑之间的迷走神经，以及中枢神经系统（central nervous system，CNS）。神经系统主要对内、外传入信息进行整合，调控胃肠道功能，并完成内脏感觉。脑-肠轴的这种神经双向通路是神经解剖学和神经生理学的应用基础[17]。神经-内分泌网络则包括下丘脑-垂体-肾上腺轴（hypothalamic-pituitary-adrenal axis，HPA）和交感-肾上腺髓质轴。一方面，肠道菌群有助于神经-内分泌系统的发育成熟[18]。另一方面，压力和HPA轴可以影响肠道菌群的组成。早期应激和母性分离可能对肠道菌群造成长期影响，还刺激肠神经系统，导致酸、胆汁和黏液分泌的改变。肠道细菌还能够合成神经递质和神经调节因子，称为脑肠肽，包括P物质、5-羟色胺等。脑肠肽可以穿透肠黏膜，被血液运输，穿过血脑屏障，影响中枢神经系统。尤其在应激状态下，能够改变肠黏膜屏障的功能，使炎症细胞因子进入血液循环，进一步增加血－脑屏障的通透性，从而使脑肠肽影响到大脑[19]。

综上所述，肠－脑轴是肠道和大脑之间的双向通信网络。在这个双向网络中，大脑会影响肠道运动、感觉和分泌功能，同时，内脏信号也会影响大脑功能。

2. 咽喉反流对中枢神经系统的影响　胃肠道病变和多种中枢神经系统疾病有关，如自闭症、食物成瘾、焦虑和抑郁、多发性硬化症、阿尔茨海默病和帕金森病等。目前研究证实，肠道微生物和边缘系统之间的关系最为密切[20]，耳鸣清除系统是以 vmPFC 以及伏隔核为主，包含杏仁核等边缘系统在内的网络系统，因此，中枢耳鸣清除功能，会受到肠道微生物功能变化的影响。多研究发现，在反流性食管炎患者中存在食道菌群的种类和数量改变[21, 22]。咽喉反流通过与胃肠道菌群的相互影响，改变大脑神经－内分泌功能，从而使中枢耳鸣清除功能发生异常，导致耳鸣感觉的产生。

（三）耳鸣与抗反流治疗的新观点

咽喉反流的发病机制目前仍然暂不明了，食管括约肌松弛虽然是导致反流的直接因素，但括约肌异常松弛的原因存在多种假说解释。其一，研究证实食管括约肌主要由迷走神经介导，迷走神经的紊乱能够直接导致异常增多的短暂性食管下括约肌松弛[23]，中枢尤其丘脑的过度兴奋，就可能通过迷走神经的应激反射，促进反流事件的发生。偏头痛是一种大脑高敏的疾病，与很多功能性肠道疾病之间存在密切关系，已经证实肠易激综合征与偏头痛有基因联系[24]。其二，局部胃酸分泌过多、胃肠道功能下降，可使胃排空延迟，容积增加，胃－食管压力梯度增加，直接促进反流事件发生[23]。但是，胃酸的分泌及胃肠道蠕动功能，仍然与肠－脑轴的神经内分泌功能存在复杂关联。压力和应激状态下，胃肠道酸、胆汁和黏液分泌等都会有所改变。此外，反流本身会导致食管菌群的移位和微环境改变，使反流相关疾病持续或进一步进展，菌群的改变又会影响中枢神经系统功能，进入一个恶性循环。

因此，合适的耳鸣患者进行适量的抗反流治疗，既可以改善咽鼓管功能，也可以通过稳定胃肠道环境，改变胃肠道微生物的定植状态，从而通过肠－脑轴稳定大脑神经内分泌功能，进一步稳定中枢边缘系统功能，从而改善耳鸣。但是，长期大量应用PPI可能导致胃肠道菌群移位，约20%的细菌种类与正常人群产生差异，致病菌数量增加，胃肠道疾病的易感性增加。而通过生活方式的调节和药物治疗，稳定以偏头痛为代表的大脑高敏状态，也可以稳定胃肠道的功能，从而减轻反流。这也为我们治疗耳鸣或者咽喉反流都提供了一个新的思路，人体是一个复杂精妙的整体，"头痛医头，脚痛医脚"的方式绝对是错误的，整体医学观必是医学发展的终极之路。

（马　鑫）

■ 参 考 文 献 ■

1. 赖仁淙，马鑫.不同听力损失类型和耳鸣的开关－阿控门.临床耳鼻咽喉头颈外科杂志,2017,31(7): 493-495.

2. Jackson P.A comparison of the effects of eighth nerve section with lidocaine on tinnitus.J Laryngol Otol,1985,99

(7):663–666.

3. 余力生,马鑫.耳鸣的代偿与失代偿.中华耳鼻咽喉头颈外科杂志,2017,52(8):630–633.

4. Ridder D,Elgoyhen AB,Romo R,et al.Phantom percepts:tinnitus and pain as persisting aversive memory networks.Proc Natl Acad Sci USA,2011,108(20):8075–8080.

5. Rauschecker JP,May ES,Maudous A,et al.Frontostriatal Gating of Tinnitus and Chronic Pain.Trends Cogn Sci,2015,19:567–578.

6. 沈钧贤.中国凹耳蛙用高频声进行种内通讯.科技导报,2008,26(22):94–98.

7. 杨仕明,于宁,蒋晴晴.仿生主动降噪的听觉原理.中华耳科学杂志,2016,14(6):708–712.

8. 张杰,陈敏,郑军,等.儿童咽鼓管功能与咽鼓管球囊扩张.中国医学文摘耳鼻咽喉科学,2015,30(6):304–307.

9. Flisberg K,Ingelstedt S,Ortegren U.The valve and "locking"mechanisms of the eustachian tube.Acta Otolaryngol Suppl,1963,182(Supp 182):57–68.

10. 杨伟炎,王荣光.咽鼓管黏膜分泌细胞与表面活性物质样板层体.中华耳鼻咽喉科杂志,1995,30(4):224–226.

11. 邱丽华,秦学玲.表面活性物质在分泌性中耳炎发病中的作用研究.国外医学耳鼻咽喉科分册,1999,23(3):143–146.

12. 朱正华,马兆鑫.肺表面活性物质滴鼻治疗分泌性中耳炎的形态学观察.中华耳科学杂志,2012,10(4):510–513.

13. White DR,Heavner SB,Hardy SM,et al.Gastroesophageal Reflux and Eustachian Tube Dysfunction in an Animal Model.Laryngoscope.2002,112(6):955–961.

14. Willson DF,Chess PR,Notter RH.Surfactant for Pediatric Acute Lung Injury.Pediatr Clin Nor Am,2008,55(3):545–575.

15. 赖仁淙,马鑫.耳鸣观念的文艺复兴.中华耳科学杂志,2016,14(2):6–8.

16. 郑宏良,陈东辉.咽喉反流疾病的诊治亟待规范.中华耳鼻咽喉头颈外科杂志,2013,48(6):441–444.

17. 张磊,宋军,侯晓华.脑–肠轴失调在肠易激综合征发病中作用的研究进展.胃肠医学,2014,19(11):688–691.

18. 白宇,胡云霞,陈俊伟,等.细菌–脑–肠轴理论体系的建立.东南大学学报(医学版),2016,35(5):781–785.

19. Wang HX,Wang YP.Gut Microbiota–brain Axis.Chin Med J(Engl),2016,129(19):2373–2380.

20. Ochoa–Repáraz J,Kasper LH.The second Brain:Is the Gut Microbiota a Link Between Obesity and Central Nervous System Disorders?.Curr Obes Rep,2016,5(1):51–64.

21. Ann NY.The esophageal microbiota in health and disease.Acad Sci,2016,1381(1):21–33.

22. Yang L,Chaudhary N,Baghdadi J,et al.Microbiome in reflux disorders and esophageal adenocarcinoma.Cancer J,2014,20(3):207–210.

23. Mikami DJ,Murayama KM.Physiology and pathogenesis of gastroesophageal reflux disease.Surg Clin North Am,2015,95(3):515–525.

24. Derya Uluduz.A link between migraine,tension type headache and irritable bowel syndrome:clinical and genetic indicators,Am Neuro 68th Ann,Vancouver,Canada,2016.

第三节 慢性鼻–鼻窦炎

【定义】慢性鼻窦炎（chronic sinusitis）是鼻和鼻窦黏膜的一种慢性炎症性疾病，病程超过12周。在发生鼻窦炎时，鼻窦黏膜炎症通常和鼻腔黏膜炎症共存，故近年将其更名为慢性鼻–鼻窦炎（chronic rhinosinusitis，CRS）。该病是临床常见病，欧洲流行病学调查显示，发病率在7%~27%，无明显的年龄分段，男性发病率高于女性[1]。

【病因与发病机制】在CRS发生及发展中，涉及的病因和相关因素很多，有来自宿主的系统因素和局部因素，也有来自环境的因素。近年来国内外的一些研究表明咽喉反流与CRS也有密切联系。

1. 解剖变异　窦口鼻道复合体解剖异常如泡性中鼻甲、中鼻甲反向弯曲、钩突外偏或内倾、筛泡过度发育一直被认为是CRS重要病因，然而近年不少研究发现，在CRS中解剖异常的发生率并不高于正常人群，到目前为止没有充分的证据证明其与CRS发生具有必然联系。

2. 过敏因素　有研究显示，在进行鼻窦手术的CRS患者中，皮肤点刺试验的阳性率在50%至84%之间，其中大多数患者伴随血清IgE升高。过敏因素使鼻腔黏膜水肿，引起窦口鼻道复合体（OMC）和鼻窦口阻塞，继之出现鼻窦黏膜水肿、窦腔负压、缺氧、分泌物聚积、细菌感染从而造成鼻窦炎的发生发展。

3. 哮喘　哮喘和CRS同属呼吸道炎症性疾病，近年来"同一气道、同一疾病"的提出让研究者们认识到二者明显的相关性。欧洲多中心横断面研究一致发现哮喘与CRS之间存在强烈的联系[2]。两者互为因果关系，治疗CRS（无论内科或外科治疗）可使哮喘获得改善[3]。

4. 微生物感染　一直以来，很多假说认为CRS是由急性鼻窦炎演变而来，近年较多研究认为证据不足，因为二者所分离出的病原菌种类及分布都有较大差异。目前一些研究揭示了细菌在CRS中的作用，其中以细菌超抗原理论及细菌生物膜理论最受关注[4]。真菌在CRS中的作用争论不一，有观点认为CRS发病是对空气中普通真菌产生的一种特殊免疫反应[5]。而病毒感染与CRS发病有一定关联，但其机制目前没有较好的文献数据说明。临床上较多见的感染途径是牙源性感染，尤其以上颌窦炎多见。

5. 骨炎　Kennedy等用四环素标记发现CRS手术切除的筛骨骨质符合慢性骨髓炎的表现。骨炎在CRS慢性病变过程起着"病灶"作用，切除炎症的骨质，病变则自然减退或消失[6]。

6. 纤毛运动障碍　原发性纤毛不动综合征，Kartagener综合征和囊性纤维化常常合并CRS，病毒、细菌、真菌等微生物感染造成的继发性纤毛功能障碍导致分泌物不能正常的排出窦腔，加剧了CRS的发生发展[7]。

7. 咽喉反流　近年有许多关于咽喉反流与CRS关系的研究，Tan等于2013年提出咽喉反流（Laryngopharyngeal Reflux，LPR）与CRS之间存在相关性[8]。Bohnhorst等发现82例胃食管反流病（GERD）患者中，20.7%的同时患有CRS，明显高于对照组[9]。台湾一项研究纳入了15807例于2006年1月—2009年11月期间诊断为GERD的患者，并随机选取了47421例正常对照，平均随访2.12年后发现964例（1.52%）患有CRS，其中406例（2.57%）同时患有GERD，558例（1.18%）不伴有GERD，经统计学分析，GERD患者的CRS发病率比正常人高2.36倍，说明两种疾病之间存在联系[10]。而另外一个研究指出，GERD患者鼻–鼻窦相关生活质量较对照组下降，这个研究支持GERD和CRS共存的假设，也表明GERD和CRS有因果关系[11]。在正常生理情况下，有害因素"酸的反流、反流的效能"与保护因素"食管的酸清除率、黏膜的整体性"处于平衡状态。在GERD患者中，这个平衡被打破。GERD引起CRS的发病机制说法不一，主要有3种：①反流对黏膜的影响：有研究表明胃蛋白酶可随咽喉反流进入鼻泪管，为胃蛋白酶可到达鼻 – 鼻窦而致病提供了证据[12]；②迷走神经介导的神经源性机制：反流诱导的自主神经系统高反应性导致鼻 – 鼻窦黏膜水肿，黏膜分泌增多，继发鼻窦开口处阻塞[13]；③幽门螺旋杆菌：23 例伴有鼻息肉的 CRS 患者中 6 例的鼻息肉标本中发现 HP，而这 6 例患者的胃组织均被查出 HP，并且全部存在胃食管反流症状，对照组中未检出 HP，表明 CRS 和 HP 可能存在因果关系[14]。

8. 免疫、遗传及环境 对于成人难治性 CRS，免疫功能异常是一个不可忽视的因素，而先天性免疫缺陷则是儿童 CRS 的重要病因和因素。同时环境污染如吸烟、化学毒物、臭氧等与 CRS 的高发有关。

9. 其他 对阿司匹林高敏感、内分泌功能失调和医源性（如既往不适当的药物和手术治疗）等，也与鼻窦炎的发病有关。

【病理生理学特点】

1. 鼻窦生理功能障碍 鼻窦的正常生理功能是通过持续地清除分泌物而获得。维持这一功能需具备三个基本条件：正常的鼻窦口、正常的纤毛系统及正常的黏液分泌功能。上述三个功能受损均可能导致 CRS 的发生。

2. 两个病理生理学恶性循环 目前已经明确，CRS 是一种鼻和鼻窦黏膜炎症性疾病，且在炎症机制中存在两种炎症形成的恶性循环，其中一个是免疫应答过程，另一个是典型的感染过程。大量嗜酸性粒细胞增生、积蓄，释放及分泌的多种介质及细胞因子被认为是引领黏膜炎症和发展的主要机制。其导致组织水肿继而引起鼻窦口阻塞，上皮损伤导致黏液纤毛清洁功能减弱，这些病理变化是鼻窦通气障碍、窦内氧分压下降、分泌物潴留，以及分泌物 pH 值下降、蛋白质和葡萄糖含量上升，为细菌定植和繁衍创造了适宜的环境。炎症与感染相互促进与协同。

3. 黏膜最轻持续性炎症反应 此概念最早是针对变应性鼻炎所提出，但变应性鼻炎与 CRS 的发展密切相关，故这种反应是导致 CRS 的病理机制之一[15]。由于持续性变应性鼻炎患者在一年中的不同时间接触的致敏原量不同，或者患者所处环境的致敏原在一年中的不同时间里，量和浓度不同，因此当接触的致敏原较少，或者环境中致敏浓度较低时，患者可没有症状，但鼻黏膜的炎症反应仍然存在，称之为"最轻持续性炎症反应"。

【临床表现】

1. 主要症状 鼻塞、鼻充血或通气不畅；黏液脓性鼻涕或鼻后滴漏。

2. 次要症状 面部疼痛、胀痛或压迫感、头痛，嗅觉的减退或丧失。

除上述局部症状外，还可能伴有其他部位症状，如咽喉和气管的刺激引起的咽喉疼痛、发声困难和咳嗽，以及急性发作时可引起全身症状包括嗜睡、全身乏力和发热等。

【辅助检查】

1. 鼻内镜检查 来源于中鼻道、嗅裂的黏性或黏脓性分泌物，鼻黏膜充血、水肿或有息肉。

2. 影像学检查 鼻窦 CT 扫描显示窦口鼻道复合体和（或）鼻窦黏膜炎性病变。

注意： 在辅助检查方面，一般不推荐使用影像学检查，如 X 线平片（因其提供的诊断依据有限）和 CT 断层扫描。而且，影像学检查结果不能作为单一的诊断标准，因为在正常人群中，鼻窦影像学异常也很普遍。所以影像学检查应与病史、症状以及鼻内镜检查相结合才能用于诊断。此外，在无特殊需要的情况下，应尽量避免患者接触放射性射线。所以，鼻窦影像学检查手段主要用于鼻窦手术前定位和排除是否有鼻窦炎并发症或肿瘤等情况。

3. 其他检查 鼻黏膜细胞学和细菌学检查、嗅觉功能、纤毛结构和功能、鼻腔通气度、过敏及免疫学等特殊检查，具体检查项目根据病人实际情况而选择[16]。

【诊断要点】诊断时以上述两种或两种以上相关症状为依据，其中主要症状中的鼻塞、黏性或黏脓性鼻涕必具其一。依据临床症状、鼻内镜检查和（或）鼻窦 CT 扫描结果能得出可靠的诊断。对儿童慢性鼻 – 鼻窦炎诊断时应严格掌握 CT 扫描的指征。

【治疗原则】CRS 的治疗包括一般药物治疗和手术治疗。下面列举几类常用的治疗用药物：

1. 糖皮质激素

（1）鼻用糖皮质激素：具有抗炎、抗水肿作用，疗程不少于 12 周。

（2）全身糖皮质激素：主要用于 CRS 伴鼻息肉患者，尤其是严重、复发性鼻息肉患者，可以短期减量口服[17]。需注意全身使用激素的禁忌证，密切观察用药过程中可能发生的不良反应。CRS 不伴鼻息肉患者不推荐使用。不推荐全身或鼻内注射糖皮质激素。

2. 大环内酯类药物 大环内酯类药物具有抗炎和免疫调节作用，主要用于 CRS 伴鼻息肉、常规药物（鼻用激素和短程抗生素等）治疗效果不佳、无嗜酸粒细胞增多、IgE 值正常、变应原检测阴性的非变应性慢性鼻 – 鼻窦炎患者[18]。推荐小剂量（常规剂量的 1/2）长期口服，疗程不少于 12 周。鼻内镜手术后不常规使用大环内酯类药物，如果术后 4 周以上的鼻黏膜仍呈持续性充血、肿胀并伴有脓性分泌物，也可以考虑使用。

3. 其他抗菌药物 慢性鼻 – 鼻窦炎伴急性感染时，可以根据细菌培养和药物敏感试验结果选择敏感的抗菌药物进行治疗，常规剂量，疗程不超过 2 周。

4. 黏液溶解促排剂 可稀化鼻腔和鼻窦分泌物并改善鼻黏膜纤毛活性，有促进黏液排出和有助于鼻腔鼻窦生理功能恢复的作用，推荐使用。

5. 抗过敏药物 对伴有变应性鼻炎和（或）哮喘的患者可应用抗过敏药物，包括口服或鼻用抗组胺药、口服白三烯受体拮抗剂，疗程不少于 4 周。对于伴有哮喘的患者，首选口服白三烯受体拮抗剂。

6. 中药 中医诊疗在临床实践中积累了很多有价值的经验，中药制剂作为治疗慢性鼻 – 鼻窦炎的辅助方法，可视病情根据辨证施治原则酌情使用。

7. 抗反流治疗 对药物难治性 CRS 患者进行内镜鼻窦手术，伴或不伴 GERD 对患者术后生活质量的提升并没有统计学差异。所以近年来部分学者提出对 GERD 相关的 CRS 应把抗反流治疗作为突破口：①对 GERD 患者的生活方式进行干预，例如：避免食物刺激引起下食管括约肌压力降低而增加一过性括约肌松弛，同时要减轻体重，避免睡前饮用咖啡、酒精、抽烟和过食，能改善 GERD 症状；②对于部分患者，如有明显反流症状和（或）喉镜检查发现反流征象可考虑予抗反流药物治疗。在一项前瞻性研究中，对 28 位患有鼻窦炎且伴有反流性疾病的儿童进行规范的抗反流治疗后，其中有 25 位患儿的鼻窦炎相关症状得到缓解[19]；另有一项回顾性分析表明，在接受抗反流手术的 82 位患儿中，其中有 2 位患有严重的慢性鼻 – 鼻窦炎，术后相关鼻部症状均得到有效的缓解[20]。根据

EPOS（European Position Paper on Rhinosinusitis and Nasal Polyps）2012 欧洲鼻窦炎鼻息肉最新诊疗指南，一些证据支持 CRS 与 GERD 的关系，但是常规对 CRS 患者进行抗反流治疗是不推荐的，还需以后更多的研究[21]。

8. 减充血剂　原则上不推荐使用。持续性严重鼻塞的患者可短期使用，疗程应小于 7 天。

9. 鼻腔冲洗　是治疗慢性鼻 – 鼻窦炎的有效手段，也是鼻内镜手术后常用的辅助治疗方法。

（邹　剑）

参 考 文 献

1. Hastan D, Fokkens WJ, Bachert C, et al.Chronic rhinosinusitis in Europe—an underestimated disease.A GA2LEN study.Allergy, 2011, 66 (9) : 1216–1223.

2. Jarvis D, Newson R, Lotvall J, et al.Asthma in adults and its association with chronic rhinosinusitis : the GA2LEN survey in Europe.Allergy, 2012, 67 (1) : 91–98.

3. Jani AL, Hamilos DL.Current thinking on the relationship between rhinosinusitis and asthma.J Asthma, 2005, 42 (1) : 1–7.

4. Harvey RJ, Lund VJ.Biofilms and chronic rhinosinusitis : systematic review of evidence, current concepts and directions for research.Rhinology, 2007, 45 (1) : 3–13.

5. Ponikau JU, Sherris DA, Kern EB, et al.The diagnosis and incidence of allergic fungal sinusitis.Mayo Clin, 1999, 74 (9) : 877–884.

6. Kennedy DW, Senior BA, Gannon FH, et al.Histology and histomorphometry of ethmoid bone in chronic rhinosinusitis.Laryngoscope, 1998, 108 (4) : 502–507.

7. Baroody FM.Mucociliary transport in chronic rhinosinusitis.Clin Allergy Immunol, 2007, 20 : 103–119.

8. Tan BK, Chandra RK, Pollak J, et al.Incidence and associated pre-morbid diagnoses of patients with chronic rhinosinusitis.J Allergy Clin Immunol, 2013, 131 (5) : 1350–1360.

9. Bohnhorst I, Jawad S, Lange B, et al.Prevalence of chronic rhinosinusitis in a population of patients with gastroesophageal reflux disease.Am J Rhinol Allergy, 2015, 29 (3) : e70–e74.

10. Lin YH, Chang TS, Yao YC, et al.Increased Risk of Chronic Sinusitis in Adults With Gastroesophgeal Reflux Disease : A Nationwide Population-Based Cohort Study.Medicine (Baltimore), 2015, 94 (39) : e1642.

11. Katle EJ, Hart H, Kjaergaard T, et al.Nose and sinus-related quality of life and GERD.Eur Arch Otorhinolaryngol, 2012, 269 (1) : 121–125.

12. Southwood JE, Hoekzema CR, Samuels TL, et al.The Impact of Pepsin on Human Nasal Epithelial Cells In Vitro : A Potential Mechanism for Extraesophageal Reflux Induced Chronic Rhinosinusitis.Ann Otol Rhinol Laryngol, 2015, 124 (12) : 957–964.

13. Loehrl TA, Smith TL, Darling RJ, et al.Autonomic dysfunction, vasomotor rhinitis, and extraesophageal manifestations of gastroesophageal reflux.Otolaryngology Head and Neck Surg, 2002, 126 (4) : 382–387.

14. Cvorovic L, Brajovic D, Strbac M, et al.Detection of Helicobacter pylori in nasal polyps : preliminary report.J Otolaryngol Head Neck Surg, 2008, 37 (2) : 192–195.

15. 叶进, 李源 . 综合治疗在慢性鼻及鼻窦炎黏膜炎症恢复中的作用 . 中国耳鼻咽喉头颈外科, 2006, 13 (1) : 25–28.

16. 中华耳鼻咽喉头颈外科杂志编委会, 中华医学会耳鼻咽喉头颈外科学分会鼻科学组 . 慢性鼻 – 鼻窦炎诊断和治疗指南 (2008 年, 南昌). 中华耳鼻咽喉头颈外科杂志, 2009, 44 (1) : 6–7

17. 张罗,强华,王振刚,等.口服糖皮质激素治疗慢性鼻-鼻窦炎.中华耳鼻咽喉头颈外科杂志,2013,48(2):100-102.

18. Deconde AS,Mace JC,Smith TL.The impact of comorbid gastroesophageal reflux disease on endoscopic sinus surgery quality-of-life outcomes.Int Forum Allergy Rhinol,2014,4(8):663-669.

19. Bothwell MR,Parsons DS,Talbot A,et al.Outcome of reflux therapy on pediatric chronic sinusitis.Otolaryngol Head Neck Surg,1999,121(3):255-262.

20. Suskind DL,Zeringue GP,Kluka EA,et al.Gastroesophageal reflux and pediatric otolaryngologic disease:the role of antireflux surgery.Arch Otolaryngol Head Neck Surg,2001,127(5):511-514.

21. Fokkens WJ,Lund VJ,Mullol J,et al.European Position Paper on Rhinosinusitis and Nasal Polyps 2012. Rhinology,2012,50(Suppl 23):1-298.

第四节 慢 性 咽 炎

【定义】慢性咽炎（chronic pharyngitis）为咽部黏膜、黏膜下组织及咽部淋巴组织的慢性炎症。可独立存在，也可继发于上呼吸道、消化道等其他部位炎症或许多全身疾病。此病在临床上极为常见，多见于成年人，症状易反复发作。按照病因又可分为慢性反流性咽炎、慢性感染性咽炎、慢性过敏性咽炎和慢性萎缩性咽炎。

【病因】不同类型的慢性咽炎其病因各不相同。

1. 咽喉反流 近年来，胃食管反流对咽喉的影响越来越受到临床的重视。观察发现咽喉部的某些症状如咽喉痛、咽部异物感、声音嘶哑和吞咽不畅等，随着胃食管反流病的有效治疗后，这些症状均可消失，且内镜下病理改变也可基本恢复。因此有学者认为慢性咽炎的症状实际上是胃食管反流病（gastroesophageal reflux disease，GERD）的食管外临床表现。一项对103名有胃肠不适患者的调查发现，其中诊断有GERD的患者多数有咽部异物感[1]。Dore团队调查了266例诊断为GERD的患者，其中103例有咽部异物感，约占38.7%，进一步研究发现咽部异物感在无典型胃食管反流病（NERD）症状的患者中更为多见，因此认为咽异感症是GERD最常见的食管外表现[2]。国内王行炜[3]统计了600例咽异感症患者，发现患有胃食管炎者229例（38.2%）。由于咽喉黏膜缺乏碳酸氢盐屏障，因此少量的胃酸即可引起咽喉炎的症状。动物实验显示，直接接触胃酸、胃蛋白酶或结合胆汁酸能引起动物咽喉部黏膜出现类似于咽喉反流（laryngopharyngeal reflux，LPR）患者的咽喉部表现[4]。Jacob等[5]通过pH监测发现有咽喉部症状的患者咽喉及近端食管酸暴露时间明显增加。Farrokhi认为咽与食管有着共同的反射中枢和通路。胃酸刺激远端食管引起迷走神经反射导致支气管收缩、反复清嗓动作和咳嗽，进而导致咽喉黏膜损伤[6]。研究发现47%~95%有咽异感症的患者存在LPR[7, 8]。Smit等[9]对72例患者实施双探头pH监测，发现27例仅有咽异感症的患者中30%存在有GERD，同时有咽异感症和声嘶的25例患者中72%存在有GERD，认为有咽异感症的患者应考虑LPR的存在。国内的一项研究发现在370例GERD患者中有199例（53.8%）伴有咽喉部症状，包括咽喉部异物感、咽喉部发痒、咽喉部发紧、声音嘶哑、咽痛、清嗓及其他症状，其中以咽部异物感最为常见（160例），约占80.4%[10]。Yazici等[11]对55例慢性非特异性咽炎患者和30例健康对照者采用反流症状指数量表（reflux symptoms index，RSI）和反流体征评分量表（reflux finding score，RFS）进行调查，发现两者的RSI和RFS均存在显著性差异。给予量表阳性患者 PPI 治疗，6 个月后再次行量表评估，慢性非特异性咽炎组治疗后 RSI 和 RFS 均明显下降，与治疗前相比具有显著性差异。提出 LPR 是慢性非特异性咽炎的一个重要病因。因此对久治效果不佳的慢性咽喉炎患者，应该考虑咽喉反流的可能性，并做相应的喉镜、胃镜检查及咽喉和食管的 pH 监测。

2. 病原微生物感染 EB 病毒、腺体病毒、溶血性链球菌、金黄色葡萄球菌、流感嗜血杆菌等直接感染咽部或邻近组织感染（扁桃体、鼻腔、鼻窦、鼻咽部组织炎症）蔓延至咽部。

3. 变态反应 烟酒、粉尘、有害气体、生物化学制剂、植物花粉、尘螨、真菌、刺激性食物等引起咽部黏膜发生变态反应性炎症（Ⅰ型变态反应）。

4. 其他因素 内分泌功能紊乱、自身免疫功能异常、维生素缺乏等导致咽部黏膜干燥、萎缩。

【病理特点】

1. 慢性反流性咽炎和感染性咽炎者咽部黏膜层慢性充血，其血管周围有较多淋巴细胞浸润，以及白细胞及浆细胞浸润。黏膜及黏膜下结缔组织增生，可伴有黏液腺肥大，腺体分泌功能亢进，黏液分泌增多且较黏稠。

2. 慢性过敏性咽炎是 IgE 介导的Ⅰ型变态反应。可引起咽部黏膜毛细血管扩张、血管通透性增加、腺体分泌增多。

3. 慢性萎缩性咽炎由于黏膜下层慢性炎症，逐渐发生机化及收缩，压迫腺体与血管，使腺体分泌减少和营养障碍，致使黏膜及黏膜下层逐渐萎缩变薄。

【临床表现】

1. **症状** 各型慢性咽炎的症状大致相似，呈多样性，且无特异性。常见症状有咽部异物感或癔球感、咽部干燥感、灼热感、疼痛不适、咽痒、刺激性干咳及咽部黏性分泌物增多频繁清嗓等。慢性咽炎多无明显的全身症状。

2. **体征**

（1）慢性反流性咽炎：临床检查可见咽部黏膜慢性充血、咽后壁淋巴滤泡增生、黏膜红斑或溃疡。

（2）慢性感染性咽炎：咽部黏膜弥漫性充血，咽后壁淋巴组织增生，有时可见后壁脓性分泌物附着，咽侧索淋巴组织充血、肥厚。

（3）慢性过敏性咽炎：咽部黏膜苍白水肿，可见稀薄的分泌物，悬雍垂水肿。

（4）慢性萎缩性咽炎：咽部黏膜干燥发亮，色泽淡红，咽后壁黏膜附着黏稠黄色痂皮，有时有臭味。

【诊断要点】

1. **病史** 询问患者有无上呼吸道感染、过敏性鼻炎、鼻窦炎、哮喘、慢性胃炎、胃食管反流病等病史。有无烟酒史及生活环境、工作环境中的致敏因素等。

2. **症状** 患者有咽部异物感、咽干痛不适、刺激性干咳、频繁清嗓等临床症状。

3. **检查** 咽部检查有上述各型慢性咽炎的体征表现。

4. 对于 LPR 抑酸药物试验性治疗有效有助于诊断。

5. 需与咽、喉、食管的早期恶性病变相鉴别。

6. **辅助检查**

（1）内镜检查：电子喉镜、纤维喉镜和鼻内镜检查咽、喉部及鼻腔、鼻咽部。

（2）疑为感染性咽炎可行咽部分泌物的细菌培养以确定致病微生物。

（3）怀疑过敏因素所致者，需行过敏原检测、总 IgE 和血清特异性 IgE 的测定。

（4）对疑有 LPR 患者，则填写 RSI 量表和 RFS 量表。可行 24 小时 pH 监测，包括气道 Dx–pH 监测、多通道腔内阻抗 –pH（MII–pH）监测，观察咽部及食管近端的酸暴露时间及 pH 变化情况。食管测压，了解食管上、下括约肌及食管体部的各种功能情况。必要时应行胃镜检查以了解食管、胃黏膜的病变情况及有无占位性病变。

【治疗】

1. 慢性感染性咽炎　对于症状较重者可依据咽部分泌物的细菌培养及药敏试验选用适量抗生素治疗。病毒感染者选用抗病毒药物治疗。口咽局部选用含漱液及中草药含片治疗。同时也要纠正不良的生活方式，加强锻炼增强体质。

2. 慢性过敏性咽炎　首先应避免接触过敏原。对于同时伴有过敏性鼻炎和哮喘者可口服抗组胺药及局部或全身应用糖皮质激素治疗，还可选用免疫调节剂治疗。

3. 慢性萎缩性咽炎　服用维生素 A、维生素 B、维生素 C、维生素 E 以促进黏膜上皮生长和黏膜功能恢复。雾化治疗可减轻咽部干燥症状。

4. 慢性反流性咽炎　与反流相关的咽异感症的治疗主要以抑酸药物治疗为主[12]。抑酸药物包括质子泵抑制剂（proton pump inhibitors，PPI）和 H_2 受体拮抗剂。因 PPI 具有高度的胃壁细胞靶向性，故是目前治疗 GERD 的最强有力的药物。在一项关于咽异感症与胃食管反流关系的对照治疗研究中，Dore 等对 103 例有咽异感症的胃食管反流病患者给予 PPI 每日 2 次治疗 3 个月，结果显示 87 例咽异物感症状消失，有效率为 84.5%，认为抑酸治疗可改变咽喉部 pH 环境，从而减轻患者咽异物感的症状[2]。DelGaudio 等[13] 给予反流性咽喉炎患者 40mg 埃索美拉唑每日一次治疗，4 周后有 26.7% 的患者症状明显改善，治疗 8 周后 63.3% 的患者症状改善。研究发现促胃肠动力药可加速胃排空，增加食管黏膜对反流物的清除功能。与 PPI 联合使用，疗效优于单纯服用 PPI[14, 15]。国内龚齐等[16] 将 45 例伴有 GERD 的顽固性慢性咽喉炎患者分为治疗组（23 例）和对照组（22 例），前者给予奥美拉唑、多潘立酮和普通慢性咽炎药，后者仅给予治疗普通慢性咽炎药，共治疗 4 周。结果治疗组总有效率 91.3%，而对照组 13.6%，表明抑酸及促动力药物治疗可明显改善患者咽喉部症状及内镜下的病理表现。王行炜[3] 报道用 PPI 治疗 229 例有咽异感症的胃食管炎患者，疗程 6 周，74% 的患者症状完全消失，10% 明显好转，总有效率达 84.3%。在抑酸治疗的同时还应调整生活方式和饮食习惯，有利于咽炎症状的改善和预防复发。对于药物治疗有效，但停药后复发率较高，需要长期甚至终生用药的患者，则可选择抗反流手术治疗。此外，抗反流手术还适用于弱酸和非酸反流患者。但必须严格掌握适应证。抗反流手术通过重建胃食管交界处的抗反流屏障降低反流时间、频率、量和高度等，从 GERD 产生机制上消除反流。治疗方法包括胃镜下食管下端射频治疗和腹腔镜下胃底折叠术。腹腔镜 Nissen 胃底折叠术是最常用的抗反流手术之一，可长期有效控制 GERD 的食管外症状[17]。Lindstrom 等[18] 报道 29 例有食管外反流（EER）表现的患者中 28 例行腹腔镜 Nissen 胃底折叠术（LNF），术后 25 例（89.3%）患者食管外症状完全消失，且不再需要服用抑酸药物。认为 LNF 是治疗 EER 的有效方法，而且疗效在大多数患者中是永久性的。Westcott[19] 报道腹腔镜下胃底折叠术治疗 41 例 LPR 患者，可使患者咽喉部和气道的临床表现明显减轻。认为 LNF 是一种治疗 GERD 食管内、外症状的有效方式。近年发展起来的内镜下手术治疗更加微创。内镜下射频治疗

GERD 屡见报道。田书瑞等[10]报道采用食管微量射频治疗 199 例 GERD 伴有咽喉部症状的患者，67.3% 的患者咽喉部症状得到不同程度的缓解，部分患者甚至症状完全消失。因此对于贲门形态和功能相对正常、食管症状不明显而咽喉及呼吸道症状明显且不愿意接受腹腔镜手术的患者，内镜下射频治疗为一较为理想的选择。

（吕秋萍）

参 考 文 献

1. Dimitrijević M, Beljin V, Petrović V, et al.Gastroesophageal reflux disease correlation with posterior laryngitis. Vojnosanit Pregl, 2009, 66 (5): 383–387.
2. Dore MP, Pedroni A, Pes GM, et al.Effect of antisecretory therapy on atypical symptoms in gastroesophageal reflux disease.Dig Dis Sci, 2007, 52 (2): 463–468.
3. 王行炜.600 例难治性咽异感症患者病因分析.临床耳鼻咽喉科杂志, 2006, 20 (3): 129–131.
4. Vaezi MF, Hicks DM, Abelson TI, et al.Laryngeal signs and symptoms and gastroesophageal reflux disease（GERD）:a critical assessment of cause and effect association.Clin Gastroenterol Hepatol, 2003, 1 (5): 333–344.
5. Jacob P, Kahrilas PJ, Herzon G.Proximal esophageal pH–metry in patients with "reflux laryngitis". Gastroenterology, 1991, 100 (2): 305–310.
6. Farrokhi F, Vaezi MF.Extra–esophageal manifestation of gastroesophageal reflux.Oral Dis, 2007, 13 (4): 349–359.
7. Sataloff RT, Hawkshaw MJ, Gupta R, et al.Laryngopharyngeal reflux and voice disorders:an overview on disease mechanisms, treatments, and research advances. Discovery medicine, 2010, 10 (52): 213–224.
8. Book DT, Rhee JS, Toohill RJ, et al.Perspectives in laryngopharyngeal reflux:an international survey. Laryngoscope, 2002, 112 (8 Pt 1): 1399–406.
9. Smit CF, van Leeuwen JA, Mathus–Vliegen LM, et al.Gastropharyngeal and gastroesophageal reflux in globus and hoarseness.Arch Otolaryngol Head Neck Surg, 2000, 126 (7): 827–830.
10. 田书瑞, 汪忠镐, 吴继敏, 等.食管微量射频治疗胃食管反流病伴咽喉部症状疗效分析.临床误诊误治, 2011, 24 (5): 11–13
11. Yazici ZM, Sayin I, Kayhan FT, et al.Laryngopharyngeal reflux might play a role on chronic nonspecific pharyngitis.Eur Arch Otorhinolaryngol, 2010, 267 (4): 571–574.
12. Jeong HY, Lee BS, Sung JK, et al.A randomized, prospective, comparative, multicenter study of rabeprazole and ranitidine in the treatment of reflux esophagitis.Korean J Gastroenterol, 2006, 47 (1): 15–21.
13. DelGaudio JM, Waring JP.Empiric esomeprazole in the treatment of laryngopharyngeal reflux.Laryngoscope, 2003, 113 (4): 598–601.
14. Glicksman JT, Mick PT, Fung K, et al.Prokinetic agents and laryngopharyngeal reflux disease:a systematic review.Laryngoscope, 2014, 124 (10): 2375–2379.
15. 李可亮, 李进让.质子泵抑制剂联合胃肠动力药治疗咽喉反流性疾病的 Meta 分析.中国耳鼻咽喉头颈外科, 2014, 21 (7): 367–371.
16. 龚齐, 周康年.反流性咽喉炎与胃食管反流病的关系研究.床耳鼻咽喉科杂志, 2001, 15 (12): 548—549.
17. DeMeester TR, Bonavina L, Albertucci M.Nissen fundoplication for gastroesophageal reflux disease.Evaluation of primary repair in 100 consecutive patients.Ann Surg, 1986, 204 (1): 9–20.
18. Lindstrom DR, W allace J, Loehrl TA, et a1.Nissen fundoplication surgery for extraesophageal manifestations of gastroesophageal reflux（EER）.Laryngoscope, 2002, 112 (10): 1762–1765.
19. Westcott CJ, Hopkins MB, Bach K, et al.Fundoplication for laryngopharyngeal reflux disease.J Am Coll Surg, 2004, 199 (1): 23–30.

第五节　慢　性　喉　炎

【定义】慢性喉炎（chronic laryngitis）是指喉部黏膜的慢性非特异性炎症，可累及黏膜下各层组织及喉内肌。慢性喉炎是临床声嘶的常见原因。根据病程及特性分为慢性单纯性喉炎、慢性反流性喉炎、慢性肥厚性喉炎和慢性萎缩性喉炎。

【病因】

1. **急性喉炎**　反复发作的急性喉炎治疗不及时或未注意适当休声，病情迁延不愈，逐渐演变成为慢性喉炎。

2. **用声过度或发音不当**　长期持续高声讲话，过高、过长时间的演唱可使喉内肌过度疲劳。常见于教师、销售人员、歌唱家等职业用嗓者及强噪声环境工作者等。

3. **邻近器官感染**　如鼻、鼻窦、咽部、气管、支气管、肺等部位的感染，炎症直接向喉部蔓延，或上述部位的炎性分泌物进入喉部，刺激喉部黏膜引起慢性炎症。临近器官的感染是产生慢性喉炎的重要原因之一，其机制为：①由于呼吸道黏膜互相延续；②因鼻塞经常用口呼吸，致使喉部黏膜过度干燥；③上述各处的病变，常使发声的共鸣作用发生障碍，易致发声不当并增加喉肌的疲劳。

4. **外源性刺激因素**　高温环境作业、空气中的粉尘、周围环境中的有害气体、烟、酒等长期刺激引起慢性喉炎。

5. **全身性疾病**　甲状腺功能低下、心脏病、肾病、糖尿病、风湿病等影响喉部，使局部血管舒缩功能发生障碍，黏膜长期淤血，继发慢性喉炎。

6. **过敏**　某些食物、气体或药物可引起过敏体质患者喉部黏膜长期慢性水肿，造成慢性喉炎。

7. **喉咽反流**　咽喉反流又称为胃食管反流病的食管外症状。1968 年 Cherry 等[1]首次描述了 3 例 GERD 患者的喉部存在有溃疡，认为喉部接触性溃疡是由于胃酸反流至喉部所致，提出 GERD 是喉部病变的病因之一。之后许多研究发现喉后部炎的患者临床上出现异常胃食管反流的比例很高[2, 3, 4]。另有文献报道[5, 6]慢性喉炎患者中分别有 64% 和 40% 伴有胃灼热症状。Garrigues[7]采用问卷调查、食管测压和 pH 监测以及内镜检查对 91 例慢性喉后部炎患者进行评估，结果 84 例（92%）患者有食管反流的临床表现。说明慢性喉炎与胃食管反流存在密切的相关性。有学者在进一步研究 GERD 与喉后部炎的相关性中发现慢性喉炎患者中有 60% 存在有 GERD，而所有 GERD 患者喉镜检查均发现有喉后部炎的表现，提示反流性喉炎与 GERD 的胃酸反流次数及酸暴露的持续时间呈正相关[8]。Koufman[9]报道对 113 例嗓音障碍患者中有反流症状和体征的 78 例行 24 小时双探针 pH 监测，发现 57 例监测结果异常，揭示 50%（57/113）的嗓音障碍与 LPR 相关。Lindstrom 等[10]回顾性调查了 29 例伴有胃食管反流食管外症状的患者，发现 17 例患者有声音嘶哑，认为声音嘶哑是 GERD 的食管外症状中最常见的症状。由于喉与食管上端最接近，所以最容易受到胃反流物的攻击和损伤。Connor 等[11]通过检查 1845 例成年人发现，66% 的受检者有 GERD 或 LPR 症状，26% 的受检者同时有 GERD 和 LPR，其中 38% 患有嗓音疾病。因此 LPR 与声嘶的相关性也引起高度关注。Shaker 等[12]注意到反流性咽喉炎患者与健康人及典型 GERD 患者比较，虽然远端食管酸暴露时间并未增加，但反流达到近端食管的百分率明显增加。提示反流性喉炎病人的上食管括约肌（upper esophageal sphincter，UES）功能可能存在异常。由于咽喉黏膜缺乏重要的抗酸屏障 – 碳酸氢盐屏障，其抗酸能力较食管黏膜弱。当胃内容物反流突破功能异常的 UES 时，其中的胃酸及胃蛋白酶与咽喉黏膜直接接触即可引起损伤而出现咽喉部炎症[13]。所以当患者还没有出现食管炎的症状时即已出现 LPR 的表现。Galli 等[14] 通过对 34 例具有喉部症状的患者进行问卷调查及电子喉镜检查、pH 监测，发现 69.5% 具有病理性反流的患者并没有典型的胃食管反流不适症状的主诉。Ylitalo 等[15] 对 26 例喉后部炎症患者和 19 例健康志愿者进行 24 小时 pH 监测，观察到 69%（18/26）喉后部炎症患者存在咽食管反流，而健康志愿者中只有 26% 存在咽食管反流，且前者咽喉反流次数、酸暴露时间和酸清除时间均显著大于后者，同时喉镜检查发现伴有 LPR 的喉后部炎患者其声门后壁黏膜常见增厚和水肿。这项研究进一步证实 LPR 是慢性喉炎最常见的病因。2006 年 GERD 蒙特利尔共识意见[16] 认为反流性喉炎综合征与 GERD 明确相关。

【病理特点】慢性喉炎初期，喉部黏膜慢性充血和血管扩张，血管壁通透性增加，黏膜上皮及黏膜下组织间隙水肿，淋巴细胞浸润，腺体分泌增多。病变继续发展，则有黏膜下纤维组织增生和玻璃样变性，黏膜上皮鳞状化生、角化，黏膜下组织增生肥厚，腺体肥大，分泌物变为黏稠。用声过度或发音不当者声韧带胶原纤维断裂，黏膜下血管充血、出血、液体渗出增加。长期病变黏膜上皮及黏膜下组织萎缩变薄，腺体萎缩，分泌减少。

【临床表现】

1. 症状
（1）声音嘶哑：起初为间歇性，发音易疲劳，病情逐渐加重则嗓音呈持续性嘶哑。

（2）喉部不适：常有干燥、刺痛、异物感、烧灼感。

（3）喉部分泌物增加：常有频繁清嗓和干咳。

2. 体征 喉镜下表现：
（1）慢性单纯性喉炎：喉部黏膜弥漫性充血，声带肿胀，失去原有的珠白色，呈粉红色或暗红色，边缘变钝。黏膜表面有黏液附着。常在声门间连成粘液丝。

（2）慢性肥厚性喉炎：喉部黏膜局限性或广泛肥厚，呈慢性充血状，声带明显肥厚，闭合不良。室带常受累肥厚而遮盖部分声带，发声时代偿性内收，杓会厌襞亦可增厚。

（3）慢性萎缩性喉炎：喉部黏膜干燥、变薄而发亮，表面有干痂附着。声带萎缩变薄，松弛无力，闭合不全。

（4）反流性喉炎：喉镜下最常见的典型表现是杓区黏膜红斑、水肿（图 6-5-1）；声带和室带黏膜水肿，喉室部分或全部消失（图 6-5-2）；杓间黏膜增生肥厚，呈结节样或鹅卵石样改变[10]（图 6-5-3、图 6-5-4）；声门下黏膜水肿形成假性声带沟（图 6-5-5）；声带突肉芽肿或溃疡（图 6-5-6）；声带任克水肿；声带小结；喉狭窄等[11]。

【诊断要点】

1. 患者有长期声音嘶哑、喉部分泌物增加、咽喉疼痛及刺激性干咳等喉部不适感的病史。

2. 喉镜下喉部黏膜弥漫性充血、肥厚，声带慢性充血、肿胀，尤其是反流性咽喉炎喉镜下的典型体征。

3. 反流性喉炎抑酸药物试验性治疗有效即可诊断。

4. 辅助检查同慢性咽炎的辅助检查。

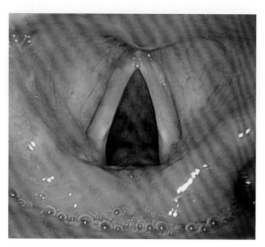

图 6-5-1 反流性喉炎的喉镜下表现
双侧杓区黏膜红斑、水肿

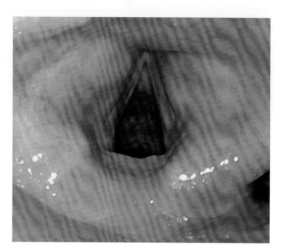

图 6-5-2 反流性喉炎的喉镜下表现
双侧声带和室带黏膜水肿，喉室消失

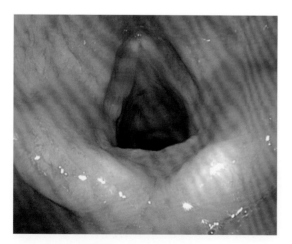

图 6-5-3 反流性喉炎的喉镜下表现
杓间黏膜增生肥厚

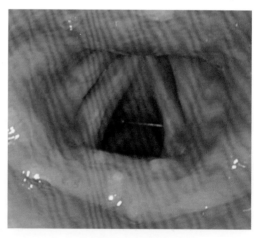

图 6-5-4 反流性喉炎的喉镜下表现
杓间黏膜呈结节样或鹅卵石样改变

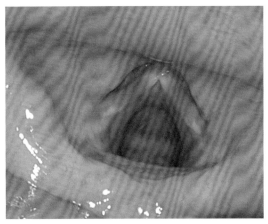 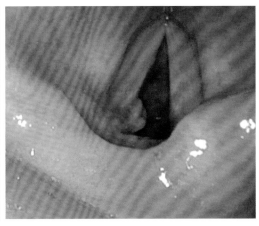

图 6-5-5　反流性喉炎的喉镜下表现　　　　图 6-5-6　反流性喉炎的喉镜下表现
声门下黏膜水肿形成假性声带沟　　　　　　左侧声带突有肉芽肿

5. 需与急性喉炎、声带小结、声带息肉、喉结核、喉梅毒、喉关节炎、早期喉癌等相鉴别。

【治疗原则】

1. **去除病因**　去除病因是治疗慢性喉炎的关键。应积极治疗鼻腔、鼻窦、口腔、咽腔病变及全身性疾病；清除职业性致病因子，避免有害气体、粉尘刺激；戒除不良嗜好（如吸烟、饮酒）；保持健康和有规律的作息、保持良好的心态从而提高自身整体免疫力。

2. **避免过度用声和嗓音治疗**　避免长期高音调、高强度发声，适当休声，适当药物对症治疗后须进行正确的发声训练，纠正不良发声习惯和方法。通过系统、科学的发声训练，减少发音时双侧声带的过度摩擦。

3. **药物治疗**　局部含片、雾化吸入，可以缓解喉部不适症状。对萎缩性喉炎患者，可应用有轻微的刺激腺体分泌增多作用的含碘喉片和口服维生素类药物。

4. **治疗反流相关的喉炎**　作为 GERD 的食管外表现之一的慢性喉炎近年来尤其受到人们的关注，其治疗主要为强有效的抑酸治疗。研究发现给予临床诊断为咽喉反流（LPR）的患者连续使用 PPI 治疗 3 个月，LPR 症状指数量表评分（RSI）和喉镜下咽喉反流体征评分（RFS）均有显著改善[17, 18]。早在 1996 年，Jaspersen 等[19]报道给 21 例伴有 GERD 的喉炎患者服用奥美拉唑 40mg，每日一次，2 周后所有患者症状改善，33% 患者内镜下的体征恢复正常。治疗 4 周后所有患者的食管炎和喉炎症状均消失。El-Serag 等[6]通过随机对照双盲研究，将慢性喉炎患者随机分成两组，分别服用兰索拉唑 30mg 每日 2 次和安慰剂 3 个月。分组前所有患者接受食管镜、24 小时食管 pH 监测、喉镜检查，并接受关于 GERD 和喉炎症状的系统的问卷调查。结果 PPI 组 12 例喉炎患者中 6 例（50%）有效，而安慰剂组 10 例喉炎患者仅 1 例（10%）有效，表明使用兰索拉唑治疗对缓解喉炎症状较安慰剂组更有效，认为 PPI 应作为治疗反流性喉炎的一线药物。Qua 等[18]研究发现慢性喉炎患者中 GERD 发病率 65.6%（21/32）。PPI 抑酸治疗 8 周后有反流者喉炎症状显著改善的比例（14/21，67%）明显大于无反流者（2/11，18%），指出慢性喉炎患者中 GERD 发病率较高，且伴有反流的慢性喉炎的 PPI 疗效高于无反流者，说明酸反流在慢性喉炎发病中起了重要作用。Lam 等[20]给予 42 例 LPR 患者较大剂量的 PPI（雷贝拉唑 20mg，2 次 / 日）治疗 12 周，发现与同期安慰剂治疗的对照组相比，RSI 在治疗后 6 周和 12 周均有显著下降，但 RFS 两组改善无显著差异，表明 12 周大剂量的雷贝拉唑治疗可以明显改善 LPR 患者的反流症状。但进一步观察发现停用 PPI 6 周后症状复发，提示 LPR 患者需要更长时间的 PPI 治疗以缓解症状。同样 Garrigues[7]给予有 GERD 表现的慢性喉炎患者 PPI 治疗 3 个月，41% 的喉炎患者症状明显改善，继续治疗 3 个月后，症状改善者达 65%。认为比起 GERD 来说，反流相关性喉炎的药物治疗需要的剂量更大，疗程也更长。GERD 和 LPR 的发病机制是多因素的，但公认的原因之一是胃食管动力障碍[21]。因此促动力药被用于治疗这类疾病。Ezzat[22]报道 82 例反流相关性喉炎患者随机分为两组，分别给予 PPI 和促动力药及 PPI 和安慰剂，治疗 8 周，结果显示两组总体症状改善程度存在显著性差异，前者体征完全改善者 48%，后者 20%，前者有 5% 停药后复发，后者为 24%。认为促动力药与 PPI 联合应用可提高疗效并能缩短用药及降低复发率。国内学者在研究胃食管反流病与顽固性咽喉炎的相关性时发现 PPI 及促动力药可以改善顽固性咽喉炎的症状，总有效率达 90%[23]。对于 PPI 和促动力药无应答而反流监测阳性者则可调整加大剂量或行抗反流手术治疗。抑酸治疗虽是抗反流治疗的重要方面，但并不能有效减少反流、抑制非酸反流和改变抗反流屏障解剖学及功能异常，并且部分患者停药后易复发、需长期甚至终生服药[24]，特别是合并食管裂孔疝者，需行抗反流手术治疗，以重建胃食管交界处的抗反流屏障。Suskind 等[25]报道 14 例伴有严重食管外症状而抑酸治疗无效的患者选择胃底折叠术治疗，结果所有患者的食管外症状完全缓解。Lindstrom[10]总结了采用腹腔镜下胃底折叠术（LNF）治疗 28 例有 GERD 食管外症状的患者，25 例患者术后未再服用抑酸药，且喉部不适症状几乎全部消失。所以 LNF 是治疗反流相关性喉炎的有效方式。

（吕秋萍）

参 考 文 献

1. Cherry J, Margulies SI.Contact ulcer of the larynx.Laryngoscope, 1968, 78(11):1937-1940.
2. Wong RK, Hanson DG, Waring PJ, et al. ENT manifestations of gastroesophageal reflux.Am J Gastroenterol, 2000, 95(8 suppl):S15-22.
3. Richter JE, Hicks DM.Unresolved issues in gastroesophagealreflux-related ear, nose, and throat problems.Am J Gastroenterol, 1997, 92(12):2143-2144.
4. Ormseth EJ, Wong RK.Reflux laryngitis:pathophysiology, diagnosis, and management.Am J Gastroenterol, 1999, 94(10):2812-2817.
5. Koufman JA, Belafsky PC, Bach KK, et al.Prevalence of esophagitis in patients with pH-documented laryngopharyngeal reflux.Laryngoscope, 2002, 112(9):1606-1609.
6. El-Serag HB, Lee P, Buchner A, et al.Lansoprazole treatment of patients with chronic idiopathic laryngitis:a placebo-controlled trial.Am J Gastroenterol, 2001, 96(4):979-983.
7. Garrigues V, Gisbert L, Bastida G, et al.Manifestations of Gastroesophageal Reflux and Response to Omeprazole Therapy in Patientswith Chronic Posterior Laryngitis:An Evaluation Based on Clinical Practice.Dig Dis Sci, 2003, 48(11):2117-2123.
8. Dimitrijevic M, Beljin V, Petrovic V, et al.Gastroesophageal reflux disease correlation with posterior laryngitis.

Vojnosanit Pregl,2009;66(5):383-387.

9. Koufman J,Amin M,Panetti M.Prevalence of reflux in 113 consecutive patients with laryngeal and voice disorders.Otolaryngol Head Neck Surg,2000,123(4):385-388.

10. Lindstrom DR,Wallace J,Loehrl TA,et a1.Nissen fundoplication surgery for extraesophageal manifestations of gastroesophageal reflux(EER).Laryngoscope,2002,112(10):1762-1765.

11. Connor NP,Palazzi-Churas KL,Cohen SB,et al.Symptoms of extraesophageal reflux in a community-dwelling sample.J Voice,2007,21(2):189-202.

12. Shaker R,Milbrath M,Ren J,et al.Esophagopharyngeal distribution of refluxed gastric acid in patients with reflux laryngitis.Gastroenterology,1995,109(5):1575-1582.

13. Koufman JA.Laryngopharyngeal reflux is different from classic gastroesophageal reflux disease.Ear Nose Throat J,2002,81(9 Suppl 2):7-9.

14. Galli J,Agostino S,Calo L,et al.Gastro-esophageal reflux and laryngeal phlogistic disorders:clinical evaluation and multi-electrode pH monitoring.Acta Otorhinolaryngol Ital,2001,21(5):306-311

15. Ylitalo R,Lindestad PA,Ramel S.Symptoms,laryngeal findings,and 24-hour pH monitoring in patients with suspected gastroesophago-pharyngeal reflux.Laryngoscope,2001,111(10):1735-1741

16. Vakil N,Van Zanten SV,Kahrilas P,et al.The Montreal definition and classification of gastreesopgageal reflux disease:A Global Evidence-Based Consensus.Am J Gastroenterol,2006,101(8):1900-1920.

17. Shin MH,Nam SY,Park YH,et al.Open-label observational study for evaluating the short term benefits of rabeprazole medication on laryngopharyngeal reflux.Clin Exp Otorhinolaryngol,2012,5(1):28-33.

18. Qua CS,Wong CH,Gopala K,et al.Gastro-oesophageal reflux disease in chronic laryngitis:prevalence and response toacid-suppressive therapy.Aliment Pharmacol Ther,2007,25(3):287-295.

19. Jaspersen D,Weber R,Hammar CH,et al.Effect of omeprazole on the course of associated esophagitis and laryngitis.J Gastroenterol,1996,31(6):765-767.

20. Lam PKY,Ng ML,Cheung TK,et al.Rabeprazole is effective in treating laryngopharyngeal reflux in a randomized placebo-controlled trial.Clin Gastroenterol Hepatol,2010,8(9):770-776.

21. Kim KS,Kim TH,Choi CS,et al.Effect of itopride,a new prokinetic,in patients with mild GERD:a pilot study. World J Gastroenterol,2005,11(27):4210-4214.

22. Ezzat WF,Fawaz SA,Fathey H,et al.Virtue of adding prokinetics to proton pump inhibitors in the treatment of laryngopharyngeal reflux disease:prospective study.J Otolaryngol Head Neck Surg,2011,40,(4):350-356.

23. 姜湛乾.胃食管反流病和顽固性咽喉炎相关性的临床研究.中国实用医药,2016,11(2):118-119.

24. McDougall NI,Johnston BT,Kee F,et a1.Natural history of reflux oesophagitis:a 10-year follow up of its effect on patient symptomatology and quality of life.Gut,1996,38(4):481-486.

25. Suskind DL,Zeringue GP,Kluka EA,et al.Gastroesophageal reflux and pediatric otolaryngologic disease.Arch Otolaryngol Head Neck Surg,2001,127(5):511-514.

第六节 喉 痉 挛

【定义】阵发性喉痉挛(paroxysmal laryngospasm)指喉部肌肉反射性痉挛收缩,使声带用力的不由自主的内收,声门部分或完全关闭而导致患者出现不同程度的呼吸困难和吸气性喘鸣,甚至完全性的气道阻塞。部分患者伴有发音障碍和咳嗽。多数患者有濒死感。喉痉挛常常是突然发生而毫无发作前征兆,且昼夜均可发生,夜间发作时会使患者惊醒。每次可持续数秒至数分钟,严重者可出现晕厥及意识丧失。

【病因与发病机制】喉部有大量机械、化学和温度感受器,密集分布在喉部开口周围,受到有害刺激则引起喉腔关闭,作出快速防御反应而导致喉痉挛。

1. 局部刺激 ①气道内分泌物、血液或呕吐物刺激喉部；②气道内操作：浅麻醉状态下吸痰、放置口咽或鼻咽通气道、气管插管或拔管对咽喉部产生刺激；③异物通过或存留于喉部；④喉部的急性或亚急性炎症；⑤悬雍垂过长及腐蚀剂刺激咽喉部。

2. 药物 有些静脉麻醉药如盐酸氯胺酮等使咽喉部的应激性增高。

3. 喉返神经受刺激 颈部或纵隔淋巴结肿大、肿瘤、主动脉瘤、肺结核等致喉返神经受刺激。甲状腺手术时损伤喉返神经，除可能引起喉麻痹外，也可诱发喉痉挛。

4. 中枢性疾病脊髓运动性共济失调 最常见。喉痉挛可为此病的初发症状，或为喉麻痹之前驱症状。癫痫常发生喉痉挛。狂犬病患者喉外展肌亦呈痉挛状态。

5. 低钙血症导致的喉痉挛。

6. 神经官能性疾病 神经官能性疾病患者常反复发生喉痉挛样表现。

7. 咽喉反流 咽喉反流（laryngopharyngeal reflux，LPR）是目前喉痉挛的一个公认的原因。早在 1977 年 Chodosh[1] 首先提出胃食管反流（gastroesophageal reflux，GER）可诱发喉痉挛。之后陆续有相关研究报道[2-5]。Curtis 等[4] 在 X 线透视下观察发现 3 例急性喉痉挛患者在喉痉挛发生之前胃内有气体快速进入喉部，因而认为反流事件是喉痉挛的始动因素。Bortolotti[5] 给 2 名反复发作的上气道痉挛窒息的患者行 24 小时双探针 pH 监测，发现其中一例已行气管切开的患者在痉挛发生的同时下咽部 pH 值下降，表明喉痉挛发作时确有胃酸达到咽喉部。Loughlin 等[6] 对 12 例阵发性喉痉挛患者的研究发现 92%（11/12）患者有胃食管反流，双探针 pH 监测发现 83%（10/12）监测结果异常，其中 3 例患者食管内总的酸暴露时间正常但咽部监测到有酸反流。提示 GER 在阵发性喉痉挛病因学方面确实起了非常重要的作用。进一步研究发现 12 例患者中仅有 4 例（33%）患者同时伴有胃灼热症状。因此如果喉痉挛患者不伴有典型的胃食管反流症状且上消化道 X 线检查和内镜检查均为阴性时常常容易误诊。有学者通过动物模型研究证实当喉黏膜与酸接触时即可引起喉痉挛和反射性中枢性呼吸暂停[7-9]。由于咽喉黏膜缺乏碳酸氢盐屏障，对胃酸的刺激损害更为敏感。反流的胃内容物（胃酸、胃蛋白酶、胰蛋白酶、胆汁酸等）一旦突破食管上括约肌（upper esophageal sphincter，UES）到达咽喉部，即可导致咽喉部 pH 下降。当 pH 降至 2.5 或更低时，可刺激会厌表面的化学感受器而诱发刺激性咳嗽和声门反射性闭合[10]。Suzuki 等[11] 研究认为这一反射的传入神经是喉上神经，传出神经是喉返神经。研究发现给予喉上神经电刺激时可引起喉返神经的兴奋进而导致甲杓肌和环杓侧肌兴奋、而环杓后肌抑制，使得声带长时间的内收而引发喉痉挛。Morrison 等[12] 总结发现 GERD 在90% 以上的喉痉挛患者的发病中起重要作用。Poelmans 等[13] 对 35 例阵发性喉痉挛患者进行监测，33 例发现有 GER，反流阳性率 94.3%，给予 PPI 治疗 6 周后患者喉痉挛症状完全消失。Maceri 等[14] 报道 8 例喉痉挛患者均与 GER 相关，其中 6 例在喉痉挛发作时出现了晕厥，但 PPI 治疗均有效。

【病理特点】喉部黏膜及声门下黏膜充血、水肿，血管壁通透性增加，血管周围淋巴细胞浸润，黏膜上皮及黏膜下组织间隙水肿，腺体分泌增多。随着病程进展，黏膜下纤维组织增生和玻璃样变性，黏膜上皮鳞状化生、角化，黏膜下组织增生肥厚，腺体肥大，分泌物变为黏稠。

【临床表现】

1. 症状 阵发性喉痉挛虽不常见但却令患者非常痛苦甚至危及患者生命。常骤然发作短促、吼哮性或炸裂性的咳嗽，若正在说话时则突然失声，呼吸急促，吸气粗长伴喘鸣，吸气用力增加，呼气呈断续的犬吠声，继之出现呼吸困难。发作时间一般持续30秒至5分钟左右。常在作一深吸气后发作终止而呼吸逐渐恢复正常。与LPR相关的喉痉挛患者除表现有突然发生的上气道阻塞伴喘鸣和窒息外，同时还主诉有咽喉部的不适症状，如声音嘶哑、刺激性干咳、咽喉部异物感和频繁清嗓等。

喉痉挛分度：

（1）轻度：声门变窄，随呼吸气流可发出低调的吸气性喉喘鸣声，氧饱和度可保持在90%。

（2）中度：声门并未完全关闭，气道部分梗阻，因气流明显受阻而发出高调的吸气性喉鸣声，同时出现"三凹征"，氧饱和度在80%~90%。

（3）重度：声门紧闭，使呼吸道完全梗阻，患者迅速出现发绀，意识丧失，瞳孔散大，心跳微弱甚至骤停，氧饱和度在50%以下。

2. 体征　喉痉挛在发病的缓解期喉镜表现大多是正常的。反流相关的喉痉挛患者喉镜下有时可有反流性喉炎的表现：喉部黏膜弥漫性充血肿胀、杓区黏膜红斑和水肿、杓间区黏膜增生、室带、声带以及声门下黏膜充血肿胀等。图6-6-1为两个喉痉挛患者的喉镜图。

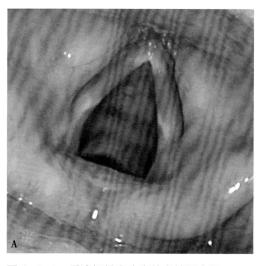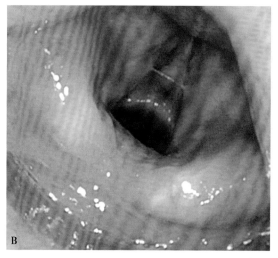

图6-6-1　反流相关喉痉挛的喉镜下表现

A. 双侧杓状软骨内侧黏膜红斑、肿胀，后连合黏膜增生　B. 杓区黏膜红斑和水肿，双侧室带、声带及声门下黏膜充血肿胀

【诊断要点】该病的诊断主要依靠患者的病史、体征以及相关的排除诊断。

1. 详细询问病史　上呼吸道感染病史、胃食管反流病史、误吸异物史、颈部肿物及手术史、中枢神经系统病变史及发病前有无情绪激动或紧张等诱因。

2. 喉镜检查　喉痉挛在发病的缓解期喉镜表现大多是正常的。反流相关的喉痉挛患者喉镜下往往可见喉后部炎的表现（见图6-6-1）。

3. 反流相关的喉痉挛抑酸药物试验性治疗有效即可作出诊断。

4. 需与双侧声带麻痹、气道肿瘤、喉气管狭窄、癫痫、过敏性哮喘等导致的呼吸困难相鉴别。

5. 辅助检查

（1）内镜检查：电子喉镜、纤维喉镜检查。

（2）过敏原检测、总 IgE 和血清特异性 IgE 的测定，以排除过敏性哮喘。

（3）行头颈部、肺部、心血管方面的检查及神经系统检查。

（4）部分患者需行甲状腺功能检查和电解质检查，以排除因甲状腺功能减退和低镁、低钙血症导致的喉痉挛和喉水肿。

（5）对疑有 LPR 患者，则填写 RSI 量表和 RFS 量表。

（6）24 小时 pH 监测：气道 Dx–pH 监测、多通道腔内阻抗 –pH（MII–pH）监测，观察咽部及食管近端的酸暴露时间及 pH 变化情况。

（7）食管测压：了解食管上、下括约肌（UES、LES）及食管体部的各种功能情况。

【治疗】治疗原则：解除刺激源，面罩加压纯氧吸入，药物治疗（糖皮质激素、氨茶碱、肌松剂），如仍不能解除痉挛则可建立人工气道，必要时气管切开处理，以保障患者的生命安全。

1. 紧急处理　轻度喉痉挛发作时患者应保持高度镇静，闭口用鼻缓缓呼吸，或作一次深呼吸；也可以冷水浇面、颈部冷敷、击拍背部或牵引舌部（用干净纱布包裹其舌体进行），均可使痉挛消退。也可缓慢喝些热饮料，或吸入亚硝酸异戊酯，可使痉挛消退。若系麻醉过浅引起，应立即给予纯氧吸入或纯氧正压通气，并轻提患者下颌，同时立即停止一切刺激和手术操作；应用静脉或吸入麻醉药加深麻醉，可缓解轻、中度喉痉挛。对重度喉痉挛，紧急情况下可采用 16 号以上针头行环甲膜穿刺给氧或行高频通气，或行紧急气管切开。清除咽喉部分泌物，保持呼吸道通畅。可选用抗胆碱能药物阿托品，以减少腺体分泌，减少口咽分泌物的刺激。

2. 病因治疗　合并上呼吸道感染者给予抗生素及止咳药物；过敏性鼻炎患者在排除哮喘后予抗过敏药及鼻喷激素；低钙血症患者给予及时补钙治疗；胃食管反流患者给予抗反流治疗。

3. 抗反流治疗　目的是阻止 LPR 诱发致命性喉痉挛的发生。一旦明确 LPR 是喉痉挛的诱发因素，则应给予抗反流综合治疗。治疗包括调整生活方式和饮食习惯；标准剂量的 PPI 2 次 / 天，在单纯抑酸药物控制喉痉挛疗效不佳时可增服食管促动力剂。Bortolotti[5] 对确诊 GER 诱发的喉痉挛患者给予法莫替丁、碳酸氢盐及抗酸药等治疗 6 个月，并改变以往的生活方式和饮食习惯，喉痉挛发作完全停止。指出对于反流病因不太明确而有气道痉挛症状的患者应行食管动力功能的检查并给予促动力药治疗。Maceri 等[14] 对 8 例喉痉挛患者均给予 PPI 治疗，其中 5 例同时给予食管促动力药控制反流及继发的喉痉挛，治疗 5 周后 8 例患者喉痉挛症状得以控制，其中 3 例无复发，3 例控制后有轻度复发，2 例控制后仍频繁复发。认为治疗喉痉挛最重要的是能够正确辨认 GER 这一诱发喉痉挛的因素。在单纯抑酸药物控制喉痉挛失败时可加用食管促动力药。Loughlin[6] 则给予 12 例喉痉挛患者奥美拉唑 20mg，一日二次的抑酸治疗，同时调整日常生活方式和饮食习惯，每月随访。1~4 个月内 12 例患者喉痉挛均未再发作，其他咽喉症状也有改善，声音嘶哑和清嗓的症状持续时间最长。治疗 4 个月后喉镜下的体征也有明显改善，随访 14 个月时，8 名患者的喉镜征象恢复正常，认为 PPI 控制反流引起的喉痉挛是非常有效的。但 12 例喉痉挛患者中有 10 例患者服用奥美拉唑 1 年后改用 H$_2$ 受体阻滞剂雷尼替丁，6 周后有 2 例患者喉痉挛症状复发重新口服奥美拉唑。为根除喉痉挛，这 2 例患者随后施行了 Nissen 胃底折叠术，术后喉痉挛症状未再复发。认为对于抗反流药物治疗失败者胃底折叠术是非常有效的替代治疗手段。因此对于 PPI 疗效不佳或停药后易复发，需长期甚至终生用药，尤其是存在食管下括约肌结构和功能异常的患者，则推荐行抗反流手术治疗。通过重建胃食管交界处的抗反流屏障，从而防止胃液对气道的长期反复刺激和损害。近年来开展的内镜下射频治疗为内镜下微创治疗方法，安全、简便，近远期疗效明确。汪忠镐等[15]采用内镜下射频治疗 48 例喉气管痉挛患者（又称胃食管反流性"哮喘"），多数患者治疗后出现立竿见影的疗效。刘建军等[16]报道内镜下 Stretta 射频治疗难治性及以食管外症状为主的胃食管反流病，其中包括反复发作的喉痉挛患者，结果 85.4% 患者 24 小时内症状即可明显缓解，尤以食管外症状为主者效果显著。

（吕秋萍）

参 考 文 献

1. Chodosh PL.Gastro-esophago-pharyngeal reflux.Laryngoscope,1977,87(1):1418-1427.
2. Sarwar H,Sprague DH.Laryngospasm as an early indicator ofaspiration.Anesth Analg,1978,57(Jan-Feb):119-121.
3. Overstein SR,Overstein DM,Whitington PF.Gastroesophageal reflux causing stridor.Chest,1983,84(3):301-302.
4. Curtis DJ,Crain M.Aerosol regurgitation as a laryngeal-sensitizing event explaining acute laryngospasm.Dysphagia,1987,2(2):93-96.
5. Bortolotti M.Laryngospasm and reflex central apnea causedby aspiration of refluxed gastric contents in adults.Gut,1989,30(2):233-238.
6. Loughlin CJ,Koufman JA.Paroxysmal laryngospasm secondary to gastroesophageal reflux.Laryngoscope,1996,106(12Pt 1):1502-1505.
7. Kovar I,Selstam U,Catterton WZ,et al.Laryngeal chemoreflex in newborn lambs:respiratory and swallowing responses to salts,acids,and sugars.Pediatr Res,1979,13(10):1144-1149.
8. Wetmore RF.Effects of acid on the larynx of the maturing rabbit and their possible significance to the sudden infant death syndrome.Laryngoscope,1993,103(11):1242-1254.
9. Boggs DF,Bartlett D Jr.Chemical specificity of a laryngeal apneic reflex in puppies.J Appl Physiol:Respirat EnvironExercise Physiol,1982,53(2):455-462.
10. Robert TS,Mary JH,徐文.咽喉反流性疾病.中华耳鼻咽喉头颈外科杂志,2014,49(5):432-436.
11. Suzuki M,Sasaki CT.Laryngeal spasm:a neurophysiologic re-definition.Ann Otol Rhinol Laryngol,1977,86(2 pt.1):150-157.
12. Morrison M,Rammage L,Emami AJ.The irritable larynx syndrome.J Voice,1999,13(3):447-455.
13. Poelmans J,Tack J.Extraoesophageal manifestation of gastro-oesophageal reflux.Gut,2005,54(10):1492-1499.
14. Maceri DR,ZimS.Laryngospasm:an atypical manifestation of severe gastroesophageal reflux disease(GERD).Laryngoscope,2001,111(11):1976-1979.
15. 汪忠镐,刘建军,吴继敏,等.射频治疗胃食管反流病 70 例报告.临床外科杂志,2007,15(6):404-406.
16. 刘建军,汪忠镐,田书瑞,等.内镜下 Stretta 射频治疗难治性及食管外症状性胃食管反流病临床观察.中华临床医师杂志(电子版),2010,4(10):2007-2010.

第七节　喉接触性肉芽肿

【定义】喉接触性肉芽肿（laryngeal contact granuloma，LCG），又称声带突肉芽肿（vocal process granuloma，VPG），是由于各种物理或化学因素损伤声带突及周围黏膜，并引起慢性炎性反应的肉芽肿样病变，属于良性肿物，病因不同，男女发病率亦有所不同。总体来讲，该病好发于中年男性，以单侧病变为主。

【病因】目前根据病因学将该病分为特发性喉接触性肉芽肿（spontaneous laryngeal contact granuloma，s-LCG）和医源性喉接触性肉芽肿（iatrogenic laryngeal contact granuloma，i-LCG）两大类，其中前者的发病主要与咽喉反流、嗓音滥用有关，后者主要与气管插管有关。

1. **咽喉反流**　观察研究发现大部分 LCG 患者都受到咽喉反流直接或者间接影响。1968 年，Cherry 和 Margulies 两位学者首次报道胃食管反流与 LCG 的形成有关，同一年，Delahunty and Cherry 对猎犬的喉腔进行酸暴露，这项随机对照研究证实遭受酸腐蚀的猎犬喉腔可见非特异性肉芽肿形成[1, 2]。Johnston 等报道由于人体喉腔黏膜缺乏碳酸酐酶，不能产生碳酸盐以中和胃酸，从而导致喉腔黏膜易受胃酸腐蚀产生病变[3]。Havas 等对确诊患有胃食管反流病的 LCG 患者进行质子泵抑制剂（proton pump inhibitor，PPI）抑酸治疗，治愈率达 91%，Wani 等对只有 24% 确诊患有胃食管反流病的 LCG 患者采用同样的抑酸治疗，治愈率也为 91%[4, 5]。田师宇等对 67 例 s-LCG 患者进行 PPI 抑酸治疗，治愈率为 75%[6]。综上，由于胃酸及胃内容物的反流侵蚀，导致喉黏膜损伤、产生炎性反应，以及抑酸疗法较高的治愈率，目前普遍认为咽喉反流为 LCG 形成的病因之一。

2. **嗓音滥用**　作为人体发声器官之一，声带的作用不容忽视，一旦双侧声带运动不良及不协调，或者过度使用，就会导致声带错误闭合，双侧声带突黏膜紧密贴合，并用力碰撞，黏膜破损后产生炎性反应，从而形成 LCG，声带麻痹、声带瘢痕、声带萎缩等导致声门闭合不全的患者以及歌手、播音员、教师、销售员等高强度用嗓者是危险人群。故目前认为嗓音滥用为其常见的病因之一。

3. **气管插管**　即喉气管插管时损伤声带突黏膜所致，与 s-LCG 不同的是，i-LCG 患者可发生于任何年龄任何性别，但是以成年女性最多见，双侧病变多于单侧，左侧病变多于右侧。

【病理特点】组织病理学研究表明绝大多数喉软骨由透明软骨构成，会随着年龄的增加不断骨化，而会厌软骨和杓状软骨的声带突部位由纤维软骨构成[7]。声带突位于杓状软骨的前角，是声韧带和声带肌的附着处，参与声带运动的调节，其表面黏膜由属于复层鳞状上皮细胞的上皮层和固有层构成，较薄。

LCG 的病理学表现主要为声带突表面黏膜受到胃酸及胃内容物反流、喉气管插管、声带滥用、声带误用等物理或化学因素刺激后损伤，产生炎性反应，重者可侵及软骨膜，并在愈合过程中出现组织增生、重塑，从而形成肉芽肿样病变。高分辨率计算机断层扫描（high-resolution computed tomography，HRCT）显示病变侧杓状软骨常见硬化现象，我们认为与该病病理发展过程相关[8]（图 6-7-1）。

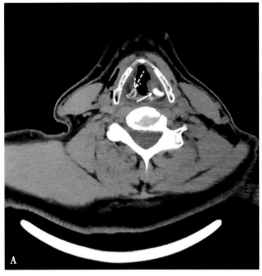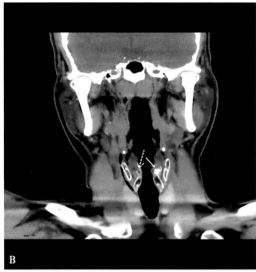

图 6-7-1　LCG 患者杓状软骨 HRCT 下表现

病变侧杓状软骨钙化（实线箭头：患侧硬化的杓骨　虚线箭头：健侧非硬化的杓骨）

【临床表现】

1. **症　状**　主要以喉部非特异症状为主，其中常见的有发声障碍（声嘶、发声易疲劳）、咽喉异物感、刺激性咳嗽和咽痛。少数患者无明显症状，常因行胃镜或喉镜检查时发现。

2. **检　查**　喉镜下表现为声带突黏膜周围红肿、破溃或有光滑肿物，肿物可呈淡黄色、粉红色或乳白色，可呈单叶状或分叶状，甚至多分叶状，病变较大者多带蒂，并随呼吸上下扑动。患者发声时声门后部裂隙变大，前中部有缝隙，s-LCG 患者发病无明显诱因，男性为主，常为单侧病变，而 i-LCG 患者多见气管插管后，女性为主，常为双侧病变。Farwell 等将其分为了 4 度：Ⅰ度：局限于声带突黏膜表面的光滑凸起；Ⅱ度：局限于声带突黏膜表面的带蒂或伴溃疡的肿物；Ⅲ度：越过声带突，但未超过声带完全外展位的中线；Ⅳ度：超过声带完全外展位的中线，A：单侧病变，B：双侧病变[9]（图 6-7-2）。

【诊断要点】

1. 患者有声嘶、咽喉部异物感等症状，同时应询问有无胃食管反流病、1 个月内有无喉气管插管等病史。

2. 喉镜下可见声带突黏膜周围光滑肿物，同时可以动态评估声带及咽喉腔其他组织的形态和功能，该病与其他声带良性病变合并发生的几率罕见。

3. HRCT 下病变侧杓状软骨有无硬化，可以作为该病的一项影像学支持证据。

4. **24 小时 pH 监测**　为诊断咽喉反流的金标准，用于判断咽喉反流是否为发病因素之一，同时也可评估治疗效果。

5. 需与声带息肉、声带小结、喉白斑、喉淀粉样变、喉癌、异物肉芽肿等良、恶性疾病进行鉴别。

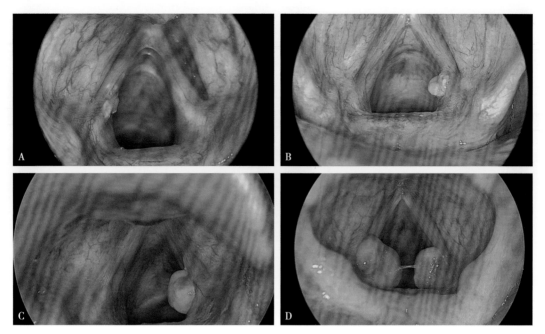

图 6-7-2 LCG 喉镜下分度
A. Ⅰ度 B. Ⅱ度 C. Ⅲ度 D. ⅣB度

【治疗】该病虽然属于良性病变，但是具有难治愈、易复发的特点，目前主要治疗方法分为保守治疗和手术治疗，病因复杂、病程迁延不愈的患者宜采取综合治疗的方法。

1. **一般治疗** 饮食方面禁食刺激胃酸分泌过多的食物（包括辛辣刺激性食物、甜食、高脂性食物、碳酸饮料、含咖啡因制品、浓茶等），戒烟酒，睡前 2~3 小时禁食，合理规律饮食；同时保持良好的精神状态，放松心情；纠正不良的发声方式，严禁大喊大叫。

2. **抑酸治疗** 为该病的首选疗法，药物首选 PPIs，初期为标准剂量，早晚各一次，饭前 30~60 分钟服用；当仅存微小病变或者病变消失后改为标准剂量，晨起 1 次，饭前 30~60 分钟服用，1 个月后改为 1/2 标准剂量，晨起 1 次，饭前 30~60 分钟服用，半个月到 1 个月后再改为隔日 1/2 标准剂量，晨起 1 次，饭前 30~60 分钟服用，半个月后停止服药。服用 PPI 过程中如果出现胃肠不适可加服促进胃肠动力药，连续服用超过 6 个月或者耐受不良的患者建议改服组织胺 H_2 受体拮抗剂继续治疗。

3. **嗓音治疗** 通过对患者进行正确的发声指导，从而使喉部肌肉达到再平衡，发声时声门正常闭合，消除双侧声带突的撞击。Leonard 和 Kendall 对发声时双侧声带突紧密贴合的 10 例 LCG 患者进行嗓音治疗，8 例有效，其中 5 例治愈，治疗时间 6~8 个月，随访 1~2 年无一复发或恶化[10]。

4. **激素注射治疗** 将激素注射到病变内及周围，利用其良好的抗炎作用消除炎症和病变。Wang 等采用病变内激素注射的方法治疗 LCG，10 例患者中 6 例症状完全缓解，4 例显著缓解，病变缩小比例 68%~100%[11]。田师宇等采用病变内激素注射联合抑酸疗法治疗 LCG，21 例患者中，治愈 15 例（71%），平均治愈时间 3.8 个月[12]，6~42 个月的随访期间无一并发症发生。该方法选用长效激素，长针头经甲舌膜径路进入喉腔，在纤维喉镜指导下进行注射，每4周复查一次（图6-7-3）。

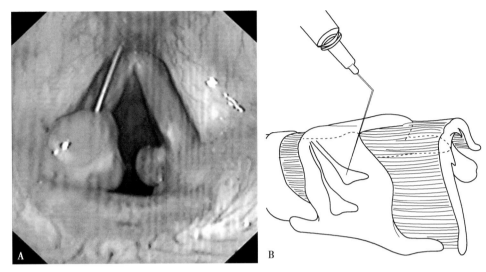

图6-7-3 LCG病变内激素注射
A. LCG病变内激素注射喉镜图　B. LCG病变内激素注射示意图

5. 肉毒毒素A注射治疗　通过肉毒毒素A抑制肌肉运动神经元末梢释放乙酰胆碱，麻痹喉部肌肉，避免双侧声带突接触。Fink等对手术治疗、抑酸治疗以及嗓音治疗无效的8例患者经甲舌膜径路进行杓间肌肉毒素注射，每次注射剂量为5~15U，其中5例治愈，平均治愈时间3.5个月[13]。Yilmaz等对22例s-LCG患者经甲舌膜径路进行双侧甲杓肌和环杓侧肌肉毒素注射，注射剂量为每侧甲杓肌和环杓侧肌1.25~2.5U，在6~100个月的随访期间，17例（77%）患者注射一次后治愈[14]。

6. 手术治疗　手术切除是最快速的治疗方法，但因其复发率高、创伤大、费用高，不作为一线治疗方法，仅当各种保守治疗无效、怀疑恶变或者病变阻塞气道影响呼吸时才行手术治疗。

（田师宇　李进让）

参考文献

1. Cherry J, Margulies SI.Contact ulcer of the larynx.Laryngoscope,1968,78(11):1937-1940.
2. Delahunty JE, Cherry J.Experimentally produced vocal cord granulomas.Laryngoscope,1968,78(11):1941-1947.
3. Johnston N, Knight J, Dettmar PW, et al.Pepsin and carbonic anhydrase isoenzyme Ⅲ as diagnostic markers for laryngopharyngeal reflux disease.Laryngoscope,2004,114(12):2129-2134.
4. Wani MK, Woodson GE.Laryngeal contact granuloma.Laryngoscope,1999,19(10):1589-1593.
5. Havas TE, Priestley J, Lowinger DS.A management strategy for vocal process granulomas.Laryngoscope,1999,109(2 Pt 1):301-306.
6. 田师宇,李进让.抑酸药物治疗喉接触性肉芽肿.中国耳鼻咽喉头颈外科,2015,22(9):438-441.
7. Zan E, Yousem DM, Aygun N.Asymmetric mineralization of the arytenoid cartilages in patients without laryngeal

cancer.AJNR Am J Neuroradiol,2011,32(6):1113-1118.

8. Li J,Tian S,Zou S,et al.CT Study of the arytenoid cartilage in patients with laryngeal contact granuloma. Otolaryngol Head Neck Surg,2017,157(6):1013-1016.

9. Farwell DG,Belafsky PC,Rees CJ.An endoscopic grading system for vocal process granuloma.J Laryngol Otol, 2008,122(10):1092-1095.

10. Leonard R,Kendall K.Effects of voice therapy on vocal process granuloma:a phonoscopic approach.Am J Otolaryngol,2005,26(2):101-107.

11. Wang C T,Lai M S,Lo WC,et al.Intralesional steroid injection:an alternative treatment option for vocal process granuloma in ten patients.Clin Otolaryngol,2013,38(1):77-81.

12. 田师宇,李进让,郭鹏飞,等.病变内激素注射结合抑酸疗法治疗喉接触性肉芽肿的疗效分析.中华耳鼻咽喉头颈外科杂志,2016,51(2):90-94.

13. Fink DS,Achkar J,Franco RA,et al.Interarytenoid botulinum toxin injection for recalcitrant vocal process granuloma.Laryngoscope,2013,123(12):3084-3087.

14. Yilmaz T,Kayahan B,Gunaydin RO,et al.Botulinum Toxin A for Treatment of Contact Granuloma.J Voice, 2016,30(6):741-743.

第八节 任克水肿

【定义】任克水肿（Reinke's edema）是指发生在声带任克间隙内的一种慢性、进行性的水肿及息肉样病变。该病常在中年后发病，欧美国家以女性患者为多，可能跟女性吸烟者较多，且女性更关注嗓音、易因嗓音问题就诊有关，我国则多为男性患者。

【病因】目前认为任克水肿的病因有吸烟、嗓音滥用和咽喉反流。

1. 吸烟 吸烟是公认的导致声带任克水肿的主要原因，几乎所有的任克水肿患者均有长期吸烟史，且烟草暴露时间与声带水肿程度正相关。国外研究发现，吸烟可导致声带黏膜血管一系列的组织改变，如血管通透性增加、血流速度下降，从而促进任克间隙水肿的发生[1]。

2. 嗓音滥用 观察研究发现大部分任克水肿患者存在过度或不当用嗓病史，故认为滥用嗓音是声带任克水肿的病因，或者至少是加重这类患者嗓音障碍程度的因素之一[2]。由于任克间隙参与发声过程，嗓音滥用可影响该间隙可能是其在任克间隙水肿发病中的作用机制。

3. 咽喉反流 Koufman[3]于1995年报道对5例任克水肿患者行pH监测，结果发现均存在咽喉反流，遂提出咽喉反流可能是任克水肿的病因之一。Zeitels等[2]在1997年对19例任克水肿患者的观察研究发现他们均有不同程度的反流症状和体征，Chung等[4]对20例任克水肿患者行24小时阻抗-pH监测，并记录反流症状指数（reflux symptom index，RSI）和反流体征评分（reflux finding score，RFS），结果发现90%的患者存在病理反流（咽喉部pH<4反流次数大于等于3次）且RSI、RFS中位数显著高于对照组，这些研究至少表明任克水肿患者中咽喉反流的检出率显著高于健康人群。王嘉森等[5]对16例任克水肿的中国患者行24小时MII-pH监测并记录RSI、RFS，发现pH监测结果显示咽喉反流阳性率为56.2%（9/16），且所有患者的量表评分结果均提示存在咽喉反流（RSI>13分和/或RFS>7分）。此外，Toohill等[6]报道通过抑酸治疗、戒烟和避免嗓音滥用，患者声带水肿和发音障碍的情况可得到改善，支持了咽喉反流是任克水肿病因的观点，但该研究并未将抑酸治疗作为影响预后的因素单独进行分析。综上，由于任克水肿患者普遍存在咽喉反流，以及抑酸治疗有助于减轻声带水肿、改善嗓音质量，目前认为咽喉反流是任克水肿的病因之一。

【病理特点】声带由浅入深可分为5层，分别为黏膜上皮层、固有层浅层（任克层）、弹力纤维层、胶原纤维、肌肉层，其中弹力纤维层和胶原纤维层构成固有层深层即声韧带。任克层位于黏膜上皮层和声韧带之间，左右各一，是一个潜在性间隙，居声带膜部游离缘之全长，该间隙中的主要成分是无细胞结构的基质蛋白，内充满疏松结缔组织，弹性纤维较少，极易形成水肿。此外，黏膜上皮层与任克层共同组成被覆层，被覆层是一个非常柔韧的结构，是引起振动产生声音的组织学基础。

任克水肿的病理学改变主要为黏膜固有层水肿、基底膜增厚、纤维蛋白沉积、胶原蛋白和弹性蛋白紊乱、血管充血及炎性浸润等表现，其中黏膜固有层水肿和基底膜增厚这两种病理表现有一定的特异性[7]。部分患者伴有鳞状上皮改变，少数存在异型增生，有异型增生的任克间隙水肿为声带的癌前期病之一。

【临床表现】

1. 症状 声嘶为此病的主要症状，声嘶较重时可致失音，音调低沉而单调。严重的水肿组织造成两侧靠拢堵塞声门的前部，只留杓间部的间隙呼吸，使患者感觉憋气和异物感。

2. 体征 喉镜下可见声带呈鱼腹状肿胀、表面光滑、松弛下垂、水肿无力；肿胀体半透明，前至前连合后至声带突，颜色与正常声带相同或呈灰白色；有的水肿组织在近声带突部聚集较多，局部呈淡黄色，个别患者在任克水肿的基础上形成息肉；多数为双侧病变，少数为单侧病变（图6-8-1、图6-8-2）。Yonekawa[8]将声带任克水肿的程度分为3度，Ⅰ度：吸气时两侧声带前1/3接触；Ⅱ度：吸气时两侧声带前2/3接触；Ⅲ度：吸气时两侧声带全接触。

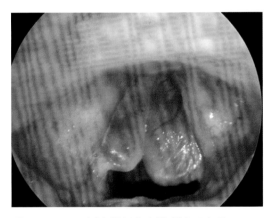

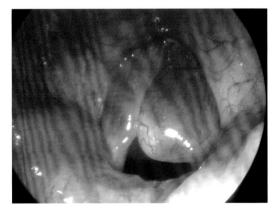

图6-8-1 双侧声带任克水肿喉镜下表现
双侧声带呈鱼腹状肿胀、松弛下垂、表面光滑，病变前至前连台、后至声带突

图6-8-2 双侧声带任克水肿喉镜下表现
右侧声带水肿在近声带突部聚集呈淡黄色

【诊断要点】
1.该病以声嘶为主要症状，严重时呼吸不畅。

2. 喉镜下声带表现为鱼腹状肿胀、表面光滑，严重时可随呼吸上下活动。

3. 需与声带息肉和声带囊肿相鉴别。

【治疗】主要包括手术治疗、病因治疗和抗反流治疗。

1. **手术治疗**　手术是任克间隙水肿的主要治疗手段，以往多采用声带黏膜剥脱术，切除声带表面的黏膜及任克间隙的水肿组织，声带因失去黏膜上皮而裸露，再上皮化需很长时间，且易发生声带粘连。现在多采用保留声带黏膜上皮的吸切术，在喉室底水肿黏膜表面做一纵形切口，用细吸引管将声带黏膜下的水肿组织吸除，修剪多余黏膜，再将黏膜复位，也可缝合黏膜，加快愈合[9]。

2. **病因治疗**　戒烟和避免嗓音滥用有利于术后嗓音恢复和减少复发。

3. **抗反流治疗**　抗反流治疗也属于病因治疗，由于胃反流物中的主要致病因子胃蛋白酶在酸性环境中才有活性，因此可通过抑酸治疗来避免胃反流物对声带黏膜的刺激损伤。推荐的抑酸治疗药物为质子泵抑制剂，术后应用三周。Kamargiannis 等[10]研究发现存在咽喉反流的任克水肿患者，其慢性咽炎的发病率和严重程度显著高于无咽喉反流的任克水肿患者，提出反流引起咽部黏膜上皮细胞损伤可能是导致慢性咽炎的病理机制之一。Zeitels 等对任克水肿患者术后予抑酸治疗，观察发现其咽喉炎的体征与术前相比显著改善，认为抑酸治疗可减轻反流引起的喉黏膜炎症，减少术后复发和声带瘢痕形成，有利于患者术后的嗓音恢复。

（王嘉森　李进让）

参 考 文 献

1. Branski RC, Zhou H, Kraus DH, et al. The effects of cigarette smoke condensate on vocal fold transepithelial resistance and inflammatory signaling in vocal fold fibroblasts. Laryngoscope, 2011, 121 (3): 601-605.

2. Zeitels S M, Hillman R E, Bunting G W, et al. Reinke's edema: phonatory mechanisms and management strategies. Ann Otol Rhinol Laryngol, 1997, 106 (7 Pt 1): 533-543.

3. Koufman JA. Gastroesophageal reflux and voice disorder. In: Rubin JS, Sataloff RS, Korovin GS, Gould WJ, eds. Diagnosis and treatment of voice disorder. New York: Igaku-Shoin, 1995.

4. Chung JH, Tae K, Lee YS, et al. The significance of laryngopharyngeal reflux in benign vocal mucosal lesions. Otolaryngol Head Neck Surg, 2009, 141 (3): 369-373.

5. 王嘉森,李进让. 咽喉反流在任克间隙水肿发病中的作用. 临床耳鼻咽喉头颈外科杂志,2016,30(24): 1931-1934.

6. Toohill RJ, Kuhn JC. Role of refluxed acid in pathogenesis of laryngeal disorders. Am J Med, 1997, 103 (5A): 100-106.

7. 李宁,李进让. 声带任克水肿的临床特点及病理特征观察. 中国耳鼻咽喉头颈外科. 2013,20(6):323-325.

8. Yonekawa H. A clinical study of Reinke's edema. Auris Nasus Larynx, 1988, 15 (1): 57-78.

9. 李进让,孙建军. 声带任克水肿. 中国耳鼻咽喉头颈外科,2006,13(1):60-61.

10. Kamargiannis N, Gouveris H, Katsinelos P, et al. Chronic pharyngitis is associated with severe acidic laryngopharyngeal reflux in patients with Reinke's edema. Ann Otol Rhinol Laryngol, 2011, 120 (11): 722-726.

第九节　声带小结和声带息肉

一、声带小结

【定义】声带小结（vocal nodules），又称结节性声带炎或歌者小结，是一种特殊类型的慢性喉炎，由炎性病变形成，多因长期用声过度或用声不当常导致声带肌过度紧张而相互挤压、撞击引起，一般声带前中 1/3 交界处损害严重，表现为此处黏膜局限性水肿，增生，角化，间质纤维化而形成对称性针尖或粟米大小的结节，是儿童和成人声嘶患者中最常见的声带良性病变。据 2016 年 Martins 等[1] 对 2019 例声嘶患者的调查发现，声带小结占 17.13%，女性明显高于男性，19~40 岁的成年女性最高发。而其中 379 例儿童患者中，声带小结占据首位，可高达 59.3%。

【病因】

1. 持续的发音滥用和误用　持续的发音滥用和误用是声带小结最常见的诱发因素，讲话、唱歌过多、长期噪音环境过度用嗓、儿童的大喊大叫及哭闹等[2]。

2. 肌紧张性发声模式　肌紧张性发声模式（muscle tension patterns，MTP）是指声门及声门上区肌肉异常收缩引致的不良发声行为模式，但其发生是疾病产生的原因还是代偿机制尚存在争议，据张碧如[3] 等的研究发现，声带小结患者中 85% 都存在 MTP。但即使没有嗓音疾病的出现而有 MTP 存在都应该引起嗓音工作者的重视，因为该种错误的发声模式很可能是潜在嗓音疾病产生的信号。

3. 喉部的慢性炎症　咽喉反流、变态反应、鼻窦炎、慢性咳嗽、长期的烟酒刺激等均可导致声带黏膜的慢性炎症。Kuhn 等[4] 对 11 例声带小结患者和 11 例健康志愿者进行 24 小时咽部 pH 监测，发现声带小结患者中 7 例可见咽部酸反流事件，而正常志愿者仅 2 例有咽部酸反流事件，提示咽喉酸反流在一些声带小结发病机制中起一定作用。随后 Koufman 等的研究也发现声带小结患者中有较高的咽喉反流发生率[5]。Stojanović 等[6] 在职业用嗓人群中发现，有声带良性病变患者中 50% 为声带小结，而咽喉反流的存在，可使声带小结发生风险增加 4.5 倍。

4. 局部的解剖异常　有学者认为，舌短、舌背高拱及会厌功能差者易发生，可能因这些解剖异常使共鸣及构语功能受到影响，需加强喉内肌功能来增强发声力量，导致声带受损。

5. 内分泌异常　还有学者认为，声带小结可能与内分泌因素存在某种关联。

【发病机制】声带小结的形成主要与声带功能低下、过强呼气气流影响相关。在 Bernouilli 效应的影响下，声门区的负压将随着通过声门气流速度的增加而增大，吸引声带闭合的力量也随着气流量的增加而增强。在过大气流的作用下，声带膜部黏膜呈现为向上向内的弓形突起，以声带最大振动部位，即声带前中 1/3 交界处的黏膜波最明显。声带每次振动闭合时，声带前中 1/3 交界处的黏膜受到的 Bernouilli 效应最强。

在声带小结形成前，常可观察到声带前中部，即声带小结形成处的黏膜发生炎性水肿，发声时表面有分泌物附着，患者频繁清嗓试图清除分泌物。此时如果继续用力发声，Bernouilli 效应的负压吸引力将进一步加重声带黏膜损害，进而引起声带黏膜的慢性炎症反应。长期的强负压作用将导致声带黏膜上皮的增厚，与此同时，若合并反流因素，则由于反流物的长期刺激，也可使得声带黏膜的慢性炎症加重。最终在声带前中 1/3 交界处形成小结样突起。

【病理特点】声带小结病理改变主要在声带的上皮层。初起的小结柔软而带红色，覆以正常的鳞状上皮，基质呈水肿状，并有血管增生，血管扩张。中期的小结则较坚实，有纤维化和透明样变性。晚期小结呈苍白色，上皮增厚和角化，也有棘细胞层增厚和不全角化。

【临床表现】声带小结的患者主诉早期发音易倦、间歇性声嘶，声嘶在发高音时出现，持续性加重，因为发音时双侧声带结节互相靠近，所以往往出现开放的声门裂隙，导致声带内收欠完全，使嗓音中产生过多呼吸音和气体损耗。同时，结节质量的增加也使产生的声音音调偏低，并增加了声带振动的非周期性。

另外，患者常主诉过多的黏液或"某些东西"在声带上，需频繁清嗓，而过度的清嗓动作往往可导致结节进一步增大或进一步激化和突变。

【辅助检查】

1. 喉镜检查　早期可见声带游离缘前、中 1/3 交界处，在发声时有分泌物附着，当声带外展时分泌物呈丝状横跨于声门裂。此后该处声带逐渐隆起形成明显小结。小结一般对称，声带小结可呈局灶性小突起（图 6-9-1），也可呈广基梭形增厚（图 6-9-2）。频闪喉镜下可见声带黏膜波轻度减弱或非对称性。Cohen 等[7]认为表面附着一层白色伪膜状物的声带小结患者常伴有咽喉反流（图 6-9-3）。

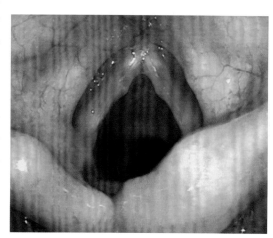

图 6-9-1　双侧声带小结喉镜下表现
双侧声带见对称性小突起

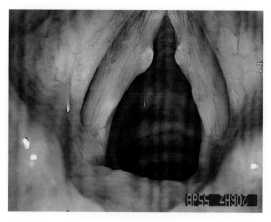

图 6-9-2　双侧声带小结喉镜下表现
双侧声带可见对称性广基梭形增厚

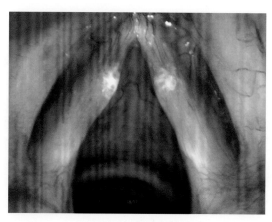

图 6-9-3　双侧声带小结喉镜下表现
小结表面附着一层白色伪膜状物

2. **喉记波图**　可以反映声带某一处 4 秒内的振动情况。声带小结在声带前 1/3 振动的开放相延长，特别是渐开相即声带上缘运动时间明显延长，渐闭相即声带下缘运动时间明显缩短[8]。

3. **嗓音分析**　嗓音声学分析可作为诊断声带小结的辅助工具，为声带小结的转归提供参考，适用于术后复诊的患者，如儿童、惧怕喉镜检查的患者、鼻腔狭窄及咽反射敏感的患者。声带小结患者基频微扰（jitter）、振幅微扰（shimmer）、绝对音调微扰（jitta）、振幅扰动商（APQ）、噪声 / 谐和比（NHR）均高于正常。

【治疗】根据临床表现及喉镜检查诊断不难，主要是治疗方面儿童和成人的声带小结存在一些差异。

1. **儿童声带小结**　儿童声带小结的治疗并非易事，由于儿童及其家长治疗的配合度差，儿童声带小结在变声期可自发性好转等原因，导致治疗方案目前仍存在很多争议。现有的常规治疗为：

（1）嗓音保健，包括避免嗓音滥用及用嗓音使用不当。

（2）直接进行嗓音训练，也是目前最为广泛接受的治疗方式。持续进行适合患儿的嗓音训练治疗后，较为严重的声带小结也能有所好转。且持续时间越长改善越明显。

（3）对于伴有如咽喉反流、变应性鼻炎等病因时，应开展咽喉反流、抗过敏等治疗。

（4）手术切除对于儿童患者暂不主张，部分儿童随着年龄增长，声带小结可自行消退。

2. **成人声带小结**

成人声带小结患者普遍存在 MTP，因此对于成人声带小结的治疗，重点应该是注意休声以及通过发声训练改善不良发声行为而非单纯的手术治疗。类固醇激素药物雾化吸入，合并有咽喉反流、慢性鼻 - 鼻窦炎、变应性鼻炎等积极治疗。若小结较大，保守治疗无效，可行喉显微外科手术切除声带小结。

二、声带息肉

声带息肉（vocal cord polyps）是由于声带局部黏膜的炎性水肿在固有层中聚集而形成的赘生物，多发于单侧或双侧声带的前、中 1/3 交界处边缘。据 2016 年 Martins 等[1]在 2019 例声嘶患者的调查发现，声带息肉的发病率为 8.91%，位居声嘶原因的第三位，以成人高发，无性别差异。

【病因与发病机制】声带息肉的病因复杂，病程长，易复发。对于声带息肉的发病原因尚无统一认识，目前主要有以下学说：

1. **机械损伤学说**　过度、不当发声的机械作用可引起声带血管扩张、通透性增加导致局部水肿，局部水肿在声带振动时又加重创伤而形成息肉，并进一步变性、纤维化。与声带小结不同的是，声带息肉通常是由于一个短暂强烈的发音事件促成的[9]。

2. **循环障碍学说**　有学者证实声带振动时黏膜下血流变慢，甚至停止，长时间过度发声可导致声带血流量持续下降，局部循环障碍并缺氧，使毛细血管通透性增加、局部水肿及血浆纤维素渗出，渗出物聚积在声带边缘形成息肉，若淋巴、静脉回流障碍则息肉基地逐渐增宽，形成广基息肉或息肉样变[9]。

3. **炎症学说**   声带游离缘上皮黏膜层为复层鳞状上皮，其表面覆盖有黏蛋白层和浆液层构成的黏液毯，它可保护声带组织，避免作用在声带表面的有害物质，比如粉尘、病原体、胃食管反流物质等的损伤。但是，即便有此保护作用，依然有研究证实，声带上皮的敏感性是食管上皮的 100 倍以上[10]，由于缺乏产生重碳酸盐的催化酶——碳酸酐酶Ⅲ[11]，咽喉部的黏膜上皮较食管黏膜上皮的自身保护能力差，上皮结构薄弱，对化学刺激（如胃酸和胃蛋白酶）的防御能力差，易引起损伤，只要含有极少量的胃酸及胃蛋白酶的胃液反流至喉腔，即可造成喉部的炎症改变[12]。当前研究认为声带息肉的形成可能与声带受到外界侵袭因素（如咽喉反流等），造成反复的损伤与修复，引起水肿、血管扩张或充血，续而启动的炎症反应结果。两篇论文应用双探头 24 小时 pH 监测显示 75% 的声带息肉患者存在咽喉反流[13, 14]，远高于正常组。Wang 等[15] 的研究结果显示 75% 声带息肉组织中胃蛋白酶轻 – 中度表达，声带组织中胃蛋白酶的阳性率高于 24 小时喉咽 – 食管双探针 pH 监测的 LPRD 的阳性率，充分说明在非酸性条件下，胃蛋白酶依然在损伤喉部的黏膜组织。另外，声带息肉患者中的反流特点也是以立位多发，可能与立位时呼气运动主要是依靠胸廓在重力和弹性回缩力作用下减少容积、腹肌收缩以挤压腹腔脏器使得膈肌上抬而得以完成，声带息肉患者多存在呼气运动时的过度的呼吸肌运动，这使得胃内容物更易向上反流造成。

4. **变态反应学说**   日本学者曾于声带息肉组织中检测到嗜酸及嗜碱粒细胞增多，认为其发生可能与变态反应相关[9]。

【病理特点】病理表现为黏膜上皮层出现水肿、出血、血浆渗出、血管扩张、毛细血管增生、纤维蛋白沉着，黏液样变性、玻璃样变性、纤维化等，炎性细胞浸润多见。可分为以下三种类型[16]：

1. **水肿型**   以小淋巴管扩张，组织间隙水肿为主。

2. **纤维肉芽肿型**   以大量炎症细胞和成纤维细胞、毛细血管等肉芽组织增生，部分纤维结缔组织增生伴玻璃样变性。

3. **血管型**   固有层水肿，间质中小血管明显扩张、出血，扩张小血管排列紊乱，多位于息肉组织的中心部。

【临床表现】

以声嘶为主要症状，其程度视息肉大小和类型而异，小的局限性息肉仅有轻微的声音改变，基底广的息肉声嘶较重，音调低沉而单调，不能唱歌，大息肉甚至可导致喉鸣和呼吸困难。若带蒂息肉常垂于声门下腔者可伴有刺激性咳嗽。

【辅助检查】

1. **喉镜检查**   声带息肉可一侧或双侧，呈灰白色或淡红色光滑的赘生物，有蒂或广基，或弥漫性（图 6-9-4、图 6-9-5）。带蒂息肉可随呼吸气流上下运动，有时可隐藏于声门下腔，检查时易忽视。若合并喉黏膜炎症如咽喉反流性炎症，则可见喉后区黏膜充血、肿胀明显，喉室多消失（图 6-9-6）。频闪喉镜检查可见声带振幅、黏膜波减弱或消失，振动关闭相减弱。

2. **嗓音分析**   声带息肉患者的振幅扰动商（amptitude perturbation quotient，APQ）、基频微扰（jitter）、振幅微扰（shimmer）、噪 / 谐比（NHR）高于正常人。

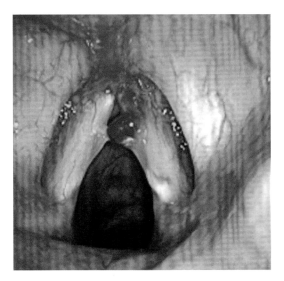

图 6-9-4　声带息肉喉镜下表现
右侧声带前中段可见红色息肉

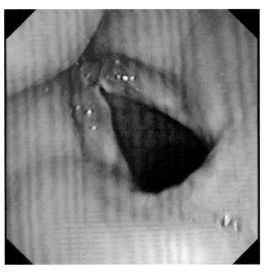

图 6-9-5　声带息肉喉镜下表现
双侧声带前中段见广基息肉

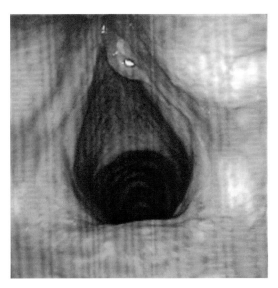

图 6-9-6　声带息肉喉镜下表现
右侧声带可见广基息肉，伴双侧室带肥厚，双侧喉
室消失

【治疗】手术治疗与非手术治疗

1. **手术治疗**　手术效果一般良好，以喉显微镜下"微瓣手术"为主，尽可能多的保留黏膜，尽可能少的破坏声门边缘。

2. **嗓音治疗**　包括适当声带休息，嗓音保健、嗓音训练以纠正不良的发声习惯，无蒂息肉可先行嗓音治疗，必要时辅以手术。

3. **药物治疗**　合并咽喉反流患者，术前术后需给予抗反流相关治疗，Kantas

等[17]对112例咽喉反流阳性的声带息肉和任克间隙水肿患者进行喉显微外科手术，随机分组一半患者服用PPI，一般患者不服用PPI，方法是术前、术后各给予PPI类药物治疗1个月，患者随访1年。6例应用PPI的患者病变消失而未行手术治疗，其余服用PPI的患者术后恢复良好，而未给予PPI药物的患者中6例术后创面有肉芽组织增生或复发。

（王 路 李湘平）

■ 参 考 文 献 ■

1. Martins RH, do Amaral AH, Tavares EL, et al. Voice disorders: Etiology and diagnosis. J Voice, 2016, 30(6): 761. e1-761.e9.

2. Karkos PD, McCormick M. The etiology of vocal fold nodules in adults. Curr Opin Otolaryngol Head Neck Surg, 2009, 17(6): 420-423

3. 张碧茹, 郑亿庆, 龚坚, 等. 声带息肉和声带小结的发声模式比较. 临床耳鼻咽喉头颈外科杂志, 2013, 27(18): 1014-1015.

4. Kuhn J, Toohill RJ, Ulualp SO, et al. Pharyngeal acid reflux events in patients with vocal cord nodules. Laryngoscope, 1998, 108(8 Pt 1): 1146-1149.

5. Koufman JA, Amin MR, Panetti M. Prevalence of reflux in 113 consecutive patients with laryngeal and voice disorders. Otolaryngol Head Neck Surg, 2000, 123(4): 385-388.

6. Stojanovic J, Ilic N, Stankovic P, et al. Risk factors for the appearance of minimal pathologic lesions on vocal folds in vocal professionals. Vojnosanit Pregl, 2012, 69(11): 973-977.

7. Cohen JT, Bach KK, Postma GN, et al. Clinical manifestations of laryngopharyngeal reflux. Ear Nose Throat J, 2002, 81(9 Suppl 2): 19-23.

8. 黄永望, 沈研, 杨芳. 动态喉镜记波图对声带病变的分析. 听力学及言语疾病杂志, 2010, 18(5): 487-490.

9. 黄永望. 实用临床嗓音医学. 天津: 天津科技翻译出版公司, 2012.

10. Bulmer DM, Ali MS, Brownlee IA, et al. Laryngeal mucosa: its susceptibility to damage by acid and pepsin. Laryngoscope, 2010, 120(4): 777-782.

11. Johnston N, Bulmer D, Gill GA, et al. Cell biology of laryngeal epithelial defenses in health and disease: further studies. Ann Otol Rhinol Laryngol, 2003, 112(6): 481-491.

12. Johnston N, Knight J, Dettmar PW, et al. Pepsin and carbonic anhydrase Isoenzyme III as diagnostic markers for laryngopharyngeal reflux disease. Laryngoscope, 2004, 114(12): 2129-2134.

13. Beltsis A, Katsinelos P, Kountouras J, et al. Double probe pH-monitoring findings in patients with benign lesions of the true vocal folds: comparison with typical GERD and the effect of smoking. Eur Arch Otorhinolaryngol, 2011, 268(8): 1169-1174.

14. Chung JH, Tae K, Lee YS, et al. The significance of laryngopharyngeal reflux in benign vocal mucosal lesions. Otolaryngol Head Neck Surg, 2009, 141(3): 369-373.

15. Wang L, Tan JJ, Wu T, et al. Association between Laryngeal Pepsin Levels and the Presence of Vocal Fold Polyps. Otolaryngol Head Neck Surg, 2017, 156(1): 144-151.

16. 李进让, 路平, 孙建军. 声带息肉临床形态和病理特征观察. 中华耳鼻咽喉头颈外科杂志, 2007(8): 585-588.

17. Kantas I, Balatsouras DG, Kamargianis N, et al. The influence of laryngopharyngeal reflux in the healing of laryngeal trauma. Eur Arch Otorhinolaryngol, 2009, 266(2): 253-259.

第十节　声带白斑

【定义】声带白斑（vocal fold leukoplakia）是声带黏膜上皮由于生长异常或成熟异常及过度角化引起的喉炎症改变，呈现白色斑块状隆起或白色角状突起。声带白斑是一种组织形态学描述性诊断用语，病名其实是一种临床诊断。病变范围或局限于声带前端，或遍布声带全长，病变深度位于黏膜层或侵及黏膜下层。因多伴有不同程度的不典型增生，而存在恶变倾向，在临床上常称为喉癌的癌前病变，其不典型增生程度可能是声带白斑复发和癌变的危险因素[1, 2]。

【病因】声带白斑多见于 40 岁以上的男性，其发病可能与吸烟、用声不当、慢性喉炎、咽喉反流及维生素缺乏等有关。但病因尚不明确。

1. 吸烟　长期吸烟是声带白斑的主要诱因[3]，烟草可以使黏膜充血、水肿、上皮增生和鳞状上皮化生，饮酒与吸烟有协同作用，加剧鳞状上皮化生，甚至引发不典型增生。

2. 用声不当　有研究发现声带白斑的发生与用声不当有关[4]，长期超负荷用声，可以引起声带的微血管损伤，可能造成 IgG 水平增高以及大分子免疫复合物沉积在受损的微血管，激活补体，从而引起继发的炎症性改变[5]，但有的患者用声不当表现为声带小结并不出现白斑，所以二者之间的关系尚需进一步明确。

3. 咽喉反流　咽喉反流作为声带白斑等喉癌前病变的危险因素受到越来越多的关注[6-9]。倪鑫等对国内声带白斑患者进行术前 24 小时咽喉及食管 pH 检测，发现 73.3% 声带白斑患者伴有病理性的食管内或咽喉反流[10-12]。咽喉反流与胃食管反流病是由于胃内容物包括胃酸及胃蛋白酶等异常反流引起，但发病机制不尽相同。咽喉黏膜由于缺乏对胃酸的防御结构，所以咽喉反流可能造成咽喉黏膜的不典型增生甚至癌变。咽喉反流的直接损伤或继发性损伤都能导致喉部异常，继发性损伤是胃酸刺激引起迷走神经反射，导致慢性咳嗽和清嗓，从而导致喉部黏膜损伤，引发黏膜不典型增生及角化[13, 14]。长期咽喉反流的刺激可能在声带白斑的形成中起到一定的作用，但是否是白斑的独立危险因素还存在争议。

4. 感染因素　有研究发现，口腔白斑和外阴白斑的发生都与人类乳头瘤病毒（human papillomavirus，HPV）感染[15, 16]、EB 病毒感染有关[17, 18]。但其与声带白斑的相关性目前尚不明确。

5. 其他因素　有研究[19]报道，维生素 A 缺乏的大鼠会表现出声带上皮的角化，并且角蛋白 -10 和谷氨酰转移酶 -1 发生上调，表明在正常声带上皮中维生素 A 通过抑制谷氨酰转肽酶的表达来抑制上皮的角化，所以维生素 A 缺乏导致的谷氨酰转移酶的上调可能与喉上皮的角化有关。因此临床上维生素 A 常用于治疗声带白斑。

【病理特点】声带白斑的主要病理变化是声带黏膜的鳞状上皮不同程度的角化增厚，可为过度角化或不全角化，周围黏膜有炎症反应，而黏膜下层正常。声带白斑可伴有上皮的单纯增生或各级不典型增生，伴有不典型增生的被认为是癌前病变。上皮不典型增生是指增生的上皮呈不同程度的异型性。通常分为三级：轻度，异型细胞数量少且局限于上皮层的下 1/3；中度，指异型细胞超过上皮内层的 1/2 或 2/3；重度，指异型细胞累及上皮层的全层。

【临床表现】

1. 症状 主要症状为声音嘶哑，可伴有咽喉异物感，喉痒、咳嗽等。

2. 检查 喉镜检查见声带表面有白色斑块、锥形或斑片状突起、可伴有局部黏膜增厚、或周围充血。

【辅助检查】

1. 频闪喉镜 频闪喉镜检查对于声带白斑的病情判定及随诊观察非常必要，频闪喉镜可以通过声带振动的幅度和黏膜波的改变，以及喉黏膜的累及范围，推测声带白斑病变的程度。单纯炎症、角化和轻度不典型增生的声带白斑仅表现为声带黏膜波的轻度减弱，而中重度不典型增生则会出现相应的中重度黏膜波减弱。如果在随诊观察过程中，黏膜波从有到无，说明病变由轻到重，波动消失到声带振动减弱或消失是病变从黏膜层向深层组织浸润的征象，提示病变出现黏膜下浸润，有恶变的可能。

2. 术后常规病理检查 可见鳞状上皮过度角化，鳞状上皮增生、或伴有不同程度的不典型增生（图6-10-1、图6-10-2）。

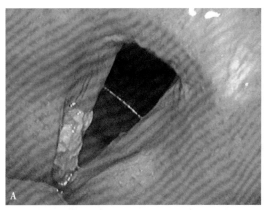
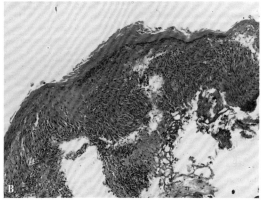

图 6-10-1 声带白斑喉镜及病理表现

A. 电子喉镜下见右侧声带前 1/2 见表面不平的白色斑块

B. 病理显示鳞状上皮过度角化（×200，HE）

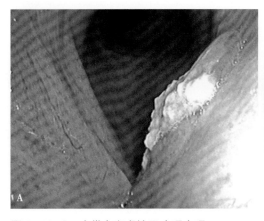
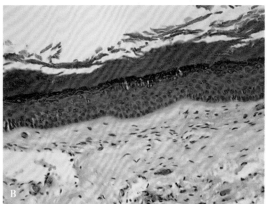

图 6-10-2 声带白斑喉镜及病理表现

A. 电子喉镜下见左侧声带膜部白色角化样物突出，病变前后黏膜水肿

B. 病理显示被覆鳞状上皮、上皮下组织疏松、慢性炎细胞浸润（×200，HE）

【诊断要点】该病以声嘶为主要症状，可伴有咽喉部异物感、喉痒、咳嗽。喉镜下可见声带表面有白色斑块、锥形或斑片状突起、可伴有局部黏膜增厚、或周围充血。声带白斑应注意与声带炎白色病损、声带息肉伴慢性炎症等相鉴别。

【治疗】声带白斑强调早期诊断和早期治疗，常规的保守治疗包括抑制病因，戒除烟酒及不良刺激，进行声带休息。合并咽喉及胃食管反流的患者合理膳食，同时抑酸治疗，可以逆转和修复轻度白斑病变[20]。包括常规保守治疗和手术治疗。常规保守治疗包括祛除病因，抗反流治疗和声带休息。

1. 病因治疗　忌烟酒和避免喉部刺激因素及嗓音滥用，服用金嗓散结丸及维生素 A 可有一定作用。

2. 抗反流治疗　抗反流治疗也属于病因治疗，由于胃反流物中的主要致病因子是胃酸与胃蛋白酶，并且胃蛋白酶在酸性环境中才有活性，因此可通过抑酸治疗来避免胃反流物对声带黏膜的刺激损伤，同时避免胃酸刺激迷走神经反射引起的慢性咳嗽及清嗓。抑酸治疗药物推荐质子泵抑制剂（proton-pump inhibitors，PPI），对黏膜波动良好的声带白斑建议戒烟的同时给予 PPI 治疗 3~4 周，1 个月后复查，病变范围明显减小或消失者，继续 PPI 治疗 4 周。对伴有咽喉反流喉部表现的建议手术治疗后常规 PPI 治疗 1 个月。有文献报道也验证了对于声带白斑同时伴有咽喉反流的患者给予单纯抗酸治疗，患者的声带黏膜可完全恢复正常[20-22]。陈伟等[23]应用 24 小时 pH 酸反流检测结果将 97 例声带白斑患者分成反流组、非反流组及抑酸治疗组、非抑酸治疗组进行术前及术后 8 周电子喉镜、嗓音障碍指数、反流症状指数量表（RSI）及体征指数量表（RFS）结果比较，发现抑酸治疗组手术前后 RSI、RFS 的差值较非抑酸治疗组明显增大，术后 8 周嗓音障碍指数下降明显（二组 P 值均小于 0.05）。病因及抗反流治疗等保守疗法，可以使部分病变减退或消失，并对预防或减少术后复发有一定作用[24, 25]。

3. 手术治疗　手术是声带白斑的重要治疗方法。戒烟、控制用声、抗反流治疗等保守治疗效果不显，或者观察过程中声带黏膜波逐渐减弱或从有到无，或者就诊时不能排除声带白斑有黏膜下浸润，应及时活检、必要时立即手术。手术建议在支撑喉镜下喉显微手术，在显微镜下仔细操作，可用显微器械或者 CO_2 激光、钬激光等进行声带剥皮术，对病变范围广、进展迅速或者经活检伴有中重度不典型增生甚至恶变者，相应地进行各型内镜下声带切除术，或者喉裂开手术。

（王丽萍）

参 考 文 献

1. Fang TJ, Lin WN, Lee LY, et al. Classification of vocal fold leukoplakia by clinical scoring. Head Neck, 2016, 38 (Suppl 1): E1998-2003.
2. Lee DH, Yoon TM, Lee JK, et al. Predictive factors of recurrence and malignant transformation in vocal cord leukoplakia. Eur Arch Otorhinolaryngol, 2015, 272 (7): 1719-1724.
3. Pelucchi C, Gallus S, Garavello W, et al. Cancer risk associated with alcohol and tobacco use: focus on upper aero-digestive tract and liver. Alcohol Res Health, 2006, 29 (3): 193-198.
4. 陈争明, 范静平, 杨毓梅, 等. 63 例声带白斑的嗓音分析. 第二军医大学学报, 2006, 27 (8): 826-828.

5. Li L, Saigusa H, Nakazawa Y, et al. A pathological study of bamboo nodule of the vocal fold. J Voice, 2010, 24 (6): 738–741.

6. Beltsis A, Katsinelos P, Kountouras J, et al. Double probe pH monitoring findings in patients with benign lesions of the true vocal folds: comparison with typical GERD and the effect of smoking. Eur Arch Otorhinolaryngol, 2011, 268 (8): 1169–1174.

7. Kelly EA, Samuels TL, Johnston N. Chronic pepsin exposure promotes anchorage-independent growth and migration of a hypopharyngeal squamous cell line. Otolaryngol Head Neck Surg, 2014, 150 (4): 618–624.

8. 李湘平, 黄柞峰, 吴婷, 等. 咽喉反流在声带白斑及早期声带癌发病中的初步观察. 中华耳鼻咽喉头颈外科杂志, 2014, 49 (5): 362–367.

9. 张立红, 郑宏伟, 余力生, 等. 咽喉反流及胃食管反流在喉癌前病变及喉癌发生中的作用. 中国耳鼻咽喉头颈外科杂志, 2009, 16 (8): 433–435.

10. 倪鑫, 王晓晔, 张玉焕, 等. 声带白斑与胃食管咽喉反流的相关分析. 中华医学杂志, 2008, 88 (19): 1323–1326.

11. Cammarota G, Galli J, Agostino S, et al. Accuracy of Laryngeal Examination during Upper Gastrointestinal Endoscopy for Premalignancy Screening: Prospective Study in Patients with and without Reflux Symptoms. Endoscopy, 2006, 38 (4): 376–381.

12. 霍志强. 声带白斑与胃食管咽喉反流的相关分析. 全科口腔医学杂志, 2016, 3 (18): 79–82.

13. Wilson JA. What is the evidence that gastroesophageal reflux is involved in the etiology of laryngeal cancer? Curr Opin Otolaryngol Head Neck Surg, 2005, 13 (2): 97–100.

14. Galli J, Cammarota G, De Corso E, et al. Biliary laryngopharygeal reflux: a new pathological entity. Curr Opin Otolaryngol Head Neck Surg, 2006, 14 (3): 128–132.

15. Prabhu SR, Wilson DF. Human papillomavirus and oral disease-emerging evidence: a review. Austra Dental, 2013, 58 (1): 2–10.

16. van de Nieuwenhof HP, van der Avoort IA, de Hullu JA. Review of squamous premalignant vulvar lesions. Crit Rev Oncol Hematol, 2008, 68 (2): 131–156.

17. Hall LD, Eminger LA, Hesterman KS, et al. Epstein-Barr virus: Dermatologic associations and implications. J Am Acad Dermatol, 2015, 72 (1): 1–19.

18. Aide S, Lattario FR, Almeida G, et al. Epstein-Barr virus and human papillomavirus infection in vulvar lichen sclerosus. J Low Genit Tract Dis, 2010, 14 (4): 319–322.

19. Tateya I, Tateya T, Surles RL, et al. Vitamin A deficiency causes metaplasia in vocal fold epithelium: a rat study. Ann Otol R hinol Laryngol, 2008, 117 (2): 153–158.

20. Sitiipsoti CB, Archilla AS, Velazquez RA, et al. Resolution of vocal fold Leukoplakia with proton pump inhibitor therapy. Ear Nose Throat, 2006, 85 (6): 362, 364.

21. 庄佩耘, 周莉, 郝玲, 等. 反流性喉炎与声带白斑关系的初步探讨. 听力学及言语疾病杂志, 2010, 18 (5): 448–451.

22. 苏芳, 谢景华. 雷贝拉唑治疗声带白斑 21 例临床观察. 广州医药, 2013, 44 (6): 46–47.

23. 陈伟, 季寒, 吴明海, 等. 抑酸治疗对声带白斑术后相关症状的影响. 医学研究生学报, 2017, 30 (1): 66–69.

24. Arutiunov AG, Burkov SG, Burdina EG, et al. A case of the successful treatment of the esophageal leukoplakia with rabeprazole. Eksp klin Gastroenterol, 2002, (4): 38–39, 131.

25. 陈明星. 声带白斑研究进展. 中国老年学杂志, 2012, 32 (12): 2679–2680.

第十一节　喉　癌

【定义】喉癌（carcinoma of larynx）是喉部最常见的恶性肿瘤，绝大多数病理类型为鳞状细胞癌。喉癌的发病率目前有明显增长趋势。

喉癌占所有头颈部肿瘤的 26%~30%[1]，男性明显多于女性，男女比约为 7:1~10:1，以 40~60 岁多见。喉癌的发病有明显的区域性特点，中欧、东欧、古巴、西班牙及我国东北地区发病率较高，可能与相关区域较高的吸烟率有关，据报道吸烟者喉癌的发生率是非吸烟者的 20 倍。对不吸烟的人来说，喉癌的确切发病机制尚不清楚。

【病因】喉癌迄今确切的病因尚不清楚，可能与吸烟、饮酒、空气污染、病毒感染、辐射、性激素及其受体、体内微量元素缺乏及癌前病变等多种因素有关[2, 3]，近 20~30 年有关胃食管反流及咽喉反流在喉癌发生发展中的作用越来越受到人们的重视。

1. **吸烟**　绝大多数的喉癌患者都有长期吸烟史，喉癌的发病率与每日吸烟的量和吸烟的年限成正比。长期被动吸烟亦可致癌。目前已经证实，烟草燃烧所产生的焦油中的苯并芘有致癌作用，烟草可以使黏膜充血水肿、上皮增生和鳞状化生，纤毛运动迟缓或停止，成为致癌的基础。

2. **饮酒**　声门上型喉癌可能与饮酒有关。饮酒者患喉癌的危险度增加 1.5~4.4 倍，重度吸烟饮酒者危险性明显增高，二者有协同致癌作用。

3. **空气污染**　生产性粉尘或废气，如二氧化硫、铬、砷等的长期吸入可导致呼吸道肿瘤。空气污染严重的城市，喉癌的发病率高，城市居民的发病率高于乡村。

4. **职业因素**　长期接触石棉、芥子气、镍等可能导致喉癌。

5. **病毒感染**　成人型喉乳头状瘤是由人乳头瘤病毒（HPV）引起的病毒源性肿瘤，目前认为是喉癌的癌前病变。HPV-16、18 可能在喉癌的发生中起到一定作用，也有人认为 HPV 在喉癌发生中的作用被夸大。

6. **性激素及其受体**　喉是表现第二性征的器官，也被认为是性激素的靶器官。喉癌男性显著多于女性。喉癌患者的血清睾酮水平明显高于正常人，而雌激素则降低；当肿瘤切除后，血清睾酮水平则迅速下降。

7. **微量元素缺乏**　许多微量元素是生物酶系统和生物结构的必须成分之一。某些微量元素缺少将使酶的结构和功能发生变化，影响细胞的分裂和增值，导致基因突变。

8. **癌前期病变**　喉角化症（包括白斑、喉厚皮病）、慢性肥厚性喉炎及成人型喉乳头状瘤被认为是癌前病变，其上皮细胞的异常增生，往往最后发生癌变。

9. **放射线**　长期接触镭、铀、氡等放射性核素可引起恶性肿瘤。目前已发现有由放疗所致的喉鳞状细胞癌、纤维肉瘤和腺癌。

10. **癌基因的激活和抑癌基因的失活**　实验证明，肿瘤是由于多种致癌基因协同作用所致。已知起协同作用的基因有 *ras* 与 *myc*、*ras* 与 *P53* 和 *ras* 与 *fos* 等。

11. **咽喉反流**　Gabriel 和 Jones[4] 在 1960 年首先提出胃食管反流对喉鳞状细胞癌的影响，之后有人提出酸反流引起的慢性刺激可导致咽喉黏膜恶性肿瘤的发生。近年来，咽喉反流作为喉癌的危险因素越来越受到人们的关注[5, 6]，有研究发现喉癌中 25%~67% 的患者存在反流[7-10]。Kyung 等[11] 通过对 29 例喉癌患者进行 24 小时动态双探头 pH 监测与

300 例因慢性咳嗽、吞咽异物感、嘶哑及清嗓等其他症状进行 24 小时动态双重 pH 监测的对照组进行了比较，发现喉癌组患者监测阳性的 25 例，为 86.2%，对照组监测阳性的 211 例，为 70.3%，喉癌组咽喉反流的发生率明显高于对照组（P=0.049）。龚霞等[12]从 32 例喉鳞状细胞癌的患者肿瘤组织标本中检测到胃蛋白酶（77.5%）28 例，明显高于正常组织中的检出率（21.05%，4/19 例），提示咽喉反流可能与喉癌存在相关性，可能是喉癌发生的危险因素之一。咽喉黏膜几乎缺乏对胃酸的防御结构，咽喉反流可能会造成咽喉部黏膜不典型增生甚至癌变。咽喉反流对喉部的损伤有直接性的或继发性的，反流物中的胃酸、胃蛋白酶或其他消化道成分，如胆汁与喉部黏膜直接接触可引起黏膜的直接损伤[13, 14]，继发性损伤可能由于胃酸刺激食道远端黏膜引起迷走神经反射，造成慢性咳嗽和清嗓，引起喉部黏膜创伤。近年有研究报道，幽门螺旋杆菌感染也是咽喉癌的一个独立危险因素[15]。

【病理特点】喉癌中鳞状细胞癌占 90% 以上，喉癌中以声门型喉癌居多，约占 60%，其次为声门上型喉癌，约占 30%~40%，声门下型喉癌极少见，约占 6%。

镜下组织学上分为高、中、低分化三种类型。高分化鳞状细胞癌最常见，中分化和低分化鳞癌少见。

声门型喉癌分化较好，早期很少发生颈淋巴结转移。声门上型喉癌则分化较差，转移较多见，可高达 60% 以上[16-18]。

喉癌的大体形态可分为：溃疡型、菜花型、结节或包块型及混合型。

【扩散转移】喉癌的扩散转移途径有

1. **直接扩散** 喉癌易循黏膜表面，或黏膜下浸润，扩大其病变，原发于会厌的声门上型喉癌可经血管、神经小孔或破坏软骨侵及会厌前间隙、会厌谷、舌根。杓会厌襞癌向外扩散至梨状窝、喉咽侧壁。声带癌多原发于声带前、中 1/3 交接处，易向前侵及前联合及对侧声带；晚期破坏甲状软骨、侵及颈前软组织。声门下型喉癌向下直接侵犯器官，向前穿破环甲膜至颈前肌层，向两侧侵及甲状腺，向后累及食管前壁。在胚胎发育上，声门上区来源于口咽胚基，声门区及声门下区来源于喉气管胚基，导致纤维筋膜组织结构及淋巴引流不同，这种胚胎发育上的差异及软骨、弹性膜、韧带对肿瘤扩散发挥的屏障作用，以及喉内淋巴、血管的走向差异，使声门上型喉癌早期很少侵犯声带，声门型喉癌早期亦很少侵犯声门上区，这是喉癌手术治疗中喉部分切除术的解剖学基础。

2. **颈淋巴转移** 转移部位多见颈深上组的颈总动脉分叉处淋巴结，然后循颈内静脉向上、下淋巴结转移。声门下型喉癌多转移至喉前及气管旁淋巴结。

3. **血行转移** 可循血循环向全身转移至肺、肝、骨、肾、脑等。

【分区分期】喉按解剖位置的不同，分为声门上区、声门区和声门下区。喉癌按解剖分区也分为声门上型喉癌、声门型喉癌和声门下型喉癌。参照国际抗癌联盟（UICC）和美国癌症联合委员会（AJCC）的分类标准（2010），根据喉癌进程，临床按照 TNM 分期方式进行。

【临床表现】

1. **症状** 肿瘤发生的部位不同，症状表现不一。临床表现以声音嘶哑、咳嗽、血痰、疼痛、咽喉不适异物感，进食呛咳，呼吸困难，吞咽困难，颈部包块为主，上述症状发生的顺序视肿瘤的发生部位而异。

（1）声音嘶哑是喉癌，特别是声门型喉癌的典型表现，声门上型喉癌及声门下型喉癌局部侵犯声门区时也可出现声音嘶哑。声门上癌、特别是边缘区肿瘤由于对共鸣腔影响较大，还可出现音色变化。

（2）咳嗽、血痰、疼痛、咽喉不适、异物感为喉癌的非特异性症状，由肿瘤对局部黏膜刺激所致，可表现为咽喉不适、异物感、刺激性咳嗽等。肿瘤深层浸润或肿瘤表面溃疡合并感染等可引起疼痛，晚期可出现持续性放射痛。血管受侵或肿瘤破溃可出现痰中带血。

（3）进食呛咳是声门上型喉癌，特别是会厌癌的常见症状，可因肿瘤的占位效应影响吞咽动作时各肌群的协调运动，肿瘤累及环杓关节或侵犯喉返神经及喉内肌导致声带运动障碍，均可出现进食呛咳。高龄或伴有脑中风的患者容易导致吸入性肺炎。

（4）呼吸困难：声门区为上呼吸道最狭窄的部位，肿瘤占位导致声门裂、喉入口及声门下气道变窄，或肿瘤累及环杓关节、喉返神经及喉内肌可影响声带运动，出现不同程度的呼吸困难。

（5）吞咽困难：多见于晚期声门上型喉癌，多因其阻挡效应及影响吞咽运动导致。晚期喉癌侵及梨状窝甚至食道入口，可出现进行性吞咽困难，并多伴有呛咳。

（6）颈部包块：转移的淋巴结可在颈侧区扪及质韧、无痛的结节、单个或多个融合成团块。喉癌的转移淋巴结易出现于颈部Ⅱ、Ⅲ区[19,20]。肿瘤突破喉体侵及颈部肌肉、甲状腺等颈前软组织可表现为喉体饱满、体积增大，或呈局部包块。

2. **体征**

（1）喉镜检查：喉镜检查是喉癌形态学诊断的重要方法，喉癌的形态可以表现为溃疡型、菜花型、结节型及包块型（图6-11-1、图6-11-2）。检查范围应包括舌根、会厌舌面、会厌缘、会厌喉面、双侧杓状会厌襞、杓状软骨、杓间区、室带、喉室、声带、双侧梨状窝、环后区、下咽后壁、声带运动等方面，注意有无肿块、溃疡或黏膜下隆起，声带运动是否受限或固定。

（2）颈部查体：观察喉体是否增大，颈部有无肿大包块。触诊会厌前间隙、环甲间隙是否饱满，喉体活动及颈部肿大的淋巴结活动度，颈前软组织和甲状腺有无肿块。

【辅助检查】

1. **喉增强CT及MRI扫描** 进一步明确喉癌的侵袭范围，有助于发现喉部软组织肿物强化、会厌前间隙、声门旁间隙受侵、喉软骨破坏、周围组织侵犯和颈部淋巴结转移等阳性表现（图6-11-3~图6-11-5）

2. **活体组织病理学检查** 活体组织病理学检查是喉癌确诊的金标准，可在间接喉镜、电子喉镜或直达喉镜下进行，取材时注意避开坏死组织，黏膜下生长的喉癌难以取到瘤组织。对临床表现可疑而活检阴性者，需反复活检，必要时喉裂开取材，术中行快速切片检查以明确诊断。

【诊断】根据症状、喉镜检查、喉增强CT及MRI扫描、颈部淋巴结B超以及活体组织检查可以明确喉癌的诊断，以及侵犯范围，有无淋巴结转移等情况。

【治疗】喉癌治疗采用以手术为主，辅助放化疗的综合治疗方法。根据喉癌类型及病变范围，有无淋巴结转移等情况采取各种不同形式的喉部分切除术、喉次全切除术、喉近全切除术及喉全切除术以及不同切除范围的颈淋巴结清扫术。晚期喉癌治疗时需要配合一些辅助及综合治疗手段，其中包括放疗、化疗、靶向治疗等。采取手术加辅助治疗的综合治疗策略是目前晚期喉癌治疗的主要趋势和发展方向[19]。

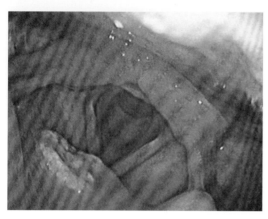

图 6-11-1　64 岁女性声门上型喉癌电子喉镜下表现
会厌喉面溃疡面隆起，溃疡形肿物

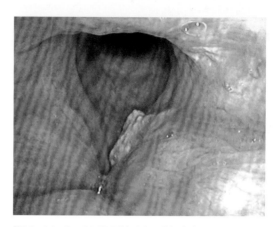

图 6-11-2　62 岁男性声门型喉癌电子喉镜下表现
左侧声带可见菜花样肿物

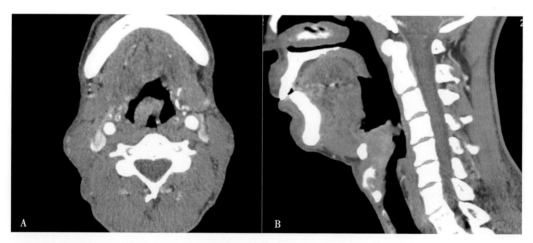

图 6-11-3　51 岁男性声门上型喉癌增强 CT 表现
会厌软组织肿块影，不均匀强化。A 为水平位，B 为矢状位

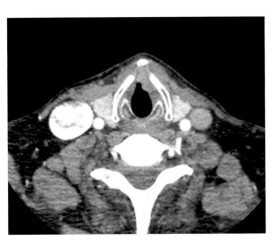

图 6-11-4 48岁男性声门型喉癌增强 CT 表现
左侧声带前端见软组织肿块影，肿块有强化

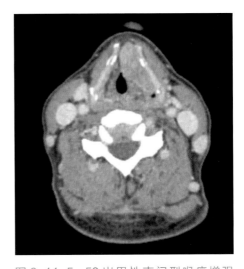

图 6-11-5 53岁男性声门型喉癌增强
CT 表现
左侧声带软组织肿块、不均匀强化，肿块
超越中线、累及声门旁间隙，突破甲状软
骨板

　　应用质子泵抑制剂（proton pump inhibitor，PPI）抑酸抗反流治疗，在减少喉癌前病变的复发及进一步恶化，预防喉癌术后并发症方面的作用越来越受到临床医生的重视。Qadeer 等[20]研究发现，咽喉反流阳性的患者，经 PPI 抗酸治疗后，咽喉部的临床症状及体征，如后连合黏膜红斑、鹅卵石样增生及声带白斑能得到改善或恢复正常。王丽萍等[21]对 49 例声带癌在支撑喉镜下行 CO_2 激光声带Ⅲ型切除术的患者，根据咽喉反流阳性和阴性、使用和未适应 PPI 治疗分为 4 组，4 组术后创伤性肉芽肿的发生率随着咽喉反流阴性使用 PPI、咽喉反流阴性未使用 PPI、咽喉反流阳性使用 PPI、咽喉反流阳性未使用PPI 的顺序逐渐升高，经统计学分析具有显著性差异（$P<0.05$）。其中咽喉反流阴性术后使用 PPI 组创伤性肉芽肿的发生率最低，为 30%，咽喉反流阳性术后未使用 PPI 的肉芽肿发生率最高，为 80%。随着声带切除深度与范围的增加，术后创伤性肉芽肿的发生几率也随之增大，术后常规 PPI 抑酸治疗 4 周，特别是随诊观察中喉内出现创伤性肉芽肿的患者，必要时延长 PPI 治疗时间[21]。

（王丽萍）

■ 参 考 文 献 ■

1. Muir C，Weiland L.Upper aerodigestive tract cancers.Cancer，1995，75（1）：147-153.
2. 黄选兆，汪吉宝，孔维佳.实用耳鼻咽喉科学.第 2 版.北京：人民卫生出版社，2008.
3. 田勇泉.耳鼻咽喉头颈外科学.第 8 版.北京：人民卫生出版社，2013.
4. Gabriel CE，Jones DG.The importance of chronic laryngitis.J Laryngol Otol，1960，74：349-357.
5. Kyung T，Bong JJ，Yong B J，et al.The role of laryngopharyngeal reflux as a risk factor in laryngeal cancer：apreliminary report.Clin Exp Otorhinolaryngol，2011，4（2）：101-104.

6. Langevin SM, Michaud DS, Marsit CJ, et al. Gastric reflux is an independent risk factor for laryngopharyngeal carcinoma. Cancer Epidemiol Biomarkers Prev, 2013, 22 (6): 1061-1068.

7. Koufman JA. The otolaryngologic manifestation of gastroesophageal reflux disease (GERD): a clinical investigation of 225 patients using ambulatory 24-hous pH monitoring and an experimental investigation of the role of acid and pepsin in the development of laryngeal injury. Laryngoscope, 1991, 101 (4Pt 2 Suppl 53): 1-78.

8. Copper MP, Smit CF, Stanojcic LD, et al. High incidence of laryngopharyngeal reflux in patients with head and neck cancer. Laryngoscope, 2000, 110 (6): 1007-1011.

9. Chen MY, Ott DJ, Casolo BJ, et al. Correlation of laryngeal and pharyngeal carcinomas and 24-hous pH monitoring of the esophagus and pharynx. Otolaryngol Head Neck Surg, 1998, 119 (5): 460-462.

10. Geterud A, Bove M, Ruth M. Hypopharyngeal acid exposure: an independent risk factor for laryngeal cancer?. Laryngoscope, 2003, 113 (12): 2201-2205.

11. Kyung T, Bong JJ, Yong B J, et al. The Role of Laryngopharyngeal Reflux as a Risk Factor in Laryngeal Cancer: A Preliminary Report. Clinical and Experimental Otorhinolaryngology, 2011, 4 (2): 101-104.

12. 龚霞, 秦永, 王晓云, 等. 喉癌组织中为蛋白酶表达的初步研究. 听力学及言语疾病杂志, 2014, 22 (4): 375-377.

13. Galli J, Cammarota G, De Corso E, et al. Biliary laryngopharyngeal reflux: a new pathological entity. Curr Opin Otolaryngol Head Neck Surg, 2006, 14 (3): 128-132.

14. Wilson JA. What is the evidence that gastroesophageal reflux is involved in the etiology of laryngeal cancer?. Curr Opin Otolaryngol Head Neck Surg, 2005, 13 (2): 97-100.

15. Rezaii J, Tavakoli H, Esfandiari K, et al. Association between Helicobacter pylori infection and laryngo-hypopharyngeal carcinoma: a case-control study and review of the literature. Head Neck, 2008, 30 (12): 1624-1627.

16. 于靖寰, 季文樾, 关超, 等. 声门上型喉癌颈淋巴结转移的临床病理研究. 中华耳鼻咽喉科杂志, 1997, 32 (6): 325-328.

17. 王丽萍, 于靖寰, 费声重, 等. 声门上癌向前上发展的病理组织学研究. 中华耳鼻咽喉科杂志, 1995, 30 (1): 44-46.

18. 张乃嵩, 韩多吉, 贾深汕. 声门上型喉癌临床颈淋巴结阴性患者颈清扫区域的选择. 中华耳鼻咽喉科杂志, 2002, 37 (2): 83-85.

19. 李晓明, 宋琦. 喉癌喉咽癌的辅助与综合治疗. 中国耳鼻咽喉头颈外科, 2009, 16 (10): 555-557.

20. Qadeer MA, Lopez R, Wood BG, et al. Does acid suppressive therapy reduce the risk of laryngeal cancer recurrence?. Laryngoscope, 2005, 115 (10): 1877-1881.

21. 王丽萍, 孙士上, 王思宁, 等. CO_2 激光声带切除术后创伤性肉芽肿的临床观察与咽喉反流影响的初步探讨. 中华耳鼻咽喉头颈外科杂志, 2014, 49 (5): 374-378.

第十二节　慢性咳嗽

【定义】咳嗽是上呼吸道一种重要的自然防御机制，也是一些呼吸道及非呼吸道疾病的临床表现[1, 2]。根据病程的长短，慢性咳嗽是指持续时间超过 8 周的咳嗽，国外相关研究的报道认为慢性咳嗽在普通人群的发病率高达 10%~20%，除了可影响患者的睡眠及工作外，还可引起疲劳、咳嗽晕厥、压力性尿失禁，甚至肋骨骨折、气胸、纵隔积气等严重并发症，因此值得引起临床的重视[3-5]。

【病因】慢性咳嗽病因繁多复杂，国内外研究的数据均提示咳嗽变异性哮喘（cough variant asthma，CVA）、鼻后滴漏综合征（postnasal drip syndrome，PNDS）以及反流是最为常见的病因，2006 年美国胸科协会的指南认为三者可占到慢性咳嗽病因的 67%，其他不常见的病因还包括感染、嗜酸性粒细胞性支气管炎、ACEI 类药物的使用、变应性咳嗽、支气管炎等等[3, 4]。

1. **PNDS**　原指因鼻部疾病引起分泌物倒流至鼻后或咽喉等部位，直接或间接刺激咳嗽感受器，导致以咳嗽为主要表现的综合征。2006 年美国胸科协会的指南建议将其更名为上气道咳嗽综合征[3]，因除鼻分泌物倒流外，上气道的炎症等也可刺激咳嗽感受器诱发相同症状。最常见的此类疾病主要为各类鼻炎及鼻窦炎。

2. **CVA**　慢性干咳也可是哮喘最为突出、甚至是唯一的症状，即 CVA。绝大多数 CVA 患者的干咳主要发生在夜晚。哮喘导致咳嗽的机制现在认为主要有两种，一是由于炎症介质水平的增加导致的咳嗽感受器敏感性增加，二是由于支气管平滑肌收缩导致的咳嗽感受器的激活[5]。

3. **咽喉反流**　胃食管反流病（Gastro esophageal reflux disease，GERD）被认为是慢性咳嗽的最常见原因之一，有研究认为甚至可达 40%[5]，其导致咳嗽的机制被认为主要有三项：一是食管内反流激活食管 – 支气管咳嗽反射，二即是咽喉反流（laryngopharyngeal reflux，LPR）、三是微量的误吸[6]；而由迷走神经介导的食管 – 支气管咳嗽反射被认为是最主要的机制，此类患者也可无典型的反流相关症状而仅表现为咳嗽，比如有研究认为高达 75% 的患者可无烧心、酸反流等症状，因此往往较难诊断[7]。而利用阻抗 –pH 监测及客观咳嗽监测的研究则显示了反流事件与咳嗽间的时间相关性。近期的研究显示在相当一部分慢性咳嗽的患者中（20%~48%），继发于反流事件的咳嗽比偶然发生的咳嗽更常见，尽管如此，确切的生理学证据仍有欠缺[5]。另一个我们需要注意的是非酸反流的作用，部分研究发现一些慢性咳嗽的患者对抑酸治疗无效，但在抗反流手术后明显改善，提示了非酸反流物可能起到重要的作用，未来此方面的研究或许能够帮助解释一部分慢性咳嗽患者的病因[8]。

【病理生理机制】总体来说，咳嗽的特征为正常呼吸过程中一种由于反射激发的变化，尽管如此，咳嗽也可由主观诱发或抑制。周围感受器的激活是诱发产生咳嗽的第一步，这些感受器可分为两类：一是化学感受器，另一类是低阈值的压力感受器神经元。这些感受通路最终都终止于脑干孤束核及三叉神经脊束，发自于孤束核及三叉神经脊束的第二级神经元则连接于脑干及脊髓呼吸通路的神经元，协调咳嗽的传出反应[9, 10]。

【临床表现】

1. **症状**　慢性咳嗽可因病因的不同表现亦有差异，或伴有不同的其他症状，比如 PNDS 患者可能同时有鼻塞、流涕、涕倒流、嗅觉减退及头痛等，CVA 患者主要表现为夜间的剧烈干咳，且感冒、冷空气、灰尘等可加剧症状，反流患者可同时有反酸、烧心及嗳气等症状。

2. **检查**　对于慢性咳嗽的患者，应由呼吸科及耳鼻咽喉科行常规的查体除外器质性的病变，但由于导致慢性咳嗽的各类疾病常无典型的器质性改变，因此提供的证据可能相对有限。对于检查，X 线胸片是慢性咳嗽必备的检查，如能提示明显病变，则根据病变的形态性质进一步检查，此外，如疑诊相应疾病引起，则应行相应的检查明确可能的病因，比如肺功能、鼻内镜或鼻窦 CT、或 24 小时食道 pH 值监测等[4, 5]。

【诊断】慢性咳嗽的诊断应具备规范的流程，2009 年我国呼吸病学分会推荐的诊断步骤如下[4]：

1. 询问病史及查体　因有时病史可直接提供病因，比如吸烟、环境中的过敏因素、血管紧张素转换酶抑制剂类药物、特殊的职业暴露等等。

2. X 线胸片检查　能协助初筛有无器质性的病变。

3. 怀疑相应疾病引起，可行肺功能、鼻窦 CT 或鼻内镜以及 24 小时食管 pH 值监测等，或可通过试验性治疗验证。

4. 怀疑变应性因素引起者，可行变应原皮试、血清 IgE 检测及咳嗽敏感性检测等。

5. 如上述检查或试验性治疗仍不能确诊，可行支气管镜检，高分辨率 CT 以及心脏等方面检查，明确是否为一些肺内外少见病因引起。

6. 相应治疗后咳嗽缓解，病因诊断方能成立，部分患者可能存在多种病因，如治疗后症状仅部分缓解，应考虑是否合并其他病因。

【治疗】病因导向的诊断流程是治疗的关键，在缺乏相应检查条件时，也可通过经验性治疗作为替代措施。以下将介绍总体治疗原则及具体的抗反流治疗的价值。

1. 总体治疗原则　慢性咳嗽的治疗原则应遵循以下几点[11]：

（1）首先针对最常见的病因，比如 PNDS、CVA 以及反流等。

（2）根据症状推断可能的病因，比如夜间咳嗽考虑 CVA，可尝试激素或 β 受体激动剂，患者同时有鼻部症状考虑 PNDS，可选用鼻喷糖皮质激素或口服抗组胺药物等，同时有反酸烧心等症状考虑反流，可建议调节生活饮食习惯或给予质子泵抑制剂等药物治疗。

（3）部分复方制剂对多种原因导致的慢性咳嗽均有效，可考虑选择，比如复方甲氧那明。如不考虑合并感染应避免抗生素的使用。

（4）PNDS 及 CVA 的经验性治疗时间应为 1~2 周，反流应为 2~4 周，经验性治疗有效可进一步按照病因所属疾病的标准化治疗方案进一步治疗。

（5）如经验性治疗无效，建议应到有条件的医疗机构进一步评估。

2. 抗反流治疗　慢性咳嗽病因复杂，不同研究纳入的人群样本及评价指标差异较大，因此，当前关于抗反流治疗与慢性咳嗽的研究结果差异较大，Chang 等人开展的一项 Meta 分析并未发现 PPI 治疗在未选择慢性咳嗽患者中的确切疗效[12]，而 Park 等人的一项最新研究显示与对照组相比，实验组为期 8 周的 PPI 试验性治疗对于缓解不明原因的咳嗽是有益的[13]。美国胸科协会的指南总结了多项抗反流治疗使得部分慢性咳嗽患者获益甚至治愈的事实，具体包括饮食调节、抗酸药物、H_2 受体阻滞剂、PPI 药物、甚至抗反流手术[3]。如何限定患者的纳入标准对结果影响较大，比如，一项研究发现在 9 项所分析的随机对照实验中，2 项在抑酸治疗后咳嗽的频率及严重程度的下降是有统计学意义的，而其余 7 项中的 6 项发现 PPI 的治疗效果要好于对照组，仅 1 项未发现治疗获益的研究，而这项研究纳入的人群是食管 pH 监测正常的人群。而将这些研究按照 pH 监测的结果分组后，发现在有病理性食管酸暴露的患者中，其有效率（12.5%~35.8%）要明显高于无病理性酸暴露的患者（0~8.6%），因此，选择合适的疑诊反流的患者进行治疗更有助于获得预期的治疗效果[14]。此外，部分研究认为单纯的 PPI 治疗的效果是有限的，最主要的原因可能在于一些 pH 监测无法反映的反流事件所致的咳嗽，比如弱酸反流、甚至碱性反流事件，这也可能是抗反流手术效果优于 PPI 治疗的原因[15]。

（张俊波　肖水芳）

■ 参 考 文 献 ■

1. Singh S,Singh V.Combating cough-etiopathogenesis.J Assoc Physicians India,2013,61(Suppl 5):6-7.
2. Simpson CB,Amin MR.Chronic cough:State-of-the-art review.Otolaryngol Head Neck Surg,2006,134(4):693-700.
3. Pratter M R.Chronic upper airway cough syndrome secondary to rhinosinus diseases(previously referred to as postnasal drip syndrome):ACCP evidence-based clinical practice guidelines.Chest,2006,129(1 Suppl):63S-71S.
4. 中华医学会呼吸病学分会哮喘学组.咳嗽的诊断与治疗指南(2009版).中华结核和呼吸杂志,2009,32(6):407-413.
5. Mahashur A.Chronic dry cough:Diagnostic and management approaches.Lung India,2015,32(1):44-49.
6. Makkar RP,Sachdev GK.Chronic unexplained cough and gastroesophageal reflux disease:A quick clinical review.Int J Intern Med,2003,4:1-4.
7. Woodcock A,Young EC,Smith JA.New insights in cough.Br Med Bull,2010,96:61-73.
8. Mainie I,Tutuian R,Agrawal A,et al.Fundoplication eliminates chronic cough due to non-acid reflux identified by impedance pH monitoring.Thorax,2005,60(6):521-523.
9. Pacheco A,Cobeta I,Wagner C.Refractory chronic cough:New perspectives in diagnosis and treatment.Arch Bronconeumol,2013,49(4):151-157.
10. Chung KF,McGarvey L,Mazzone SB.Chronic cough as a neuropathic disorder.Lancet Respir Med,2013,1(5):414-422.
11. Irwin RS,French CT,Lewis SZ,et al.Overview of the management of cough:CHEST Guideline and Expert Panel Report.Chest,2014,146(4):885-889.
12. Chang AB,Lasserson TJ,Gaffney J,et al.Gastro-oesophageal reflux treatment for prolonged non-specific cough in children and adults.Cochrane Database Syst Rev,2006(4):CD004823
13. Park H J,Park Y M,Kim J H,et al.Effectiveness of proton pump inhibitor in unexplained chronic cough.PLoS One,2017,12(10):e185397.
14. Kahrilas PJ,Howden CW,Hughes N,et al.Response of chronic cough to acid-suppressive therapy in patients with gastroesophageal reflux disease.Chest,2013,143:605-612.
15. Kahrilas PJ,Smith JA,Dicpinigaitis PV.A causal relationship between cough and gastroesophageal reflux disease(GERD)has been established:a pro/con debate.Lung,2014,192(1):39-46.

第十三节　哮　喘

【定义】哮喘（asthma）是一种非常常见的疾病，目前中国的哮喘患者高达 3000 万左右[1]，其是指由多种细胞，包括嗜酸性粒细胞、肥大细胞、T 淋巴细胞、中性粒细胞、平滑肌细胞、气道上皮细胞等参与的一种气道慢性炎症性疾病，表现为反复发作的喘息、气急、胸闷或咳嗽等症状，同时伴有可变的气流受限和气道高反应性，随病程的延长可导致一系列气道结构的改变，即气道重塑。目前随着工业化进程及经济的高速发展以及生活方式的改变，我国的哮喘发病率呈现快速增长趋势，成为危害公众健康最重的呼吸系统疾病之一[2]。

【病因】哮喘的病因较为复杂，最新的数据显示环境及表观遗传学在哮喘的发病中起到重要的作用[3、4]。而反流与哮喘之间的关系已被大量研究所证实。

1. 遗传因素 近期一项关于全基因组关联分析的 Meta 分析发现了 7 个哮喘遗传风险位点以及 10 个可影响变应性致敏的基因位点，尽管如此，研究显示这些基因变异对哮喘遗传性的影响不高于 10%[5]。而近些年来关于表观遗传学研究的进展，目前发现表观遗传学在哮喘的发病中起到重要的作用，表观遗传学是指在不改变 DNA 序列的情况下，所有细胞减数分裂或有丝分裂在表型或基因表达上的可遗传性改变，其可受到环境因素的影响，其中最常见的一种类型即 DNA 的甲基化[3、6]。

2. 环境因素 目前环境因素是公认的哮喘发病的影响因素，胎儿期妊娠妇女的高甲基化饮食、烟雾暴露、空气污染等因素均与哮喘发病有关，且均可通过参与表观遗传学的改变而影响或参与哮喘发病[3、6]。

3. 咽喉反流 Kennedy 在 1962 年就曾提出反流与哮喘间可能存在密切的联系[7]，而后续的一些研究也为反流可能诱发或加重哮喘提供了越来越重要的证据，比如 Havemann 等人的研究发现哮喘患者有反流相关症状的比例可高达 59.2%，而且其认为这个数据可能被低估了，因为部分反流患者可能并没有典型的反流症状[8]，Kiljander 等人的研究证实了这一点，在其调查中发现有高达 25% 的哮喘患者虽然并无反流相关的症状，但存在异常的 24 小时食管 pH 值监测数据，这些均提示反流在哮喘发病中可能起到重要的作用[9]。而对于反流导致哮喘发生的机制，至今仍不完全明确，目前认为可能的机制主要为以下两个方面：

（1）胃内容物反流入气管直接刺激气管和支气管黏膜引起炎症及支气管痉挛，这种炎症的产生已通过组织病理学验证，可看到气道组织内肥大细胞、嗜酸性粒细胞及中性粒细胞等的浸润，而有研究发现相对于对照组，存在反流患者的周围肺泡分支的 pH 值显著较低更是验证了此假说，反之，哮喘患者长期反复的气道阻塞和肺的过度充气可使胸腔负压增加，促进反流的发生[10]。

（2）反流的胃内容物刺激迷走神经在食管黏膜中的受体，引起迷走神经反射导致气管收缩，此机制已在动物实验中得到验证，反之，哮喘患者迷走神经反应性增加及自主神经调节紊乱可引起食管下括约肌张力降低而促进反流的发生[11]；在以上两者中，可能后者更为重要一些。

【病理生理机制】呼吸道传导区域（尤其是气管和支气管）的慢性炎症性改变，可导致周围平滑肌收缩性的增加，这些可导致气道阻塞的发作及典型的喘息症状。不论治疗与否这种气道阻塞均是可逆的。在少数情况下气道本身可发生改变，典型的改变包括嗜酸性粒细胞的增加及网状层的增厚，长期可导致气道平滑肌体积的增加及黏膜腺体数目的增加。其他参与的细胞包括：T 淋巴细胞、巨噬细胞以及中性粒细胞，其他一些免疫系统的成分亦可能参与，具体包括：多种细胞因子、趋化因子、组胺以及白三烯等[12]。

【临床表现】

1. 症状 哮喘的典型症状为反复发作的喘息、气短、胸部紧迫感以及咳嗽。肺部可产生痰液但一般较难咳出，在发作的恢复期，可因高水平嗜酸性粒细胞导致脓样痰液。哮喘的症状往往在夜间或清晨较重，也可在运动或接触冷空气后加重。在不同的患者中，哮喘发作的频率和严重程度可有很大程度的差异[2, 12]。

2. 体征　在哮喘缓解期可无任何阳性体征。在哮喘急性发作期，根据病情严重程度不同可有不同的体征。哮喘患者在发作时，精神一般比较紧张，呼吸加快、端坐呼吸，严重时可出现口唇和手指（脚趾）发绀。检查可发现呼气延长和双肺哮鸣音、肺过度膨胀、奇脉、反常呼吸。进一步加重可现寂静肺或呼吸乏力、紫绀、心动过缓、意识恍惚、昏迷等表现。

【辅助检查】

1. 肺功能测试　疑诊哮喘患者的首选检查即肺功能测试，肺功能测试的项目繁多，其中对诊断哮喘最为合适的即肺量测定，包括使用短效 β_2 受体激动剂作为支气管扩张药物前后的测定。在此测定中，患者需要用力吸气后用最大最快的速度呼出至测量容器内，在使用短效支气管扩张剂后再重复此检查。而对于某些亚临床或间歇性的哮喘，上述方法可能并不能提供有价值的诊断，在这些患者中，通过吸入诱发剂刺激气道观察反应可能更有价值，这类诱发剂包括乙酰胆碱、组胺等。

2. 其他检查　其他还有一些对哮喘诊断有益的检查，但较少应用，其中比较常见的一种是呼气 NO 实验，通过测试 NO 判断气道炎症的水平，有助于诊断是否为哮喘及评估治疗的效果。在一些患者中，胸片亦有诊断价值，其他有用的检查还包括血清特异性或总 IgE，皮肤过敏原点刺试验等等，能提示是否存在潜在诱发或加重症状的过敏性诱发剂[2, 12]。

【诊断】

1. 哮喘的诊断是建立在肺功能测试的结果上的，最重要的指标为第一秒用力呼气量（Forced expiratory volume in 1 second，FEV_1）及用力肺活量（Forced vital capacity，FVC）。

2. 哮喘患者的 FEV_1 在使用 β_2 受体激动剂后应改善至少 12% 或以上，而在诱发实验中，FEV_1 下降 20% 或以上即可提示哮喘的存在，且可在不具有其他检查的情况单独具有诊断价值。

3. 哮喘需与一些其他呼吸道疾病鉴别，包括慢性阻塞性肺病、充血性心衰、气道异物以及血管紧张素转换酶抑制剂相关性咳嗽等[2, 12]。

【治疗】哮喘是一种长期的慢性疾病，现有的治疗目标主要是达到稳定的控制，具体包括症状的良好控制和维持正常的活动水平，同时尽可能减少急性发作、肺功能不可逆损害和药物相关不良反应的风险。治疗最主要的手段是药物，总的来说，对其的治疗可分为慢性持续期的治疗和急性发作期的治疗，而有研究显示抗反流治疗同样对缓解哮喘有一定的作用。

1. 慢性持续期的治疗　哮喘慢性持续期的治疗是以患者病情严重程度和控制水平为基础，选择相应的治疗方案，我国《支气管哮喘防治指南（2016 年版）》给出了长期治疗的意见，分为 5 级治疗方案，常用的药物包括控制类药物及缓解药物，分别为每天长时间应用的药物和有症状时按需使用的药物，前者包括吸入糖皮质激素、全身性激素、白三烯调节剂、长效 β_2 受体激动剂、缓释茶碱及色甘酸钠等，后者包括速效 β_2 受体激动剂、全身性激素、吸入性抗胆碱能药物以及短效茶碱等。一旦诊断确立，应根据患者基本情况制定并尽早开始规律的控制治疗，并在治疗过程中评估控制水平和风险因素水平，决定是否升级或降级治疗，期间如有急性发作需在 1 周内复诊[2]。

2. 哮喘急性发作期的处理　哮喘急性发作是指患者喘息等症状在短时间内迅速加重，肺功能恶化，需要给予额外的缓解药物进行治疗。治疗方案则应根据患者哮喘加重的严重程度及对治疗的反应决定，目的在于尽快缓解症状，改善气流受限及低氧血症，同时还应该制定长期方案防止再次的急性发作。此时首选的药物为短效 β_2 受体激动剂，可反复使用，其他可用的药物还包括口服及雾化激素和短效抗胆碱能药物等，如药物控制不佳，应及时给予机械通气治疗，甚至转入 ICU 持续治疗及观察[2]。

3. 抗反流治疗　至今关于抗反流治疗与哮喘的研究繁多，对于药物治疗，当前各项研究的结论并非完全一致，一篇纳入了 14 项临床随机对照实验共 1555 例研究对象的研究显示：14 项研究中有 8 项提示抗反流治疗后哮喘的症状有改善，但荟萃分析显示这种改善并无统计学意义，可能与纳入样本的特征及抗反流药物应用的时程等因素有关[13]。尽管如此，现有的观点仍认为对合并有反流的哮喘患者的抗反流治疗是有益的[14, 15]，未来需要开展关于此项内容的大样本高质量研究以进一步确认。与药物治疗的结论不同，哮喘患者中抗反流手术的相关研究基本均发现在术后哮喘症状的改善，对于此差异，Naik 等人认为可能的原因在于手术与药物对比更为确定的疗效，其能更有效地缓解反流相关的症状，且能够缓解非酸反流事件的发生，这或许是部分药物治疗效果较差的原因，尽管如此，手术的应用应慎重，因为我们对两种疾病间互相影响的机制仍不完全明确，无法在临床中提供确切的证据，仍有患者在术后反流指标缓解的情况下存在哮喘的继续加重[16]。

（张俊波　肖水芳）

■ 参 考 文 献 ■

1. Bateman ED, Hurd SS, Barnes PJ, et al. Global strategy for asthma management and prevention: GINA executive summary. Eur Respir J, 2008, 31(1): 143-178.

2. 中华医学会呼吸病学分会哮喘学组. 支气管哮喘防治指南(2016 年版). 中华结核和呼吸杂志, 2016, 39(9): 675-697.

3. Yang Ⅳ, Lozupone CA, Schwartz DA. The environment, epigenome, and asthma. J Allergy Clin Immunol, 2017, 140(1): 14-23.

4. Mallol J, Crane J, von Mutius E, et al. The International Study of Asthma and Allergies in Childhood(ISAAC) Phase Three: a global synthesis. Allergol Immunopathol(Madr), 2013, 41(2): 73-85.

5. Weiss ST, Silverman EK. Pro: Genome-wide association studies(GWAS)in asthma. Am J Respir Crit Care Med, 2011, 184(6): 631-633.

6. 杨男, 尚云晓. 表观遗传学与哮喘研究进展. 国际儿科学杂志, 2015, 42(5): 519-523.

7. Fass R, Dickman R. Clinical consequences of silent gastroesophageal reflux disease. Curr Gastroenterol Rep, 2006, 8(3): 195-201.

8. Havemann BD, Henderson CA, El-Serag HB. The association between gastro-oesophageal reflux disease and asthma: a systematic review. Gut, 2007, 56(12): 1654-1664.

9. Kiljander TO, Laitinen JO. The prevalence of gastroesophageal reflux disease in adult asthmatics. Chest, 2004, 126(5): 1490-1494.

10. Mastronarde JG. Is There a Relationship Between GERD and Asthma?. Gastroenterol Hepatol(NY), 2012, 8(6): 401-403.

11. McCallister JW, Parsons JP, Mastronarde JG. The relationship between gastroesophageal reflux and asthma: an update. Ther Adv Respir Dis 2011, 5(2): 143-150.

12. McCracken JL, Veeranki SP, Ameredes BT, et al. Diagnosis and Management of Asthma in Adults: A Review. JAMA, 2017, 318(3): 279-290.

13. 刘映霞, 江山平, 谭艳芳. 抗反流药物治疗对支气管哮喘伴胃食管反流患者哮喘症状影响的荟萃分析. 中华结核和呼吸杂志, 2010, 33(11): 823-830.

14. Ghofraniha L. Chronic Asthma and Gastro-Esophageal Reflux Disease: The Treatment Plans. Physical Rev Particl Fields, 2015, 9: 3545-3561.

15. Ciprandi G, Gallo F, Gelardi M. Impact of gastric reflux on asthma in clinical practice. Respirology, 2017.

16. Naik RD, Vaezi MF. Extra-esophageal gastroesophageal reflux disease and asthma: understanding this interplay. Expert Rev Gastroenterol Hepatol, 2015, 9(7): 969-982.

第十四节　阻塞性睡眠呼吸暂停低通气综合征

【定义】阻塞性睡眠呼吸暂停低通气综合征（obstructive sleep apnea hypopnea syndrome, OSAHS）是一种比较常见的慢性疾患，流行病学调查显示其发病率可达 4%[1]，其特征为睡眠时上气道反复发生的部分或完全塌陷所造成的呼吸气流的停止（暂停）或明显下降（低通气），常见主观症状则包括打鼾、睡眠憋气、白日嗜睡、疲倦及记忆力减退等[2]，除这些主观症状可明显降低患者的工作生活质量外，OSAHS 的危害还体现在其与一系列慢性疾患发生与进展的密切相关性，包括心血管疾患、代谢综合征、神经认知障碍、甚至恶性肿瘤等等，因此在临床中越来越受到普遍地重视[3]。

【病因】目前认为 OSAHS 最主要的病因为上气道解剖结构的狭窄及上气道扩张肌张力的降低[4]，此外，目前有较多的证据显示咽喉反流（laryngopharyngeal reflux, LPR）与 OSAHS 间存在着密切的相关性。

1. **上气道解剖结构狭窄**　上气道解剖结构的狭窄使得 OSAHS 患者睡眠时因肌肉松弛更易发生阻塞而导致通气不足或呼吸暂停，造成上气道解剖结构狭窄的原因较多，包括软腭松弛肥厚、咽腔软组织脂肪的堆积、扁桃体肥大、舌根肥厚以及骨性框架的狭窄等，绝大多数患者同时存在多项异常，对上气道狭窄部位的评估也是后续治疗，尤其是外科治疗的重要依据[5]。

2. **上气道扩张肌张力降低**　上气道扩张肌的张力是维持上气道开放的重要机制，而其下降可导致上气道扩张肌更易塌陷而发生呼吸事件，这是部分上气道宽敞患者发生睡眠呼吸事件的重要原因，亦在老年 OSAHS 的发生及进展中起到重要的作用，此病因可单独存在，亦可与上气道解剖狭窄共同存在[6]。

3. **咽喉反流**　Samelson 于 1989 年就提出 OSAHS 与 LPR 间存在着密切联系[7]。Elhennawi 等人则证实了两种疾病有较高的共患率[8]，除外一些共同的危险因素（比如肥胖、男性及饮酒等）外，二者在病理生理机制上存在一定的联系，Gilani 等人的研究证实了这一点，其发现 OSAHS 与反流是显著相关的，且这种相关性是独立于其他危险因素的[9]。对于二者间关系的机制，具体来说，OSAHS 导致 LPR 发生的机制包括两方面，一是呼吸事件发生时呼吸努力度的增加可导致胸腔压力的降低，二是频繁的觉醒及睡眠效率的降低可导致 LES 出现一过性的松弛，后者可能更为重要[10]，而 LPR 对 OSAHS 的影响则主要体现在以下几个方面：一是反流事件可导致自发性觉醒事件，从而进一步影响睡眠结构，加重患者的白日嗜睡症状，二是长期 LPR 可导致喉咽部炎症和水肿，可降低喉咽部感受器敏感性，提高局部肌肉反射的阈值，从而加重 OSAHS 的严重程度，三是反流可通过迷走神经介导的反射诱发呼吸事件的发生[11, 12]。尽管如此，亦有部分研究未发现两者间的绝对相关性，可能与两种疾病病因均较多且复杂有关，单独一种疾病对另一种疾病的发生和进展并不足以产生决定性的作用。

【病理生理机制】OSAHS 的病理生理机制较为复杂，频繁的呼吸暂停及低通气可造成一系列病理生理改变，主要包括间歇性低氧、全身炎症反应、交感神经系统的反复激活以及睡眠片段化等等，其中间歇性低氧是 OSAHS 特有的病理生理特征，反复缺氧及复氧的发生可产生类似缺血再灌注损伤类的氧化应激损伤，而长期的氧化应激损伤可能是 OSAHS 导致一系列慢性疾患的重要机制[2]。

【临床表现】

1. **症状** OSAHS 的主要症状包括睡眠打鼾、睡眠憋气及张口呼吸、晨起口干及头痛、白日嗜睡、疲倦以及记忆力下降。

2. **体征** 常规的耳鼻咽喉专科检查可发现因各种原因所致的上气道狭窄，包括鼻中隔偏曲、鼻甲肥大、扁桃体肥大、舌体肥厚以及软腭松弛低垂等。

【辅助检查】

1. **多导睡眠监测** 疑诊 OSAHS 的确诊需要行整夜多导睡眠监测（polysomnography, PSG），其监测的信号包括脑电、眼电、肌电、心电、胸腹运动、口鼻气流、血氧饱和度、腿动信号等等，能够全面反映患者睡眠时各个生理指标的变化。

2. **电子喉镜** 电子喉镜的应用可协助进一步评估狭窄的部位及程度，最常见的狭窄部位多位于腭咽部，部分患者同时还有舌咽部位的狭窄，此外，为了模拟睡眠憋气时的上气道状态，行喉镜检查往往嘱患者在闭口捏鼻时做深吸气动作，以更好地反应病理状态下的上气道情况，而近些年来，通过麻醉时给予药物使患者处于类似睡眠状态下行喉镜检查，较之前的精确度显著提高，能够更为精准地反映患者睡眠时上气道可能存在塌陷的部位及可能造成塌陷的结构，可为后续的治疗提供更为可靠的参考。

3. **其他检查** 其他常用于临床的评估狭窄部位的还包括上气道测压、头颅侧位片以及上气道 CT 等[2]。

【诊断】

1. OSAHS 的诊断应建立在患者的主观症状及 PSG 检查的基础上。

2. 客观多导睡眠监测的诊断标准主要为睡眠呼吸暂停低通气指数（the apnea hypopnea index，AHI）值 ≥ 5 次 / 小时，即每小时呼吸暂停和低通气的次数等于或超过 5 次，其中轻、中及重度 OSAHS 的标准分别为 5 ≤ AHI<15、15 ≤ AHI<30 以及 AHI ≥ 30 次 / 小时[13]。

3. OSAHS 主要需与一些其他类型的睡眠疾患相鉴别，包括中枢性呼吸暂停综合征、发作性睡病等。

【治疗】OSAHS 患者治疗方案的制订需要结合上气道解剖的评估和上述相关辅助检查结果。其治疗方法主要包括持续正压通气（continuous positive airway pressure，CPAP）治疗、口腔矫治器（oral appliance，OA）及手术治疗，此外，当前亦有关于抗反流治疗与

OSAHS 病情严重程度的相关研究。

1. 持续正压通气　CPAP 是当前 OSAHS 治疗的一线方案，其原理是通过持续地正压扩张上气道达到治疗效果，CPAP 疗效肯定且无创，能够显著缓解 OSAHS 的主观症状并降低 OSAHS 相关慢性疾患的发生率，尽管如此，其最大的局限之处在于治疗的依从性，现有的数据显示仅有 40% 左右的患者能耐受长期的 CPAP 治疗，如何通过技术改进及患者教育等措施提高其治疗依从性仍是重要的临床问题[14]。而在另一方面，当前已有研究发现 CPAP 的使用可显著改善反流患者的症状，尤其是夜间反流的症状，也充分证实了两种疾病间的密切联系[15]。

2. 手术　通过外科手术扩大或稳定 OSAHS 患者的上气道是当前此类疾病的重要治疗方法，尽管绝大多数外科手术的疗效并不优于 CPAP，但其有效性仍使得相当一部分 OSAHS 患者，尤其是拒绝或不能长期耐受 CPAP 的患者，选择此种治疗。治疗 OSAHS 的外科手术种类繁多，包括咽腔软组织手术、颌骨手术、鼻腔手术、减重手术等等，但当前并无统一的标准指导手术方式的选择，术前应结合患者的一般情况，尤其是上气道的评估、治疗及并发症的预期，以及术者的经验选择合适的术式[16]。

3. 口腔矫治　口腔矫治器的治疗原理在于睡眠下移牵拉下颌扩张及稳定上气道，现有的研究数据显示口腔矫治器在轻中度 OSAHS 患者中能达到不亚于 CPAP 的效果，因此认为在此类患者中可作为 CPAP 的有效替代方案，但口腔矫治器同样存在长期依从性不佳的问题，但因其相对便携更易被部分患者所接受[17]。

4. 抗反流治疗　当前已有部分研究关注于抗反流治疗对于 OSAHS 的影响，主要集中于 PPI 类药物方面，Steward 等人发现在连续应用 3 个月的泮托拉唑后，患者的嗜睡评分等 OSAHS 主观症状有明显缓解，认为其与反流相关的觉醒事件减少有关，尽管如此患者的客观病情严重程度并无明显变化，考虑的原因与 OSAHS 病因复杂、反流在其中所占的比例相对有限有关[18]。Rassameehiran 等人则通过 Meta 分析考察了六项此类研究，得出的结论相同，认为对于同时合并有反流的 OSAHS 患者，抗反流治疗有助于改善睡眠的质量，但对睡眠监测指标的影响不大，但高质量的研究较少，未来仍需要开展更为规范化的研究[19]。

（张俊波　肖水芳）

■ 参 考 文 献 ■

1. Young T, Palta M, Dempsey J, et al. The occurrence of sleep-disordered breathing among middle-aged adults. N Engl J Med, 1993, 328 (17): 1230-1235.

2. Jordan AS, McSharry DG, Malhotra A. Adult obstructive sleep apnoea. Lancet, 2014, 383 (9918): 736-747.

3. Kendzerska T, Mollayeva T, Gershon A S, et al. Untreated obstructive sleep apnea and the risk for serious long-term adverse outcomes: a systematic review. Sleep Med Rev, 2014, 18 (1): 49-59.

4. Patil SP, Schneider H, Marx JJ, et al. Neuromechanical control of upper airway patency during sleep. J Appl Physiol (1985), 2007, 102 (2): 547-556.

5. Kezirian EJ, Hohenhorst W, de Vries N. Drug-induced sleep endoscopy: the VOTE classification. Eur Arch Otorhinolaryngol, 2011, 268 (8): 1233-1236.

6. Strohl K, Butler J, Malhotra A. Mechanical properties of the upper airway. Compr Physiol, 2012, 2 (3): 1853-1872.

7. Samelson CF.Gastroesophageal reflux and obstructive sleep apnea.Sleep,1989,12(5):475-476.

8. Elhennawi DM,MR Ahmed,AS Abou-Halawa.Correlation of Obstructive Sleep Apnea and Laryngo-pharyngeal Reflux:pHmetry Study.Clin Otolaryngol,2016,41(6):758-761.

9. Gilani S,Quan SF,Pynnonen MA,et al.Obstructive Sleep Apnea and Gastroesophageal Reflux:A Multivariate Population-Level Analysis.Otolaryngol Head Neck Surg,2016,154(2):390-395.

10. Kuribayashi S,Kusano M,Kawamura O,et al.Mechanism of gastroesophageal reflux in patients with obstructive sleep apnea syndrome.Neurogastroenterol Motil,2010,22(6):172-611.

11. Demeter P,Pap A.The relationship between gastroesophageal reflux disease and obstructive sleep apnea.J Gastroenterol,2004,39(9):815-820.

12. Payne RJ,Kost KM,Frenkiel S,et al.Laryngeal inflammation assessed using the reflux finding score in obstructive sleep apnea.Otolaryngol Head Neck Surg,2006,134(5):836-842.

13. 中华耳鼻咽喉头颈外科杂志编辑委员会,中华医学会耳鼻咽喉头颈外科学分会咽喉学组.阻塞性睡眠呼吸暂停低通气综合征诊断和外科治疗指南.中华耳鼻咽喉头颈外科杂志,2009,44(2):95-96.

14. Wickwire EM,Lettieri CJ,Cairns AA,et al.Maximizing positive airway pressure adherence in adults:a common-sense approach.Chest,2013,144(2):680-693.

15. Tawk M,Goodrich S,Kinasewitz G,et al.The effect of 1 week of continuous positive airway pressure treatment in obstructive sleep apnea patients with concomitant gastroesophageal reflux.Chest,2006,130(4):1003-1008.

16. Carberry JC,Amatoury J,Eckert DJ.Personalized Management Approach for OSA.Chest,2017,6(16):31080-31082.

17. Ramar K,Dort LC,Katz SG,et al.Clinical Practice Guideline for the Treatment of Obstructive Sleep Apnea and Snoring with Oral Appliance Therapy:An Update for 2015.J Clin Sleep Med,2015,11(7):773-827.

18. Steward DL.Pantoprazole for sleepiness associated with acid reflux and obstructive sleep disordered breathing.Laryngoscope,2004,114(9):1525-1528.

19. Rassameehiran S,Klomjit S,Hosiriluck N,et al.Meta-analysis of the effect of proton pump inhibitors on obstructive sleep apnea symptoms and indices in patients with gastroesophageal reflux disease.Proc(Bayl Univ Med Cent),2016,29(1):3-6.

第十五节　声门下狭窄

【定义】喉狭窄（laryngeal stenosis）是指由各种原因导致的喉腔狭窄甚至闭锁，可表现为喘鸣、声嘶、咳嗽、呼吸困难甚至只能依靠气管切开以维持生命的一种病理状态。根据狭窄发生部位的不同，喉狭窄可分为声门上狭窄、声门狭窄及声门下狭窄（subglottic stenosis，SGS），严重者可累及气管，出现喉腔及数个气管环管腔狭窄或闭锁。

【病因】

1. 先天性　如喉发育不良、小喉畸形等，目前认为可能与胚胎期喉或气管黏膜组织及软骨发育不良有关。

2. 外伤　喉钝挫伤导致甲状软骨和（或）环状软骨骨折，使软骨失去支撑作用；并能引起气道内黏膜与软组织的损伤，可继发感染。

3. 医源性损伤

（1）气管插管术后并发症：气管插管导致喉气管黏膜损伤的主要因素包括气管插管尺寸、套囊膨胀时的压力、插管时间、重复插管的次数以及术后护理等。

（2）气管切开术后并发病：气管切开可能损伤环状软骨，或去除部分气管前壁导致气管向内塌陷；气管套管作为异物刺激声门下黏膜导致慢性炎症而形成肉芽组织。

4. 炎症性疾病　Wegener 肉芽肿、多发性软骨炎、系统性红斑狼疮、梅毒、麻风、硬结病及结核等疾病可发生在喉、气管部位而导致瘢痕狭窄。

5. 咽喉反流　1985 年 Little 等在犬模型中首次验证了反流因素是声门下狭窄的致病因素之一。Koufman 等研究显示约有 92% 的声门下狭窄患者中存在咽喉反流[1, 2]。

【咽喉反流导致声门下狭窄的病理生理机制】咽喉反流导致声门下狭窄的病理生理学机制尚不明确，目前认为可能的机制如下：①胃酸 - 胃蛋白酶对咽喉部黏膜以及周围组织产生直接损伤，导致食道、咽喉部及气管黏膜炎性渗出，引起黏膜充血水肿、增厚，肉芽组织增生，逐渐纤维化，瘢痕形成；②由于咽喉反流的刺激使咽喉上皮组织的防御功能受损，组织抵抗力减弱，加重直接损伤；③胃酸刺激可引起迷走神经反射而致气管及支气管收缩，患者出现反复清嗓、咳嗽，最后导致咽喉部及气管黏膜的继发损伤[3-5]。

【临床表现】

1. 症状　除了咽喉反流性疾病症状外，常伴有呼吸困难，尤以夜间为重。呼吸困难的程度与声门下狭窄的程度有关，轻者仅出现活动后气短或气促，病情严重者，可出现Ⅲ~Ⅳ度呼吸困难，患者表现为明显三凹征、嘴唇发绀、脉细弱、烦躁不安，严重者出现昏迷、心力衰竭，危及生命。

2. 体征　除了咽喉反流性疾病常见体征，喉镜检查可见声门下分泌物蓄积、黏膜充血、肿胀，甚至可出现肉芽样改变，多呈现环形狭窄。

【辅助检查】常规临床检查和喉镜检查被认为是最有效的评估手段，但 CT 扫描三维成像技术弥补了喉镜检查的不足，CT 扫描三维成像技术通过对狭窄部位进行不同角度，不同层面和不同性质（气柱或软组织像）的测量，不仅可清楚地显示狭窄长度、范围、形态以及与周围组织结构的关系，又能提供类似气管内镜下所观察到的腔内状况。因此，CT 三维成像技术对声门下狭窄的诊疗具有重要价值[6]。

【诊断要点】根据临床症状、喉镜检查以及喉气管 CT 三维成像诊断不难。喉气管狭窄的分期：目前文献中多采用内镜下 Cotton 法进行分期，分为四期[7]。Ⅰ期：管腔阻塞 <70%；Ⅱ期：管腔阻塞介于 70%~90% 之间；Ⅲ期：管腔阻塞 >90%，但仍有可辨别的管腔存在，或对声门下狭窄者出现管腔的完全闭塞；Ⅳ期：无管腔，声带不可辨认。该法虽然存在一定的主观判断上的误差，但因简单且易于分析等特点被大部分耳鼻咽喉科医师所接受。这种方法还可将病变严重程度与预测拔管联系起来，预测术后拔管成功率Ⅰ期为 97%，Ⅱ期为 91%，Ⅲ期为 72%。此外，学者们也提出了几种不同分期方法，如 Grundfast 法、McCaffrey 法等[8, 9]。

对于确诊为声门下狭窄的患者，应常规应用反流症状指数评分量表和反流体征评分量表初步判定咽喉反流是否是声门下狭窄的病因之一，必要时可行 24 小时喉咽食管阻抗 pH 监测（MII-pH）和咽部 pH 监测（Dx-pH），明确诊断有无咽喉反流。

【治疗方法】声门下狭窄的治疗非常复杂，需要依据患者的病因、年龄、全身状况、狭窄范围和程度、狭窄性质等综合情况制订治疗方案。

1. 抗反流治疗　对于有疑似或确诊合并反流的，可以行抗反流治疗，以缓解症状或减少术后复发[10, 11]。

2. 手术治疗 声门下狭窄可累及多个解剖区域，手术治疗仍是主要治疗方法。手术原则是切除狭窄的瘢痕肉芽组织，尽量保留黏膜及软骨等正常结构，恢复软骨支架的完整性，扩大喉气管腔隙，重建并且维持其通畅性，防止再次狭窄。

（1）声门下狭窄长度 <1cm：采用内镜下冷器械瘢痕切除术或激光手术，对狭窄部位进行松解或扩张。CO_2 激光切割效果好，但止血作用较差。如果要处理血供丰富的狭窄部位，应选用止血作用较强的 Nd：YAG 激光和 KTP 激光。临床上，多采用激光切除狭窄组织的同时联合术腔内放置喉膜或扩张子[12]。因瘢痕范围多呈环形，故使用扩张子扩张可维持支架结构稳定，促进黏膜上皮化，减少瘢痕再次形成，使重建的腔道保持通畅。手术中未行扩张子置入者 2 周左右复查，扩张子置入者 3 个月左右复查，如怀疑有扩张子移位或导致患者不适的，应随时调整复查时间，必要时再次在支撑喉镜下松解瘢痕或调整扩张子位置，扩张子放置时间不少于 3 个月。

（2）声门下狭窄长度超过 1cm 或累及气管隆凸：最好采用开放性外科手术，主要包括喉气管重建手术和狭窄段切除断端吻合术。开放性手术能提供很好的手术视野，有利于解决范围较广的狭窄。

（3）气管切开手术：主要是解决患者的呼吸困难，对于Ⅲ~Ⅳ度呼吸困难者，需紧急行气管切开术。

声门下狭窄术扩张子的材料：主要包括 T 形硅胶管和镍钛合金金属支架。

（1）T 形硅胶管因其组织相容性好，具有很好的支撑作用，能有效阻止瘢痕肉芽组织向心性生长而形成较宽畅的气道，被较为广泛的使用，T 形硅胶扩张管的放置时间建议 1 年以上[13]。

（2）镍钛合金金属支架是一种新型的腔内支架，具有良好的生物相容性，在不同的温度下具有不同的体相，恢复形状时可以产生持久的扩张力，能较好地塑形适应气管弯曲情况，使得手术创伤小，同时对黏膜刺激较小，患者有较好的耐受性。其缺点就是放置后难以调整，容易导致肉芽生长，价格相对较贵。

（3）新型生物医用材料：如组织生物工程重建的喉气管支架、生物人工气管移植等。

3. 其他治疗方法 声门下球囊扩张、激素治疗、抗生素治疗、丝裂霉素局部涂抹治疗等[14]。

除了以上治疗方法，Nakagish 最近提出光动力学治疗瘢痕性喉气管狭窄的方法。另外，组织工程的发展也为该领域的治疗提供有前景的新方法[15]。

（焦彦超 庄佩耘）

■ 参 考 文 献 ■

1. Kofman JA.The ototolaryngologic manifestations of gastroesopha-geal reflux disease（GERD）.Laryngoscope 1991；101（4pt 2 suppl 53）：1-78.
2. Little FB，Koufman JA，Kohut RI，Marshall RB.Effect of gastric acid on the pathogenesis of subglottic stenosis. AnnOtology Rhinology&Laryngology.1985；94：516-519.
3. Walner DL, Stern Y, Gerber ME, et al. Gastroesophageal reflux in patients with subglottic stenosis. Arch Otolaryngol Head Neck Surg, 1998, 124(5): 551-555.

4. Halstead LA. Gastroesophageal reflux: A critical factor in pediatric subglottic stenosis. Otolaryngol Head Neck Surg, 1999, 120(5): 683–688.

5. Maronian NC, Azadeh H, Waugh P, et al. Association of laryngopharyngeal reflux disease and subglottic stenosis, Ann Otol Rhinol Laryngol, 2001, 110(7 Pt 1): 606–612.

6. 秦永 , 高为华 , 李志光 , 等 . 喉气管狭窄 CT 扫描三维成像评估及临床应用 . 中华耳鼻咽喉科杂志 , 2003, 38(2):147–149.

7. Cotton RT, Gray SD, Miller RP. Update of the Cincinnati experience in pediatric laryngotracheal reconstruction. Laryngoscope, 1989, 99(11): 1111–1116.

8. 崔鹏程 . 喉气管狭窄的分期及其临床意义 . 国外医学 (耳鼻咽喉科学分册), 1998, (05): 258–260.

9. McCaffrey TV. Classification of laryngotracheal stenosis. Laryngoscope, 1992, 102(12 Pt 1): 1335–1340.

10. Blumin JH, Johnston N. Evidence of extraesophageal reflux in idiopathic subglottic stenosis. Laryngoscope, 2011, 121(6): 1266–1273.

11. Lorenz RR. Adult laryngotracheal stenosis: etiology and surgical management. Curr Opin Otolaryngol Head Neck Surg, 2003, 11(6): 467–472.

12. 王春燕 , 秦永 , 肖水芳 . 支撑喉镜瘢痕切除及扩张子置入治疗喉气管狭窄 . 中华耳鼻咽喉头颈外科杂志 , 2014, 49(8): 675–679.

13. 贾弘光 , 王建宏 , 刘原虎 , 等 . CO2 激光联合 T 形管治疗声门下喉气管狭窄 . 中国耳鼻咽喉头颈外科 , 2013, 20(10): 517–520.

14. Ward RF, April MM. Mitomycin–C in the treatment of tracheal cicatrix after tracheal reconstruction. Int J Pediatr Otorhinolaryngol, 1998, 44(3): 221–226.

15. Nakagishi Y, Morimoto N, Fujita M, et al. Amelioration of airway stenosis in rabbit models by photodynamic therapy with talaporfin sodium (NPe6). Photochem Photobiol, 2009, 85(3): 714–718.

第十六节　喉肌紧张性发声困难

【定义】喉肌紧张性发声困难（muscular tension dysphonia，MTD）是指由于不良发声行为使发声器官生理功能失调而导致的发声异常，属于功能性发声障碍的一种类型，又称"功能亢进性发声困难"、"功能过强性发声困难"。

【病因与流行病学】喉肌紧张性发声困难的病因、发病机制目前尚不十分清楚，可能与以下因素有关[1]：①心理或性格因素，如争强好胜等；②嗓音误用和滥用；③声带潜在的疾病所引起的过度代偿，如声带小结、声带息肉、声带任克水肿、声带突肉芽肿或溃疡及咽喉反流等。近年来，咽喉反流与 MTD 的相关性受到越来越多的重视，尤其在继发型 MTD 患者中，咽喉反流的发生率占 70%[2]。MTD 好发于青、中年女性，男女比例约为 1 : 3。职业用嗓者，如教师、歌唱演员、主持人及售货员等为好发人群。

【咽喉反流导致 MTD 的病理生理机制】Koufman[2] 等发现，在与 MTD 有关的声带器质性病变（如声带小结、声带任克水肿、声带血肿及声带突肉芽肿或溃疡等）的患者中，咽喉反流的发生率占 70%。咽喉反流引起 MTD 的可能机制有

1. 突发性的胃酸反流至咽喉部，可触发气道的自我保护机制，从而引起声门关闭、咳嗽、呛咳及喉内外肌肉的紧张[3]。

2. 长期胃酸反流引起的慢性刺激导致喉部呈高敏感状态，致使喉部肌肉功能亢进，严重者可表现为喉痉挛，Loughlin 和 Koufman[4] 认为这种病理改变可能与喉上神经和喉返神经功能受损有关。

3. 当咽喉反流与 MTD 同时存在时，胃酸及胃蛋白酶对声带黏膜的刺激可能使声带较喉部其他部位更易于受损，促进声损伤相关的声带器质性病变的发生，引起发声功能减弱，人体为了代偿而导致发声亢进；另一方面，代偿引起的发声亢进又进一步促进声带器质性病变的发展，形成恶性循环；因此对于 MTD 和病因之间的关系，是因还是果仍存在争议[2]。

【临床分型】

1. 依据病因分类

1）原发型 MTD：指不伴有声带器质性病变、精神心理疾病及神经系统病变的 MTD。

2）继发型 MTD：指继发于声带器质性病变的 MTD，如继发于声带小结、声带息肉、声带任克水肿、声带突肉芽肿或溃疡及咽喉反流性疾病等。

2. 依据频闪喉镜检查分类 目前常用的是 Koufman（2014）分型，分为四型：Ⅰ型：声门后区间隙存在；Ⅱ型：声门上区室带左右向挤压；Ⅲ型：喉前后挤压导致会厌和杓状软骨靠近，但声带未被完全遮挡；Ⅳ型：喉后前的过度挤压收缩，声带完全被遮挡。

值得一提的是，MTD 的患者，在行频闪喉镜检查的时常会遇到困难，嘱患者深吸气、微笑或者发出笑声等动作，可以协助患者放松喉部，帮助医务人员成功完成检查。

【临床表现】喉肌紧张性发声困难的临床特征目前尚缺乏统一认识[5]。

1. 症状 常见临床症状通常涵盖两个方面，由于喉内外肌用力失衡，向下挤压声带使得声带振动困难影响发声效率，向上影响咬音器官和共鸣器官导致发音的清晰度及共鸣欠佳。具体表现为：声音张力增高，发声费力，声音粗糙、嘶哑、易疲劳，声调高尖、硬起音及咬音欠清晰等，常伴有颈部疼痛，紧缩感及咽喉部干燥、烧灼感等。继发型 MTD 患者大多伴有咽喉反流症状。

2. 体征 常见临床体征为发声时颈部肌肉紧张，可伴有颈静脉怒张，颈根部增粗，喉结位置高于正常，颈部触诊可感觉到颈部肌肉紧张及震颤。继发型 MTD 患者大多伴有咽喉反流体征。

【辅助检查】

1. 频闪喉镜检查 原发型 MTD 患者频闪喉镜下声带外观正常，未见声带有器质性病变，但常可见室带肥厚、喉腔缩小，发声时可见声门前后径及声带边缘到室带边缘的距离缩短、声带振幅变小、振动不规则、双侧声带边缘互相挤压、膜部闭合相增大、声门后区可见三角形间隙。继发型 MTD 患者频闪喉镜下可见假性声带沟、声带任克水肿、声带突肉芽肿或溃疡、声带小结或喉部其他新生物等声带原发性病变的表现。

2. 声学评估 声学信号常表现为正常和病理声学特征交替出现，病理特征多为频率微扰、振幅微扰数值较正常升高，而标准化噪声能量（NNE）常变化不明显[6]。

3. 空气动力学 表现为声门下压（SGP）和声门阻力（GR）升高，平均气流率（MFR）减少，最长声时（MPT）缩短。其中以 SGP 升高和 MPT 缩短最为显著[7]。

4. 喉肌电图 MTD 患者喉肌电图检查结果多为正常。

5. 反流评估 继发型 MTD 患者若疑似和咽喉反流相关，需要行咽喉反流性疾病常规的主客观评估[8]。

【诊断】

1. **病史** 如误用及滥用嗓音病史、典型的临床表现等。

2. **检查评估** 如，常规咽喉颈部专科检查、声音的听感觉评估、频闪喉镜检查、声学客观评估、空气动力学检查及喉肌电图结果等。

3. **喉部触诊**[9] 目前最常采用的方法是 Aronson 触诊方法：受检者采取坐位，头部保持一个自然地位置，检查者立于受检者一侧，用拇指和食指 C 形环绕喉部，在休息或发音时，以等同于能使指尖发白的按压力度触诊喉部。检查的主要部位包括：舌骨大角和小角、喉区、甲状软骨上角、甲舌间隙及环甲间隙。如果触诊判断喉部肌肉紧张，有助于 MTD 的诊断，判断标准为：①轻压喉部和舌骨时患者出现疼痛反应，如患者退缩或说出他们的不适，这种酸痛不适多表现于双侧，常放射到一耳或双耳；②喉和舌骨的位置抬高，甲舌间隙变窄或消失，其中喉抬高的程度可通过触诊甲舌间隙的变化，即舌骨后缘到甲状软骨切迹间的距离缩短来判断；③推动喉部时受到明显阻力；④通过 Aronson 手法增大环甲间隙，降低喉位置时，嗓音得到改善。

【治疗】

1. **间接治疗**[10] 嗓音卫生和宣传教育，包括避开环境噪音、嗓音正确使用，减少嗓音滥用和硬起音发声，降低语速和声音的响度，避免经常性清喉和咳嗽，养成良好的个人行为和饮食习惯，如注意多饮水、减少进食对咽喉部及食道括约肌有刺激的食物等。

2. **直接治疗**[10]

1）嗓音训练[11]：以气流支持训练及放松训练为主，使发声器官放松，改善嗓音。

2）喉部触诊既可作为诊断 MTD 的方法，同时也可作为一种治疗方法，正常而言，治疗用的力度比诊断时的力度大[9]。

3）手法环喉按摩（CMT）[12-14]：CMT 因其最直接改善嗓音的作用而备受关注，通常为单手操作，每次 20 分钟。先按摩舌骨，用拇指和食指环绕舌骨，直至触摸到舌骨大角的顶端，轻轻压住舌骨大角的顶端行循环按摩；接着按摩甲状软骨，自甲状软骨上切迹开始向甲状软骨后缘（位于胸锁乳突肌的中部）反复进行循环按摩动作；最后进行全喉按摩，手指从甲状软骨的上缘开始，沿着全喉向下按摩，可同时从侧面按摩。在上述操作的同时，让患者持续发元音、单音或短词，注意患者的音质变化，音质好转提示治疗有效。同时需要注意观察患者是否有疼痛或不适，要注意避开甲状腺、腮腺及颈动脉区域。治疗过程需要有经验的医生或者嗓音训练师在场。

3. **抗反流治疗**[15] 对于伴有咽喉反流的患者应给予抗反流治疗。

4. **继发型 MTD 的外科治疗**[16] 伴有需要手术的声带器质性病变，需针对原发疾病进行手术治疗，并于手术前后配合嗓音训练和 CMT 等治疗。

（潘 杨 庄佩耘）

■ 参 考 文 献 ■

1. Altman KW, Atkinson C, Lazarus C. Current and emerging concepts in muscle tension dysphonia: a 30-month review. J Voice, 2005, 19 (2): 261-267.

2. Koufman JA, Amin MR, Panetti M.Prevalence of reflux in 113 consecutive patients with laryngeal and voice disorders.Otolaryngol Head Neck Surg, 2000, 123 (4) : 385-388.

3. Lechien JR, Saussez S, Harmegnies B, et al.Laryngopharyngeal Reflux and Voice Disorders : A Multifactorial Model of Etiology and Pathophysiology.J Voice, 2017, 31 (6) : 733-752.

4. Loughlin CJ, Koufman JA.Paroxysmal laryngospasm secondary to gastroesophageal reflux.Laryngoscope, 1996, 106 (12 Pt 1) : 1502-1505.

5. Rubin J, Sataloff R, Korovin G.Diagnosis and Treatment of Voice Disorders.3rd ed.San Diego, CA : Plural Publishing, Inc. : 2006.

6. 徐洁洁, 陆美萍, 陈曦, 等. 肌紧张性发声障碍的临床特征及嗓音声学评估. 听力学及言语疾病杂志, 2008, 16 (6) : 462-465.

7. 张碧茹, 龚坚, 郑亿庆, 等. 肌紧张性发声障碍患者发声空气动力学特点分析. 听力学及言语疾病杂志, 2010, 18 (4) : 344-346.

8. 周莹, 王丽萍, 宁平, 等. 咽喉反流与发声障碍的相关性研究. 临床耳鼻咽喉头颈外科杂志, 2012, 26 (3) : 97-101.

9. Khoddami SM, Ansari NN, Jalaie S.Review on Laryngeal Palpation Methods in Muscle Tension Dysphonia : Validity and Reliability Issues.J Voice, 2015, 29 (4) : 459-468.

10. Van Houtte E, Van Lierde K, Claeys S.Pathophysiology and treatment of muscle tension dysphonia : a review of the current knowledge.J Voice, 2011, 25 (2) : 202-207.

11. Liang FY, Yang JS, Mei XS, et al.The vocal aerodynamic change in female patients with muscular tension dysphonia after voice training.J Voice, 2014, 28 (3) : 393.e7-10.

12. Roy N, Leeper HA.Effects of the manual laryngeal musculoskeletal tension reduction technique as a treatment for functional voice disorders : perceptual and acoustic measures.J Voice, 1993, 7 (3) : 242-249.

13. Van Lierde KM, De Bodt M, Dhaeseleer E, et al.The treatment of muscle tension dysphonia : a comparison of two treatment techniques by means of an objective multiparameter approach.J Voice, 2010, 24 (3) : 294-301.

14. Roy N.Assessment and treatment of musculoskeletal tension in hyperfunctional voice disorders.Int J Speech Lang Pathol, 2008, 10 (4) : 195-209.

15. 中华耳鼻咽喉头颈外科杂志编辑委员会咽喉组, 中华医学会耳鼻咽喉头颈外科学分会咽喉学组. 咽喉反流性疾病诊断与治疗专家共识 (2015 年). 中华耳鼻咽喉头颈外科杂志, 2016, 51 (5) : 324-326.

16. 高晓葳, 黄永望, 刘丽燕, 等. 手术联合嗓音训练对伴肌紧张性发声障碍声带息肉患者的疗效分析. 听力学及言语疾病杂志, 2015, 23 (6) : 585-588.

第十七节　反常声带运动

【定义】反常声带运动（paradoxic vocal fold movement disorder, PVFMD）是指呼吸时出现声带内收的矛盾性运动，表现为阵发性呼吸困难，发作时患者常有窒息感及喉部紧缩感，严重者会产生喉痉挛（多发生在吸气相）[1, 2]。PVFMD 可发生在任何年龄，临床表现没有特异性，诊断较困难，国外文献报道 80% 的 PVFMD 患者被误诊，最常被误诊为难治性哮喘，而长期使用高剂量吸入性激素，该病的平均确诊时间为 4.8 年 [3, 4]。

【病因】PVFMD 病因仍不明确，目前有以下病因学说 [3-5]：

1. 喉易激综合征学说　喉易激综合征学说（irritable larynx syndrome）是指喉部接触外源性或内源性刺激物后出现过度反应，即大脑出现"神经重塑"，使得喉部肌肉的"误用"，喉上神经功能减退，导致会厌、披裂等对外界刺激物不敏感，导致呼吸道保护功能减退，使得刺激物直接诱发声门闭合以保护下呼吸道，从而出现呼吸困难、发声障碍、慢性咳嗽、喉异物感、清嗓等临床表现。刺激物可来源于：①内源性的鼻窦炎后鼻孔滴漏、咽喉反流；②外源性的化学气体吸入、嗅觉刺激或视觉刺激等；③焦虑、抑郁、压力等心理性疾病[6]。

2. 双诱发因素学说　双诱发因素学说（dichotomous triggers）分为运动性及自发性声带障碍。前者为体育锻炼或竞赛诱发患者吸气相缩短，出现吸气性呼吸困难等喉梗阻症状；后者为患者咽喉反流、后鼻孔滴漏、精神等身体内源性因素诱发自发性声带运动障碍[3-8]。

3. 周期性的喉阻塞学说　周期性的喉阻塞学说（periodic occurrence of laryngeal obstruction）是指患者受各种因素刺激后喉部肌肉发生挤压形成喉阻塞，分为声门上结构挤压及声门区挤压（喉肌不对称性收缩）。声门上阻塞时表现为吸气性呼吸困难，而声门区阻塞时表现为混合性呼吸困难[3, 7]。

4. 咽喉反流学说　目前普遍认为反流相关事件可能是 PVFMD 的诱发因素，Murry 研究认为所有 PVFMD 均伴有咽喉反流性疾病：胃内容物反流刺激喉部，诱发喉部肌肉收缩，启动下呼吸道保护机制等，引起呼吸困难、咳嗽等临床症状。因此，应仔细评估 PVFMD 患者并发的咽喉反流因素，如进行反流症状指数量表、体征量表、咽部及食管 pH 监测等，进行准确诊断[4, 7-9]。

【病理生理特点】PVFMD 的病理生理仍不详，可能由于：①喉上神经敏感，会厌、披裂保护功能过强，出现声门上挤压现象；②喉上神经功能减退，会厌、披裂保护功能减弱，喉部刺激物直接刺激声门及声门下，启动下呼吸道保护机制，出现喉部的内收性运动、咳嗽等[10]。

【临床表现】

1. 症状　常表现为突发气短、呼吸困难及咳嗽等，多无诱因，或由运动等因素诱发。发作前多无任何症状，也可出现喉部异物感、轻度发声障碍、吞咽障碍及胃酸反流等。发作时患者常有窒息感及喉部紧缩感，严重者会产生喉痉挛[1-6, 9, 11-14]。

2. 体格检查　多为吸气性呼吸困难，颈部听诊可闻及哮鸣音，而肺部听诊未闻及哮鸣音，呼吸困难经呼吸训练治疗后可迅速缓解[1-6, 9, 11-14]。

3. 辅助检查　确诊 PVFMD 须行电子喉镜或频闪喉镜检查，以观察平静呼吸及发声时的声带运动，以及给予刺激（重复快速的深吸气、发音、喘气）后的声带运动[7]。发作间隙期喉镜检查可完全正常，也可观察到咽喉反流性体征及声带振动的非周期性、不对称性，声门上结构不对称性挤压等早期征兆。经刺激诱发后可能观察到吸气时声带和（或）声门上结构出现内收性运动的典型体征（图 6-17-1）[9]。

肺功能测试，流速容量环上吸气曲线平坦（图 6-17-2）或者激发试验后症状加重，对支气管扩张药反应不良，都支持 PVFMD 的诊断。PVFMD 可以并发肺部疾病，因此肺部检查是非常重要的；反之，肺功能检查结果异常也不能排除 PVFMD[3, 7, 15]。

【诊断要点】依据患者突发气短、呼吸困难病史，可能的诱因，喉镜中观察到呼吸时声带和（或）声门上结构出现内收性运动的典型体征及肺功能测试多可诊断。

【鉴别诊断】PVFMD 患者并发其他疾病的比例高达 33%，在诊断该病的同时须排除是否合并咽喉反流、哮喘、声带麻痹、声门下或气管狭窄。PVFMD 与哮喘的临床表

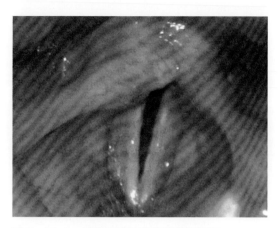

图 6-17-1　反常声带运动频闪喉镜表现
吸气时声带内收

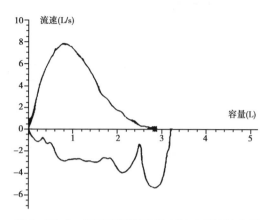

图 6-17-2　反常声带运动患者肺功能流速容量
曲线图
肺功能测试流速容量环上吸气曲线平坦

现极其相似，但 PVFMD 引起的呼吸困难比哮喘发病更快，运动诱发的 PVFMD 在停止运动后容易缓解，而哮喘在停止运动后变得更加严重。PVFMD 的肺功能测试表现为流速容量环上吸气曲线平坦，而哮喘多表现为呼气曲线平坦。严重 PVFMD 者可闻及"哮鸣音"，但吸气时的哮鸣音比呼气时的哮鸣音更重。对支气管扩张药的不同反应也是鉴别要点之一[3，9，15]。

【治疗】PVFMD 治疗的首要目标是改善呼吸困难，恢复正常运动和生活，停止哮喘药物的使用，并避免急诊就诊[16]。治疗包括以下几点：

1. **呼吸训练**　①浅腹式呼吸练习（low abdominal breathing exercises）：诱导平静呼吸和身体自然运动时的呼吸；②控制吸气 / 呼气练习："屏住呼吸练习"，形成新的呼吸周期，缓解急性呼吸困难发作；③吸气肌练习（inspiratory muscle training）：增加气流吸入的难度，训练吸气肌，每天训练 10 分钟，坚持训练 4 周；④生理识别的嗓音训练治疗：通过观看喉镜录像，让患者明白病因在于声带反向运动导致声门狭窄，从而引起呼吸困难，以帮助他们更好地了解病情。教会患者声带保健法，避免诱因和常见的咽喉刺激物；⑤生物反馈嗓音训练方法：让患者实时观看喉镜录像，教会患者如何以放松的方式打开声门，顺畅呼吸，在下次发作呼吸困难时，可以快速采用该种放松的方式缓解症状[17]。

2. **心理治疗**　PVFMD 的心理因素不容忽视。部分 PVFMD 患者有精神创伤、精神疾病和性虐待等病史。因此，对治疗反应不佳的患者，筛查可能存在的精神疾病，应进行心理咨询甚至增加抗焦虑药物[6]。

3. **肉毒素注射治疗**　对于反复治疗无效的 PVFMD 患者，为缓解呼吸困难，可注射肉毒素于甲杓肌，减少声带内收[18]。

4. **气管插管或气管切开**　对于严重上呼吸道梗阻患者，需进行气管插管或气管切开，缓解呼吸困难[16]。

5. **抗反流治疗**　Murry 等研究认为大部分 PVFMD 患者由咽喉反流疾病导致，建议常规使用 PPI 治疗[16]。

6. 其他治疗　在治疗 PVFMD 同时，需要药物控制胃食管反流、过敏、鼻窦疾病、极度干燥等诱发因素，未经治疗的阻塞性睡眠呼吸暂停似乎也与 PVFMD 发病有关。PVFMD 常常被误诊为哮喘，从而使用吸入剂，这会加重 PVFMD；如果排除了哮喘，就必须停止使用类固醇和吸入性 β 受体激动剂，以降低真菌性喉炎发生的风险。适度的水化降低喉部干燥能减少喉部刺激程度，使 PVFMD 更容易治疗[16]。

（徐新林　庄佩耘）

参 考 文 献

1. Matrka L.Paradoxic vocal fold movement disorder.Otolaryngol Clin North Am,2014,47(1):135-146.
2. 施俊博,王燕,Matrka L. 声带反向运动 . 听力学及言语疾病杂志,2016,24(2):211-212.
3. Shembel AC,Sandage MJ,Verdolini AK.Episodic laryngeal breathing disorders:literature review and proposal of preliminary theoretical framework.J Voice,2017,31(1):125-127.
4. Franca MC.Differential diagnosis in paradoxical vocal fold movement(PVFM):an interdisciplinary task.Int J Pediatr Otorhinolaryngol,2014,78(12):2169-2173.
5. Vertigan AE,Theodoros DG,Gibson PG,et al.The relationship between chronic cough and paradoxical vocal fold movement:a review of the literature.J Voice,2006,20(3):466-480.
6. Martins RH,Tavares EL,Ranalli PF,et al.Psychogenic dysphonia:diversity of clinical and vocal manifestations in a case series.Braz J Otorhinolaryngol,2014,80(6):497-502.
7. Murry T,Cukier-Blaj S,Kelleher A,et al.Laryngeal and respiratory patterns in patients with paradoxical vocal fold motion.Respir Med,2011,105(12):1891-1895.
8. Heatley DG,Swift E.Paradoxical vocal cord dysfunction in an infant with stridor and gastroesophageal reflux.Int J Pediatr Otorhinolaryngol,1996,34(1-2):149-151.
9. Murry T,Branski RC,Yu K,et al.Laryngeal sensory deficits in patients with chronic cough and paradoxical vocal fold movement disorder.Laryngoscope,2010,120(8):1576-1581.
10. Yelken K,Gultekin E,Guven M,et al.Impairment of voice quality in paradoxical vocal fold motion dysfunction.J Voice,2010,24(6):724-727.
11. Treole K,Trudeau MD,Forrest LA.Endoscopic and stroboscopic description of adults with paradoxical vocal fold dysfunction.J Voice,1999,13(1):143-152.
12. Lo HI,Ho HC,Hwang J H.Paradoxical vocal cord motion—a case report.Auris Nasus Larynx,2005,32(4):427-430.
13. Sandage MJ,Zelazny SK.Paradoxical vocal fold motion in children and adolescents.Lang Speech Hear Serv Sch,2004,35(4):353-362.
14. Smith B,Milstein C,Rolfes B,et al.Paradoxical vocal fold motion(PVFM)in pediatric otolaryngology.Am J Otolaryngol,2017,38(2):230-232
15. Franca MC,施俊博.声带矛盾运动的鉴别诊断:一个跨学科的任务.听力学及言语疾病杂志,2017,25(3):329-330.
16. Altman KW,Mirza N,Ruiz C,et al.Paradoxical vocal fold motion:presentation and treatment options.J Voice,2000,14(1):99-103.
17. Mathers-Schmidt BA,Brilla LR.Inspiratory muscle training in exercise-induced paradoxical vocal fold motion.J Voice,2005,19(4):635-644.
18. Cheng YS,Bhutta MF,Ramsden JD,et al.Periodic botulinum toxin injections for paradoxical vocal fold motion in a child with cerebral palsy:a case study.Int J Pediatr Otorhinolaryngol,2014,78(3):570-571.

第十八节 特发性肺间质纤维化

【定义】特发性肺间质纤维化（idiopathic pulmonary fibrosis，IPF）是慢性进展性纤维化型间质性肺炎的一种特殊类型，病因未明。病变局限于肺部，组织病理学和（或）影像学表现具有寻常型间质性肺炎（usual interstitial pneumonia，UIP）的特征。其发病率随年龄增长而增加，典型症状多在 60~70 岁出现，<50 岁的 IPF 患者罕见。男性患者明显多于女性，多数患者有吸烟史。疾病进展表现为进行性加重的呼吸困难，肺功能恶化，胸部影像呈进展性纤维化，最终导致呼吸衰竭或死亡[1-4]。

【病因】IPF 被冠以"特发性"，即病因不明，但亦存在一些危险因素似乎与其发生相关，包括：

1. 遗传因素 以下事实提示遗传因素或先天性易感因子可能与本病的发病有关：①家族性肺纤维化的病例在国内外均有报道，这种病例多见于嫡亲和单卵双胞胎，呈常染色体显性遗传，具有不同的外显率；②某些已知遗传疾病患者的肺纤维化发病率很高；③同样暴露于已知可引起肺纤维化的环境中，但仅有少数发病；④动物实验发现，特定的鼠系对发生肺纤维化有遗传易感性。

2. 吸烟 虽然约三分之一 IPF 发生在终生不吸烟者，但多数的临床研究证实吸烟增加 IPF 发生的危险性，其暴露程度与 IPF 发生率呈正相关，尤其是吸烟大于 20 包 / 年者。

3. 环境暴露 暴露于某些金属粉尘（黄铜、铅及钢铁）和木质粉尘（松木）者的患病风险显著增加。其他粉尘暴露，如理发业、鸟类饲养、石材切割和抛光等也可能与 IPF 的发生有关。IPF 患者尸体解剖发现肺部淋巴结内可见无机物颗粒，也支持 IPF 环境学病因。

4. 胃食管反流与微量误吸 胃食管反流病（gastroesophageal reflux disease，GERD）是误吸或微量误吸的高危因素，被认为是导致或加重 IPF 的因素之一。1998 年 Tobin 等[5]采用 24 小时食管 pH 监测检测 IPF 患者，发现高达 94%（16/17）的 IPF 患者存在异常的近端和（或）远端食管酸反流，其中仅 25% 患者具有典型酸反流症状。2006 年 Raghu 等[6]进行了一项多中心前瞻性临床研究，结果显示 67 例 IPF 患者中 GERD 发生率高达 87%，明显高于同期作为对照组的难治性哮喘患者（90/133，68%）。在 IPF 组发生的 GERD 中，近端和远端食管的酸暴露率分别为 76% 和 63%，只有 47% 的患者具有典型 GERD 临床症状。但是以上研究中无法区分反流物的性质。此后研究多采用食管阻抗 –pH（MII–pH）技术，证实了 IPF 组患者中 GERD 的高发生率，并且同时存在异常酸反流、非酸反流以及混合反流。

目前比较公认的胃食管反流致肺损伤假说是指：在具有易感倾向的人群中，长期慢性微吸入反流内容物（包括酸性成分胃酸、非酸性成分胃蛋白酶、胰蛋白酶、胆汁酸等，此外还有食物残渣、细菌及其产物等）损伤肺泡上皮，导致组织异常修复，最终引起肺纤维化。但也有学者提出 IPF 患者肺顺应性减低，导致胸膜腔压力在吸气时较正常人更低，进而导致食管和食管下段括约肌功能不全，故而发生微量误吸及 GERD，即其可能是 IPF 的结果，而非病因。但目前诸多证据并不支持这种观点，Raghu 等[6]的研究中，IPF 患者下段食管括约肌的压力、长度、舒张能力和食管蠕动均在正常范围，在 Savarino 等[7]的研究中，仅 IPF 组患者的胃食管反流程度与肺纤维化评分具有临床相关性，而其他类型间质性肺疾病患者中未发现这种临床相关性。因此目前更倾向于认为 GERD 可能是 IPF 的主动致病因素之一。

5. 病毒感染 病毒在 IPF 发生中是否发挥重要作用一直存在较大争议。目前支持病毒感染与 IPF 发病之间存在联系的主要证据是流行病学研究结果。有部分流行病学研究[8]表明，高达 97% 的 IPF 患者肺中可以检测到 EB 病毒、巨细胞病毒、丙型肝炎病毒和人疱疹病毒中的一种或多种。因此推测，慢性病毒感染作为一种免疫刺激剂，引起慢性增殖性或炎性环境，导致肺纤维化的发生。

【病理特点】IPF 的特征性组织病理学改变是 UIP，病变以胸膜下和间隔旁实质为著。低倍镜下同时可见伴有蜂窝肺改变的瘢痕纤维化区域和病变较轻甚至正常的肺组织区域。纤维化区域主要由致密的胶原纤维组成，可见散在分布的成纤维细胞灶。蜂窝肺区域由囊性纤维化的气腔组成，常衬附着细支气管上皮细胞，腔内黏液和炎症细胞填充。纤维化和蜂窝肺区域的肺间质可见平滑肌增生。

【临床表现】

1. 症状 所有表现为原因不明的慢性劳力性呼吸困难，并且伴有咳嗽、双肺底爆裂音和杵状指的成年患者均应考虑 IPF 的可能性。IPF 发病率随年龄增长而增加，典型症状多在 50~70 岁出现，男性多见，多数有吸烟史。起病隐匿，在诊断明确前往往已有数年病史。

2. 体征 IPF 患者常见体征包括 Velcro 啰音及杵状指。Velcro 啰音为全吸气相爆裂音，起病初期多于肺底部闻及，随着病情进展，肺尖部亦可闻及，但并非 IPF 特异性改变，在许多间质性肺疾病中亦可闻及。杵状指可见于 25%~50% 的 IPF 患者中，无特异性，但在结节病、COP、胶原血管疾病相关性肺间质疾病中少见。

【辅助检查】

1. 胸部 X 线 IPF 最常见的影像学异常是双侧弥漫分布、相对对称的网状或网状结节影，多位于基底部、周边部或胸膜下区，多伴肺容积缩小。随疾病进展，可出现直径多在 3~15mm 大小的多发性囊状透光影（蜂窝肺）（图 6-18-1）。

2. 肺部高分辨率 CT 肺部高分辨率 CT 对 IPF 诊断有重要意义，肺部高分辨率 CT 呈 UIP 型改变（图 6-18-2），是诊断 IPF 的重要依据。对肺部高分辨率 CT 呈典型 UIP 表现者可不进行外科肺活检（表 6-18-1）。

表 6-18-1 HRCT 中的 UIP 型改变分类

UIP 型 （4 条全都符合）	可能 UIP 型 （符合 3 条）	非 UIP 型 （有以下任意一条）
• 胸膜下、肺底显著 • 网格影 • 蜂窝肺伴或不伴牵拉性支气管扩张 • 不具有非 UIP 型的特征（见第三列）	• 胸膜下、肺底显著 • 网格影 • 不具有非 UIP 型的特征（见第三列）	• 上或中肺显著 • 支气管血管周围明显 • 广泛的磨玻璃影 • 弥漫的微结节影 • 囊腔影 • 弥漫马赛克征 / 气体陷闭 • 支气管肺段 / 叶实变

【诊断要点】IPF 诊断标准包括：

1. 仔细排除其他已知病因的间质性肺疾病（ILD） 例如家庭或职业环境暴露、结缔组织疾病或药物性肺损害等。

2. 高分辨率 CT 呈现 UIP 型表现者不需要进行外科肺活检。

3. HRCT 表现不典型者（可能、疑似者）接受外科肺活检，HRCT 和肺活检组织病理学结果符合特定的组合。

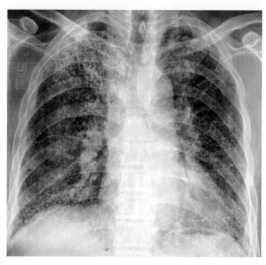

图 6-18-1　IPF 患者胸部正位片
双肺显示弥漫分布的网格状阴影，双下肺及肺外带、纵隔旁明显，肺容积缩小

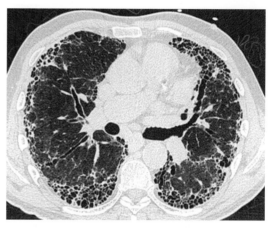

图 6-18-2　IPF 患者胸部 CT 表现
双下肺可见广泛网格状阴影及蜂窝改变，以胸膜下分布显著，伴牵拉性支气管扩张

诊断流程见图 6-18-3。

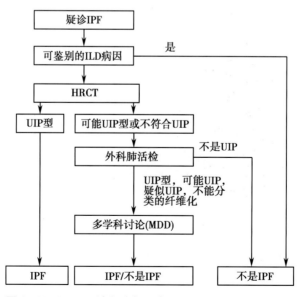

图 6-18-3　IPF 诊断路径示意图

【治疗】IPF 的治疗目标包括：减轻症状、减缓发展、预防急性发作以及延长生存期。治疗包括：

1. **药物治疗**

（1）吡非尼酮：主要通过拮抗 TGF-β_1 来抑制胶原纤维的形成。应用剂量为 1800mg/d，对于疗程目前尚无证据支持。其不良反应发生率较高，包括光敏感、疲劳感、胃部不适、厌食症等。

（2）尼达尼布：一种细胞内多种酪氨酸激酶的抑制剂，靶点为多种生长因子受体，包括血管内皮生长因子（VEGF）、成纤维细胞生长因子（FGF）、PDGF。剂量：150mg 2 次 /d，但对于疗程目前尚无证据支持。

（3）抑酸药物治疗：目前国际及国内指南均已明确推荐（有条件推荐）对 IPF 患者常规使用抑酸药物治疗，包括质子泵抑制剂（PPI）及 H_2 受体拮抗剂（H_2RA）。但该项推荐主要基于抑酸治疗耗费较低，其临床的可能获益大于风险。对长期使用抗酸药物治疗人们仍存在疑虑[9-10]，如：①长期使用抑酸药物后肺炎、艰难梭菌感染、电解质紊乱、心血管事件等发生风险增加；②抗酸药物的使用不能减少非酸反流；③抗酸药物与其他抗纤维化药物之间的药物相互作用不明。因此，抗酸药物在 IPF 治疗中的作用及安全性仍需进一步研究。

2. **合并症治疗**

（1）肺动脉高压（PH）：已有的研究表明，多数 IPF 相关性肺高血压患者并未从 PH 靶向治疗中明显获益，所以总体不推荐 IPF 患者进行此项治疗。但是随着新的 PH 治疗药物的涌现，效果尚需进一步评估。

（2）呼吸衰竭：对因病情持续进展而致呼吸衰竭的 IPF 患者一般不建议使用机械通气。

3. **非药物治疗**

（1）戒烟。

（2）对临床出现明显静息性低氧血症的 IPF 患者应给予长期氧疗。

（3）多数 IPF 患者应该进行肺康复治疗。

（4）肺移植是目前治疗 IPF 最有效的手段。在充分评估患者预期寿命的基础上，对有条件者应积极推荐本项治疗方法。

IPF 患者需每 3~6 个月进行一次随访。无其他可解释原因时，若出现以下任一表现即考虑为 IPF 疾病进展：①进行性呼吸困难（客观评估）；② FVC 绝对值较基线呈进行性持续降低；③ DL_{co} 绝对值（血红蛋白校正后）较基线值呈进行性持续降低；④ HRCT 上纤维化程度进行性进展；⑤出现 IPF 急性加重；⑥因呼吸衰竭死亡。

【预后】IPF 是致死性肺疾病，没有自然缓解倾向，自然病程各异且难以预测。大多数 IPF 患者肺功能在数年内逐渐恶化，但亦有少数患者肺功能可维持稳定；一些患者可以在病情相对稳定的情况下突发急性加重（约 5%~10%），病因不明。IPF 患者可合并亚临床或明显的肺动脉高压、胃食管反流、阻塞性睡眠呼吸暂停、肥胖和肺气肿等，这些合并症对 IPF 患者的预后影响尚不清楚。IPF 总体预后差，出现症状后平均生存年限为 2~5 年。最常见死因为呼吸衰竭，其他还包括心衰、缺血性心脏病、感染和肺栓塞等。

（郑雅莉　高占成）

■ 参 考 文 献 ■

1. Raghu G, Collard HR, Egan JJ, et al.An official ATS/ERS/JRS/ALAT statement: idiopathic pulmonary fibrosis: evidence-based guidelines for diagnosis and management.Am J Respir Crit Care Med, 2011, 183(6): 788-824.

2. Raghu G, Rochwerg B, Zhang Y, et al.An Official ATS/ERS/JRS/ALAT Clinical Practice Guideline: Treatment of Idiopathic Pulmonary Fibrosis.An Update of the 2011 Clinical Practice Guideline.Am J Respir Crit Care Med, 2015, 192(2): e3-e19.

3. Tavis WD, Costabel U, Hansell DM, et al.An official American Thoracic Society/European Respiratory Society statement: Update of the international multidisciplinary classification of the idiopathic interstitial pneumonias.Am J Respir Crit Care Med, 2013, 188(6): 733-748.

4. 中华医学会呼吸病学分会间质性肺疾病学组.特发性肺纤维化诊断和治疗中国专家共识.中华结核和呼吸杂志, 2016, 39(6): 427-432.

5. Tobin, Richard W, Charles E, et al.Increased prevalence of gastroesophageal reflux in patients with idiopathic pulmonary fibrosis.Am J Respir Crit Care Med, 1998, 158(6): 1804-1808.

6. RaghuG, Freudenberger TD, YangS, et al.High prevalence of abnormal acid gastro-oesophageal reflux in idiopathic pulmonary fibrosis.Eur Respir J, 2006, 27(1): 136-142.

7. Savarino E, Carbone R, Marabotto E, et al.Gastro-oesophageal reflux and gastric aspiration in idiopathic pulmonary fibrosis patients.Eur Respir J, 2013, 42(5): 1322-1331.

8. Egan JJ, Woodcock AA, Stewart JP.Viruses and idiopathic pulmonary fibrosis.Eur Respir J, 1997, 10(7): 1433-1437.

9. Johannson KA, Strambu I, Ravaglia C, et al.Antacid therapy in idiopathic pulmonary fibrosis: more questions than answers?Lancet Respir Med, 2017, 5(7): 591-598.

10. 陈碧, 蒋捍东.胃食管反流病与特发性肺纤维化.中华结核和呼吸杂志, 2016, 39(2): 137-139.

第七章

咽喉反流对生活质量的影响

生活质量（quality of life，QOL）又被称为生存质量或生命质量。是全面评价生活优劣的一个具有广泛含义的概念。而医学领域所关注的生活质量，主要是指健康相关生活质量。

健康相关生活质量（Health-related Quality of Life，HRQOL）是指患者对于自身疾病与治疗产生的躯体、心理和社会反应的一种实际的、日常的功能性描述，指从医学角度探知疾病对于患者的影响以及医疗干预措施的成效出发，借用社会科学提出的生活质量概念开展研究的一种方式。基于对健康相关生活质量概念的理解，可以看出它包括与被评定者健康有关的主要因素，比如身体、心理、精神健康等方面[1]。

随着生物－心理－社会医学模式逐渐成为主流，医患之间构建一种以患者为中心的关系模式势在必行。该模式强调医患间是一种相互尊重的、对等的和合作的关系，要求医生不仅要关注疾病治疗本身，更要关注患者的情感、期望及其对疾病的理解，所以疾病对患者生活质量的影响在疾病的诊疗和疗效评估过程中占有越来越重要的位置，而与生活质量相关的研究也越来越受到广大医生的重视[2]。

一、生活质量评估的基本方法

目前常用的普适性的生活质量评估量表有：WHOQOL-100 量表（世界卫生组织生存质量测定量表）、健康生存质量量表、疾病影响程度量表、生活满意度量表等，其中 SF-36 健康调查简表由于简便、准确、可操作性强，在临床上应用比较广泛。SF-36 健康调查简表（the 36-item short form health survey，SF-36）是在 1988 年 Stewartse 研制的医疗结局研究量表（medical outcomes study-short from，MOS SF）的基础上，由美国波士顿健康研究所研制，1991 年国际生命质量评价项目将其列入测评工具，后浙江大学医学院社会医学教研室将其翻译成中文版的 SF-36，并经过了信度效度评价，被广泛应用于不同人群和不同疾病的生活质量评价，具有简明高效的特点。国外研究推荐使用组合量表（普适性量表和疾病专用量表组合）进行调查能更全面地反映患者生存质量的各个方面。

二、咽喉部相关症状评估量表

咽喉反流性疾病的临床表现为声嘶或发音障碍、咽喉疼痛、咽喉部异物感、持续清嗓、慢性长期咳嗽、呼吸困难、喉痉挛、哮喘等，而症状带给患者的不适是影响其生活质量的最主要因素，所以对疾病所引起症状的评估是生活质量评估的重要方面。

嗓音障碍指数量表（voice handicap index，VHI）是评价嗓音相关疾病对患者生理功能及情感影响的简便有效的特异性量表，VHI 量表中文版经过信度和效度检测，证明了在中文环境下亦具有较高的临床应用价值，为评估嗓音相关疾病患者生活质量特点提供了良好的方法。而 50% 声嘶的患者与咽喉反流相关，所以对于声嘶引起的生活质量的改变是咽喉反流性疾病研究所关注的重要方面。目前比较通用的汉化 VHI 中文量表有 VHI-30 和 VHI-10 两种形式。

咽喉反流 – 健康相关生活质量量表（LPR-health-related quality of life，LPR-HRQOL）是一个可靠和有效的评估生活质量的量表，由 Carrau 等首先提出，量表包含 43 个问题，问题包括声嘶、咳嗽、清嗓、吞咽和酸反流对患者总的影响五个方面，得分越高症状越严重[3]。此量表经过了效度检验，国外不少作者用它来研究咽喉反流患者的疾病相关生活质量。

三、咽喉反流性疾病对患者生活质量的影响

国外研究推荐使用组合量表（普适性量表和疾病专用量表组合）进行调查能更全面地反映患者生活质量的各个方面，对于咽喉反流性疾病对生活质量影响的研究亦是如此[4]。

嗓音是人们日常交流的最重要工具之一，所以声嘶必然会对患者的生活质量造成影响，同时持续清嗓、慢性咳嗽、咽异物感等常见症状也会给患者的日常生活带来诸多困扰，当比较严重的反流相关症状如喉痉挛、窒息等发作时，除了症状本身带给患者的不适外，因濒死感而造成极大的恐惧给患者精神上带来的创伤也会比较严重，尤其是上述症状在夜间发作时严重影响患者的睡眠，临床上就有患者因担忧夜间发作喉痉挛，而不敢入睡，所有这些对患者生活质量造成的负面影响无疑是巨大的。

目前随着咽喉反流性疾病得到越来越多的关注，对于咽喉反流性疾病患者生活质量的研究在近些年来也逐渐增加，在国内王宇光等[4]的研究中，LPR 阳性组中 VHI 总分及情感得分较 LPR 阴性组高，而生理和功能得分两组间差异无统计学意义。SF-36 健康调查量表 LPR 阳性组的生理职能、总体健康、活力、社会功能、情感职能、精神健康等方面得分均较 LPR 阴性组低，而躯体疼痛及生理功能方面差异无统计学意义。两组间之所以存在这些差异，还可能存在以下几种因素：首先，LPR 所引起的一系列症状，多不会危及患者生命，但因其长期存在，严重影响患者生活质量；其次，LPR 无明显典型症状，明确诊断存在困难。

Lee 等[5]的一项纳入 180 例 LPRD 患者的前瞻性研究，所有患者均接受兰索拉唑 15mg 每天两次治疗 12 周，分别在初始治疗、第 4 周和第 12 周随访时收集每例患者的 RSI 评分、RFS 评分、SF-36 评分和 HRQOL 评分，评估 PPI 治疗后患者生命质量的变化，结果发现应用抑酸药物治疗后患者的生活质量得到显著改善。反之，证明咽喉反流性疾病对患者的生活质量是有明显影响的。Jansson 等[6]的研究显示焦虑、抑郁和反流症状紧密相关，与健康对照组相比，焦虑和 / 或抑郁者的反流风险增加 1.7~3.2 倍，提示心理因素可能影响部分 GERD 患者的临床症状。Carrau 等[3]一项纳入 117 例咽喉反流患者的前瞻性研究，在患者接受治疗前使用 SF-36 对健康相关生活质量进行评估，旨在比较咽喉反流患者与 GERD 患者以及一般人群在健康相关生活质量差异，结果发现在活力和社会功能

方面，咽喉反流患者比胃食管反流患者生活质量受到的影响更大，两者有显著性差异。此外，任何的咽喉部不适，尤其是咽部的异物感，都可能使患者将其与咽喉部恶性肿瘤联系起来，从而进行过度检查和治疗，严重干扰和影响患者正常的生活。

越来越多的研究提示精神心理因素在胃食管反流病的发病中起到一定作用，精神疾病有可能影响胃食管反流病患者的症状和寻求卫生保健的行为，从而也影响这部分患者的生活质量[7, 8]。Nunez-Rodriguez 等[9]的研究显示，与健康对照组相比，GERD 患者心理异常评分更高，GERD 患者反流、烧心等症状及漫长的病程反过来可加重患者的精神心理负担。另有资料[10]显示，对于合并心理异常的难治性胃食管反流病患者在抑酸治疗的基础上辅以心理指导、抗焦虑/抑郁治疗，可改善患者症状。

总之，随着现代生活方式的改变、生活节奏的加快，咽喉反流性疾病的发病率逐年增高，而咽喉部的症状混杂因素多，受精神情绪等主观因素影响比较大，所以对患者的生活质量影响比较大，但目前对于咽喉反流性疾病的认识和研究仅仅是近十几年才开展起来的，与胃食管反流病相比缺乏深度和广度，所以对于咽喉反流病与患者生活质量的研究还有待于我们做进一步深入和大量的工作。

（闫 燕）

参 考 文 献

1. 康德英,王家良,洪旗.健康相关生存质量及其评价方法.中华医学杂志,2001,81(13):829-830.

2. 孔祥溢,王任直.加强新型医学模式的人文教育.基础医学与临床,2017,37(7):1064-1066.

3. Carrau RL,Khidr A,Gold KF,et al.Validation of a quality-of-life instrument for laryngopharyngeal reflux.Arch Otolaryngol Head Neck Surg,2005,131(4):315-320.

4. 王宇光,张立红,余力生,等.咽喉反流对嗓音疾病患者生活质量影响的临床研究.中华耳鼻咽喉头颈外科杂志,2015,50(12):973-977.

5. Jun Seok Lee,et al.Changes in the Quality of Life of Patients with laryngeal Reflux After Treatment.J Voice,2014,28(4):487-491.

6. Jansson C,Nordenstedt H,Wallander MA,et al.Severe gastro-oesophageal reflux symptoms in relation to anxiety,depression and coping in a population-based study.Aliment Pharmacol Ther,2007,26(5):683-691.

7. 曾冠男.两种亚型胃食管反流病焦虑、抑郁状态的比较及其与生活质量的相关性研究.福建医科大学,2013.

8. 彭继承,李运泽,练海燕.文拉法辛对伴抑郁焦虑的非糜烂性胃食管反流病的作用.世界华人消化杂志,2009,17(24):2508-2511.

9. Nunez-Rodriguez MH,Miranda SA.Psychological factors in gastroesophageal reflux disease measured by scl-90-R questionnaire.Dig Dis Sci,2008,53(12):3071-3075.

10. Gong EJ.Quality of life,patient satisfaction,and disease burden inpatients with gastroesophageal reflux disease with or without laryngopharyngeal reflux symptoms.J Gastroenterol Hepatol,2017,32(7):1336-1340.

第八章

咽喉反流性疾病与胃食管
反流病的区别

目前认为胃食管反流病（gastroesophageal reflux disease,GERD）和咽喉反流性疾病虽然可以同时存在，但是它们在发病机制、临床表现、临床体征以及对治疗的反应方面有本质的区别。

一、发病机制的区别

咽喉反流性疾病主要发病机制是食管上括约肌（upper esophageal sphincter，UES）功能异常[1]，胃内容物经功能异常的食管上括约肌进入咽、喉、气管等上气道部位，引起黏膜损伤。研究表明喉黏膜缺乏碳酸酐酶，不能产生中和胃酸的碳酸盐，因此上气道黏膜缺乏抗酸功能，咽喉黏膜对胃酸反流刺激损伤的敏感度是食管黏膜对胃酸反流刺激敏感度的将近 100 倍，在胃酸和胃蛋白酶暴露时容易引起损伤，而发生咽喉反流性疾病[2]。食管上皮细胞损伤一般发生在 pH<4 的情况，而喉黏膜上皮细胞在 pH5 时就可以引起损伤。咽喉反流性疾病胃酸反流主要发生在白天直立位，而胃食管反流病胃酸反流主要发生在夜间仰卧位，且患者常暴露于比较持久的胃酸刺激。典型胃食管反流病发病的可能机制有食管下括约肌（lower esophageal sphincter，LES）一过性松弛、食管清除能力降低、食管黏膜屏障功能的损害及食管内脏高敏感性。食管下括约肌一过性松弛是指非吞咽情况下食管下括约肌发生自发性松弛，其松弛时间明显长于吞咽时食管下括约肌的松弛，可持续 8~10 秒，并常伴有胃食管反流。食管清除功能降低延长了食管黏膜的酸暴露时间，从而加重了食管黏膜的损害。食管黏膜屏障功能的损害使得食管黏膜在酸暴露时更易受损。另一部分患者食管黏膜具有内脏高敏感性，即对酸和（或）机械性刺激的感受性增高，进而导致不适、疼痛等知觉。目前，认为这些因素是典型胃食管反流病的发病机制[3]，但是咽喉反流性疾病患者多没有食管运动功能障碍和清除胃酸能力降低的表现。这些发病机制的区别及反流方式的不同导致咽喉反流性疾病和胃食管反流病不同的临床表现、体征。大部分咽喉反流性疾病患者没有胃食管反流病，但有些患者两者都存在[4]。

二、临床表现的区别

1. 症状的区别 咽喉反流性疾病主要表现为声嘶（或发音障碍）、咽喉疼痛、咽喉部异物感、持续清嗓、慢性咳嗽、呼吸困难、喉痉挛、哮喘等症状，一般没有烧心和反酸的症状。胃食管反流病常有典型的反流症状，如烧心和反酸，其他少见或不典型的相关症状包括以下一种或多种，如上腹痛、胸痛、嗳气、腹胀、上腹不适、咽部异物感、吞咽痛及吞咽困难等，并发症包括反流性食管炎、出血、狭窄、Barrett 食管和腺癌。胃食管反流病包括 3 部分：胃食管反流病的食管症状综合征、食管并发症和食管外症状。按照世界胃肠病学组织制定的定义，胃食管反流病的食管外症状其实就是耳鼻咽喉头颈外科医师所说的咽喉反流性疾病[5]。

2. 体征和检查的区别　咽喉反流性疾病喉镜下发现喉黏膜有黏稠黏液附着、假声带沟、声带后连合区域黏膜增生、肥厚，声带弥漫性充血水肿，严重时出现肉芽肿、喉室消失、声门下狭窄等喉部体征。大部分咽喉反流性疾病患者没有食管炎表现。胃食管反流病在内镜下可见食管黏膜糜烂充血，钡餐造影显示头低位时钡剂胃食管反流，卧位时可显示食管及食管下括约肌排钡延缓。

三、诊断的区别

胃食管反流病的诊断和治疗有了明确的诊疗指南，但是咽喉反流性疾病由于症状复杂，缺乏特异性，目前尚无明确的诊断标准。

1. 咽喉反流症状指数量表、咽喉反流体征评分量表是目前临床上常用的筛查咽喉反流性疾病疑似患者的方法，尽管在临床上得到多数学者的肯定，但是也有相当一部分学者认为量表包括的症状和体征不够全面。

2. 喉咽食管 24 小时 pH 监测胃酸反流到食管和喉咽部的次数，是诊断咽喉反流性疾病的金标准。24 小时 pH 监测存在假阴性问题，而且多少次反流属于病理性的并没有统一的标准和客观证据[6, 7]，有报道示反流性咽喉炎患者和正常对照组 pH 监测咽喉反流发生率无显著差异[8]，但多数研究认为 pH 监测有助于预测治疗效果[9]。

四、治疗的区别

1. 改善生活习惯　在这方面，咽喉反流性疾病和胃食管反流病无明显差别。改变生活方式和饮食习惯非常重要，包括减肥，戒烟和戒酒；同时尽量避免辛辣食物、巧克力、脂肪、柑橘类水果、碳酸饮料、番茄酱、红酒和咖啡的摄入，避免午夜进食等。

2. 药物治疗　咽喉反流性疾病的质子泵抑制剂（PPI）治疗，PPI 剂量为 10~20mg/ 次，每日 2 次，早饭和晚饭前 30~60 分钟服用，持续服用 8~12 周，甚至半年，症状消失后逐渐减量至停药，以免快速停药造成反跳式胃酸分泌过多[6, 7, 10]。胃食管反流病药物治疗推荐在早餐前一次性服用一天剂量的 PPI，还可结合 H_2 受体阻抗剂。对于一日单次服用 PPI 治疗效果欠佳的患者可根据个体情况，调整用药次数及剂量以实现个体化治疗。对夜间反流症状明显、用餐时间不固定以及睡眠障碍的患者，推荐按照每日 2 次的方法服药，持续服用 8 周。一般胃食管反流病患者在用药数天或者数周就会出现症状的缓解，但是咽喉反流性疾病患者需要用药数月才能缓解。

3. 手术治疗　对于咽喉反流性疾病和胃食管反流病临床症状明显，药物治疗效果欠佳或药物治疗效果良好，停药后反复复发的患者，可以考虑腹腔镜下胃底折叠术以及食管下段射频治疗，其目的是增强食管下括约肌的抗反流作用，缓解症状，减少抑酸剂的使用，提高患者生活质量。

总之，咽喉反流性疾病与胃食管反流病是两个完全不同的疾病，尽管有重叠，表 8-1 全面总结了两者的差别，一目了然。

表 8-1　咽喉反流性疾病与胃食管反流病主要不同的总结

项目		LPRD	GERD
症状	烧心和（或）反流	+	++++
	声嘶，咳嗽，吞咽困难，咽部异物感	++++	+
体征	食管炎症	+	++++
	喉部炎症	++++	+
辅助检查	黏膜糜烂的或者 Barrett 食管改变	+	+++
	食管 pH 监测值异常	++	++++
	咽喉 pH 监测值异常	++++	+
	食管运动功能障碍	+	+++
	食管清除酸能力异常	+	++++
反流方式	仰卧位（夜间的）反流	+	++++
	直立位（白天的）反流	++++	+
	两者都有	++	+
治疗效果	饮食和生活习惯的有效改善	+	++
	成功治疗需要一日单次服用 PPI	+	+++
	成功治疗需要一日两次服用 PPI	+++	++++

（彭莉莉　李进让）

■ 参 考 文 献 ■

1. Koufman JA.Laryngopharygeal reflux is different from classic gastroesophageal reflux disease.Ear Nose Throat J，2002，81（9 Suppl 2）:7-9.
2. Johnston N，Knight J，Dettmar PW，et al.Pepsin and carbonic nhydrase isoenzyme III as diagnostic markers for laryngopharyngeal reflux disease.Laryngoscope，2004，114（12）:2129-2134.
3. 孙常波，吕宾.胃食管反流病发病机制研究进展.国际消化病杂志，2008，28（6）:480-482.
4. 李进让，彭莉莉.喉咽反流性疾病与胃食管反流性疾病.中国医学文摘耳鼻咽喉科学，2010，25（5）:256-258.
5. Vakil N，van Zanten SV，Kahrilas P，et al.The Montreal definition and classification of gastroesophageal reflux disease:a global evidencebased consensus.Am J Gastroenterol，2006，101（8）:1900-1920.
6. Altman KW，Prufer N，Vaezi MF.A review of clinical practice guidelines for reflux disease:toward creating a

clinical protocol for the otolaryngologist.Laryngoscope,2011,121(4):717-723.

7. Campagnolo AM,Priston J,Thoen R H,et al.Laryngopharyngeal reflux:diagnosis,treatment,and latest research. Int Arch Otorhinolaryngol,2014,18(2):184-191.

8. Joniau S,BradshawA,Esterman A,et al.Reflux and laryngitis:a systematic review.Otolaryngol Head Neck Surg, 2007,136(5):686-692.

9. Friedman M,Maley A,Kelley K,et al.Impact of pH monitoring on laryngopharyngeal reflux treatment:improved compliance and symptom resolution.Otolaryngol Head Neck Surg,2011,144(4):558-562.

10. Ford CN.Evaluation and management of laryngopharyngeal reflux.JAMA,2005,294(12):1534-1540.

第九章

幽门螺杆菌与咽喉反流性疾病

一、幽门螺杆菌概述

幽门螺杆菌（*Helicobacter pylori*，Hp），是一种单极、多鞭毛、末端钝圆、螺旋形弯曲的微需氧细菌。长 2.5~4.0μm，宽 0.5~1.0μm。在胃黏膜上皮细胞表面常呈典型的螺旋状或弧形。自 1983 年被发现以来，Hp 已经被广泛认为与慢性胃炎、消化道溃疡、胃腺癌以及胃黏膜相关淋巴组织淋巴瘤等一系列消化道疾病发生直接相关[1]。而 Hp 对于胃食管反流病（gastroesophageal reflux disease，GERD）发病机制可能比较复杂。目前研究观点认为，当 Hp 在胃的幽门部发生感染定植，会导致胃泌酸增加，而清除 Hp 往往能够改善反流的症状[2]。

二、幽门螺杆菌感染的患病率

近年来，陆续有研究对不同国家、地区的 Hp 感染情况进行了报道，Hoii 等对 1970 年到 2016 年所有涉及 Hp 流行趋势的相关报道作了总结[3]，发现 Hp 在非洲人群中的感染比例最高（约为 70.1%），而在大洋洲人群中的患病率较低（约为 24.4%）。在单个国家中，Hp 感染的发生率从尼日利亚的 87.7% 到瑞士的 18.9% 不等。按照区域流行度估算，截至 2015 年全球约有 44 亿人患有 Hp 的感染[3]。

三、幽门螺杆菌与咽喉反流相关疾病的关系

除了由于直接的局部感染定植引起消化道的相关疾病，近年来，人们逐渐开始研究探讨 Hp 对于消化系统外的一些疾病的相关性。既往的研究报道中，不同的研究者选择了不同的检测方法发现在慢性扁桃体炎的样本中 Hp 的检出率不尽相同。Nartova 等[4] 在 2014 年通过聚合酶链式反应（PCR）检测 Hp 细菌 DNA 发现 60 例慢性扁桃体炎患者的标本中有 48 例检测出了 Hp（约占 80%），Lukes 等[5] 在同年运用相同检测手段则发现 20 例慢性扁桃体炎患者的标本中有 14 例检测出了 Hp（约占 70%）。Lin 等[6] 应用快速尿素酶试验（RUT）试剂盒进行检测，44 例慢性扁桃炎患者标本中，有 21 例表现为 Hp 感染阳性（约占 48%）。而 Jelavic 等[7] 结合了 RUT 试剂盒和细菌培养两种方法，发现 31 例慢性扁桃炎标本中 RUT 检出了 14 例 Hp 阳性标本（约 45%），而细菌培养则均未培养出 Hp。上述的研究结果存在较大的差异，这可能是由于不同检测手段的敏感度不同导致，或可能研究样本量较小的缘故，但结果无一例外证实了 Hp 在慢性扁桃体炎的扁桃体标本中存在有一

定的检出率[8]。Hp 的感染与分泌性中耳炎是否相关存在争议。Shishegar 等[9]用 PCR 检测了 21 例分泌性中耳炎患者（19 例为双侧，2 例为单侧）的中耳积液，结果未能发现 Hp 的 DNA 表达。然而 Boronat-Echeverria 等[10]结合了 PCR 和酶联免疫吸附测定法（ELISA）则发现，在研究纳入的 69 例分泌性中耳炎患者中，ELISA 发现有 8 例 Hp 阳性（约占 5.7%），其中有 2 例在 ELISA 和 PCR 两种检测方法下均为阳性（约占 2.9%）。Cedeno 等[11]通过使用 PCR 检测发现在腺样体肥大的组织样本和慢性上颌窦炎的上颌窦灌洗液中未能检测出 Hp，认为 Hp 可能与上述两种疾病并无明显关系。而 Kaymakci 等[12]同样选择了 PCR 方法在其研究的 23 例纳入的腺样体的研究样本中则检出了 2 例 Hp 阳性（约占 8.7%）。Ozdek 等[13]用 PCR 方法检测慢性鼻窦炎筛窦黏膜组织发现 12 例慢性鼻窦炎患者中有 4 例表现为 Hp 阳性（约占 33.3%）。Jelavic 等[14]则通过免疫组化发现，在 40 例慢性鼻窦炎伴发鼻息肉的患者中，28 例患者的鼻息肉组织中表现为 Hp 阳性（约占 70%）。

在一项包含有 81 例喉鳞状细胞癌患者样本和 75 例对照组样本的研究中[15]，研究者通过 PCR 检测 HpDNA 发现，有 58 例鳞状细胞癌样本表现为 Hp 阳性（约占 71.6%），而对照组中仅有 19 例样本检出 Hp（约占 25.3%），这样的差异提示 Hp 的感染定植可能跟喉癌的发生存在相关性。推测这可能是由于 Hp 在胃黏膜定植产生的相关蛋白可以引起胃黏膜保护屏障的损害外，在喉腔黏膜的定植也引起了类似的反应。除了吸烟、饮酒、人乳头状瘤病毒等一系列已知的喉癌相关危险因素外，Hp 的定植进一步加重了正常黏膜上皮向喉癌细胞的化生。尽管上述研究运用 ELISA 检测两组患者血清样本中 Hp 相关抗体水平并无统计学差异（$P=0.79$），也有基于现有文献报道的荟萃研究否定了 Hp 感染与喉癌发生的直接相关性[16]，但纳入的所有文献中 Hp 在喉癌与正常对照组中均表现出的更高的检出率仍值得我们重视，并有待进一步的研究。

目前 Hp 在咽喉反流中是否发挥作用仍然存在争议。近年来，陆续有涉及咽喉反流和 Hp 的研究报道，但各研究的主要针对性不尽相同。Campbell 等[17]对现有的研究进行的荟萃分析发现，基于目前研究报道，咽喉反流患者中 Hp 检出阳性的总比例约为 43.9%，但在针对不同国家不同人群的研究报道中有所差异，其中在亚洲和欧洲的文献中报道的检出率相对其他地区较高。个别研究针对抗 Hp 治疗对于治疗咽喉反流有效性方面，有研究报道规律地按疗程的抗 Hp 感染治疗能够明显有效地缓解部分咽喉反流的症状，但治疗后仍部分症状未得到改善[18, 19]。由于咽喉反流在实际临床工作中的诊断仍然缺乏统一的国际诊断，既往研究对于 Hp 感染的检出方法不同可能使得检查本身的敏感度有所差异，现有的研究结果可能尚不够准确，仍然有待于今后的进一步研究。

综上，咽喉反流是耳鼻咽喉科的常见疾病，其发生与 Hp 感染是否确实具有相关性，仍然有待于今后进一步的研究，目前抗 Hp 感染治疗尚未作为咽喉反流的常规推荐治疗方案。

（邹　剑）

■ 参 考 文 献 ■

1. Chey WD, Wong BC. American College of Gastroenterology guideline on the management of Helicobacter pylori infection. Am J Gastroenterol, 2007, 102 (8): 1808-1825.

2. Laine L, Sugg J.Effect of Helicobacter pylori eradication on development of erosive esophagitis and gastroesophageal reflux disease symptoms: a post hoc analysis of eight double blind prospective studies.Am J Gastroenterol, 2002, 97 (12): 2992-2997.

3. Hooi JK, Lai WY, Ng WK, et al.Global Prevalence of helicobacter pylori infection: Systematic Review and Meta-Analysis.Gastroenterology, 2017, 153 (2): 420-429

4. Nartova E, Kraus J, Pavlik E, et al.Presence of different genotypes of Helicobacter pylori in patients with chronic tonsillitis and sleep apnea syndrome.Eur Arch Otorhinolaryngol, 2014, 271 (3): 607-613.

5. Lukes P, Pavlik E, Potuznikova B, et al.Detection of Helicobacter pylori in oropharyngeal lymphatic tissue with real-time PCR and assessment of its carcinogenic potential.Eur Arch Otorhinolaryngol, 2014, 271 (2): 399-405.

6. Lin HC, Wu PY, Friedman M, et al.Difference of Helicobacter pylori colonization in recurrent inflammatory and simple hyperplastic tonsil tissues.Arch Otolaryngol Head Neck Surg, 2010, 136 (5): 468-470.

7. Jelavic B, Bevanda M, Ostojic M, et al.Tonsillar colonization is unlikely to play important role in Helicobacter pylori infection in children.Int J Pediatr Otorhinolaryngol, 2007, 71 (4): 585-590.

8. Hwang MS, Forman SN, Kanter JA, et al.Tonsillar Helicobacter pylori colonization in chronic tonsillitis: systematic review and meta-analysis.JAMA Otolaryngol Head Neck Surg, 2015, 141 (3): 245-249.

9. Shishegar M, Motamedi-Far M, Hashemi SB, et al.Tracing of helicobacter pylori in patients of otitis media with effusion by polymerase chain reaction.Iran J Med Sci, 2015, 40 (3): 272-276

10. Boronat-Echeverria N, Aguirre-Mariscal H, Carmolinga-Ponce M, et al.Helicobacter pylori detection and clinical symptomatology of gastroesophageal reflux disease in pediatric patients with otitis media with effusion. Int J Pediatr Otorhinolaryngol, 2016, 87 (8): 126-129

11. Cedeno EE, Ortiz-Princz D, Figueredo SA, et al.Adenoid hypertrophy and chronic rhinosinusitis: Helicobacter pylori on antral lavages, adenoid tissue and salival inmunoglobuline A on paediatric patients.Int J Pediatr Otorhinolaryngol, 2016, 80 (1): 82-87

12. Kaymakçı M, Aydın M, Yazıcı S, et al.Detection of Helicobacter pylori in adenoid tissue by real-time polymerase chain reaction.Kulak Burun Bogaz Ihtis Derg, 2014, 24 (2): 78-82

13. Ozdek A, Cirak MY, Samim E, et al.A possible role of Helicobacter pylori in chronic rhinosinusitis: a preliminary report.Laryngoscope, 2003, 113 (4): 679-682.

14. Jelavic B, Grgic M, Cupic H, et al.Prognostic value of Helicobacter pylori sinonasal colonization for efficacy of endoscopic sinus surgery.Eur Arch Otorhinolaryngol, 2012, 69 (10): 2197-2202.

15. Gong H, Shi Y, Zhou L, et al.Helicobacter pylori infection of the larynx may be an emerging risk factor for laryngeal squamous cell carcinoma.Clin Transl Oncol, 2012, 14 (12): 905-910

16. Zhou J, Zhang D, Yang Y, et al.Association between helicobacter pylori infection and carcinoma of the larynx or pharynx.Head Neck, 2016, 38 (Suppl 1): 2291-2296.

17. Campbell R, Kilty SJ, Hutton B, et al.The Role of Helicobacter pylori in Laryngopharyngeal Reflux.Otolaryngol Head Neck Surg, 2017, 156 (2): 255-262.

18. Aladag I, Eyibilen A, Guven M, et al.Effects of helicobacter pylori eradication on chronic nonspecific pharyngeal symptoms.J Otolaryngol Head Neck Surg, 2008, 37 (5): 623-627.

19. Youssef TF, Ahmed MR.Treatment of clinically diagnosed laryngopharyngeal reflux disease.Arch Otolaryngol Head Neck Surg, 2010, 136 (11): 1089-1092.

第十章

儿童咽喉反流性疾病

【定义】儿童咽喉反流性疾病（laryngopharyngeal reflux disease，LPRD）是指在儿童期以食管外呼吸道症状为主要表现的胃食管反流病。大量证据已经表明，胃食管反流病（gastroesophageal reflux disease，GERD）可导致婴幼儿多种耳鼻咽喉相关症状和病变，即儿童咽喉反流性疾病，其表现与胃内容物反流至咽喉有关。儿童咽喉反流没有典型的GERD表现，常无明显的反酸或烧心症状，症状的表现形式多样，持续时间及严重程度也不尽相同，尚无统一的诊断标准，因此儿童咽喉反流的诊治率还很低。据国外学者报道[1]，在耳鼻咽喉科就诊病人中，15%的症状与LPRD有关，慢性喉炎、难治性喉痛患者中更有高达50%~60%的LPRD发生率，因此了解"不典型"LPRD的概念，即对表现为耳鼻咽喉相关症状的LPRD的诊断和治疗十分重要。本文仅对儿童相关的胃食管反流病中有关咽喉反流性疾病做一介绍。

【病理生理学机制】LPRD是指胃内容物反流入食管，继而反流至咽喉、气道，导致的食管外症候群，是婴幼儿常见病。LPRD与GERD可以合并存在，也可能独立发生。GERD的主要机制是食管下括约肌的一过性松弛，导致反流，继而引起症状。多种因素可导致GERD发生和症状表现，包括反流发生的频率、持续时间、胃内容物的酸度、食管廓清率、胃排空率、完整的黏膜屏障作用，以及食管、喉部、气道、肺部等靶器官的应答性。食管的廓清作用包括食管的蠕动和吞咽唾液，碱性的唾液可以中和胃酸，表现为无症状的反流。在儿童患者，LPRD所致的气道表现可能与咽喉部内收肌受反流刺激引起的微吸机制、微吸导致的反应性肺炎及迷走神经反射所致的支气管收缩有关。此外，需特别注意先天解剖结构的异常及其他先天性疾病和神经肌肉功能障碍而发生的LPRD。Vandenplas[2]等统计婴幼儿反流的发生率在20%~40%，远高于成人的4%~10%；如果有气管食道瘘、食管裂孔疝、脑瘫、Down综合征及神经源性疾病或动力性吞咽困难，发病率更高。

【临床表现】儿童咽喉反流有多种临床表现，可以伴有典型的胃食道反流症状，如呕吐、胸骨后烧灼感、咽下困难等，甚至可以出现全身症状如贫血、生长发育障碍等。部分患儿没有典型的食管内症状，而以呼吸道症状表现为主。

婴幼儿咽喉反流以鼻鼾、喉鸣、间歇性发绀为主要临床表现，发生率高达88%，进食困难、生长受限、频繁呕吐为次要表现，发生率达80%，而以咳嗽、哮喘、清嗓表现的也有72%，较大儿童可出现胃灼热症状，易疲劳[3]。此外，还可以出现耳痛、鼻后滴漏、声音嘶哑、睡眠障碍、吞咽困难、异物感、反复肺炎等，部分患儿可有低热表现[4]；气管切开患者常可见切口肉芽肿。

【诊断】具有典型症状的患者，可根据经验给予治疗。如果患儿行经验治疗的疗效很好，停止治疗后症状有反复，即可确定诊断，可以省去一些价高、耗时的辅助检查。对于没有明显诊断依据的病例，根据情况选择适当的检查，各项检查都有其有优点与局限性。

1. **24 小时 pH 监测**   24 小时 pH 监测仍被认为是诊断 LPRD 的金标准。下段食管、上段食管的双电极 pH 监测是诊断耳鼻咽喉相关疾病和胃食管反流最有效的工具。第二电极的放置位置尚没有明确的标准，可以放在喉咽部或食管上段，但标准值的缺乏限制了对照研究的有效性。其仅能监测出酸反流，不能监测出是否有非酸反流。但多数患儿难以忍受电极和导线刺激，儿童患者耐受性差，需要在监护下进行。

近期研究发现 24 小时 Dx-pH 监测在咽喉反流的诊断中更具价值[5]。但在儿童中的诊断标准尚需临床大量的循证医学证据，进一步研究确定。

2. **喉镜、食管镜活组织检查**   喉镜检查可见黏膜充血、杓会厌襞内侧红斑，声带水肿、弥漫性喉水肿，后连合肥厚，声门下水肿及肉芽等。Pribuišienė等研究发现[6]，声带黏膜水肿伴有杓间区黏膜粗糙、水肿、角化、肉芽等表现，是咽喉反流敏感和特异性指标。杓间区黏膜粗糙及Ⅱ度以上肿胀对咽喉反流的诊断具有 98% 的特异性和 56% 的敏感性。食管活组织检查是诊断 GERD 的另一个有效手段。组织标本可通过硬质食管镜、电子胃镜下取活检等方法获得。积极进行食管活组织检查诊断食管炎，可以省去昂贵且耗时的24 小时食管 pH 监测检查。内镜下活组织检查显示病理性食管炎与 pH 监测具有高度相关性[7]，在对照研究中发现，119 例 GERD 患者中有 100 例（84%）发生组织学改变，而 20例对照组中仅有 3 例（15%）阳性，二组间有高度显著性差异（$P<0.0001$）。正常情况下，食管黏膜中不含有中性粒细胞或嗜酸性粒细胞，若检出可诊断为 GERD 引起的食管炎；上皮的基底区增生、乳头样增生也与胃液刺激高度相关。

3. **支气管镜检查和支气管肺泡灌洗**   支气管镜检查和支气管肺泡灌洗可与食道镜检查同时进行。如果支气管肺泡灌洗液中发现胃蛋白酶，则认为是 LPRD 的特异性诊断；如果支气管肺泡灌洗检出载脂巨噬细胞可怀疑有 LPRD；需要鉴别是内源或是外源性，其他的病理损害同样可以增加载脂巨噬细胞的百分比。

4. **核医学胃部扫描**   核医学胃部扫描的优点是可以了解胃排空延迟、酸性及非酸性物质反流。患者口服放射对比剂，按周期给予扫描，了解对比剂所在位置。在呼吸系统检出放射元素表明早期吸入或反流造成二次吸入。有限的射线无法检测到偶尔发生的吸入事件。但胃部放射技术没有明确诊断标准，用于临床研究中有一定的局限性。

5. **多通道食道阻抗监测**   多通道食道阻抗监测是经食道插入多通道探头，与食道 24小时 pH 监测结合，可计数反流事件和酸反流次数，从而监测是否有胃食道反流。一项国际多中心研究表明[8]，对 700 例可疑反流的儿童进行监测结果显示，多通道食道阻抗监测示 37% 阳性，其中仅有 18% 为 pH 监测阳性。认为幼童中 pH 正常而 MII 异常更多见，儿童酸反流仅是反流的一部分，更多可能为非酸反流。

6. **超声波检查**   超声波检查诊断 GERD，在临床上已开展。方法简单，患儿易接受，但只能观察饭后的反流情况，具有时段性，阴性不能排除，实际临床应用有局限性。

7. **食管胆红素的监测**   食管胆红素的监测可以监测十二指肠、胃、食管反流。亦是侵入性检查，对儿童来说，仍存在耐受性差的问题。

【治疗】儿童咽喉反流的治疗要根据对患儿生活质量的影响和治疗的安全性来选择。治疗方法包括改变生活方式、药物治疗和外科手术治疗。由于婴幼儿反流物中酸性物相对较少，因此，改变生活方式和动力药的应用更适宜。轻中度病例经保守治疗，多数能收到满意效果；合并有食管炎者可加抗酸和抑酸剂。目前对严重的胃食道反流患儿尤其是具有解剖异常的患儿，主张手术治疗；但咽喉反流的儿童患者的手术治疗，国内外文献罕见。

1. 生活方式调整

（1）体位：经过多种体位的对比研究，婴幼儿最佳体位是俯卧位。这种体位能够减少反流，促进胃排空，减少能量消耗，减少反流的吸入，对呼吸系统疾病有较好的作用，但俯卧位需注意小婴儿猝死综合征的发生，因此轻度 GERD 不推荐俯卧位睡眠方式。但餐后保持直立位的婴儿[9]，反流相关的呼吸道症状，明显少于平卧位的婴儿。婴幼儿哭闹及其他增加腹部压力的动作和行为，都可能加重反流，尽量避免；年长儿保持头高脚低（床头抬高 10~15cm）俯卧位睡眠，对减少反流有益。

（2）食物：对牛奶蛋白过敏的婴儿，改用低过敏配方奶有利于减少反流；添加配方米糊不会降低反流指数，但可以减少呕吐；提倡少量多次喂养；尽量减小胃的容量，进食的间隔不少于 1 小时；对营养状况正常的儿童，睡前 2~3 小时应禁食。年龄较大的患儿应避免食用高脂肪、高酸性的食物、酸性饮料（如橘子汁、番茄汁等）及刺激性强的饮料（咖啡、含乙醇饮料、辛辣饮料）；青少年避免饮酒和抽烟。另外，肥胖者适当控制体重，减肥治疗[10]。

2. 药物治疗

药物治疗包括抑酸药和抗酸剂、黏膜保护剂和胃肠动力药。目前治疗儿童 LPRD 的药物并无特异性选择，多数根据治疗 GERD 的原则和方法进行应用。药物的选择需根据年龄及症状表现，根据病情选择"升级"或"降级"策略用药。"升级"是先用 H_2 受体阻断剂（H_2RAs），后升用到质子泵抑制剂（PPIs）；"降级"则相反，研究表明"降级"能较好地控制症状。

（1）抑酸药和抗酸剂

A. 抑酸药：疗程 4~8 周，常用的药物有两类，一类是质子泵抑制剂（PPI），另一类是 H_2 受体阻断剂。

质子泵抑制剂：PPI 是最有效的抑酸药物。奥美拉唑，0.8~2mg/（kg·d），早餐前半小时服用；兰索拉唑，0.5~1.0mg/（kg·d），顿服。这类药物可以使胃壁细胞上的 H^+-K^+-ATP 酶灭活，药物起效需要借助于胃酸，所以在餐前半小时服药效果最佳。PPI 适用于应用 H_2 受体阻断剂治疗失败的患儿。已证实奥美拉唑可使食管 pH 恢复正常，治愈食管炎。一项随机对照研究发现，奥美拉唑在改善症状、治愈食管炎和 pH 值的作用与大剂量的雷尼替丁相当。研究表明，与坚持服用 H_2 受体阻断剂的 GERD 患儿相比，奥美拉唑可同时改善症状及黏膜病变[11]。

部分患者用 PPI 不能缓解症状，要考虑以下原因：①诊断是否正确；②用药方式是否正确；③个体基因变异，肝脏细胞色素 C（P-450-2C19）能快速代谢 PPI。

H2 受体阻断剂：西咪替丁，剂量为每次 5~10mg/kg，每日口服 4 次，餐前服用；法莫替丁，1~1.2mg/（kg·d），每 12 小时 1 次或睡前 1 次服用，每日最大剂量40mg；雷尼替丁，

5~10mg/（kg·d），每 12 小时 1 次或睡前 1 次服用。

B. 抗酸剂：疗程 2~4 周；铝碳酸镁，6 岁以下每次 0.25g，6 岁以上每次 0.5g，每日 3 次，饭后 1 小时嚼服；碳酸钙混悬液，体重 11~22kg，每次 5ml，体重 >22kg，每次 10ml，每日 3 次，饭后 1 小时口服。

（2）胃肠动力药：胃肠动力药作用是增加静息状态下食管下括约肌的压力，减少发生食管下括约肌一过性松弛，增加食管蠕动和加速胃排空。常用胃肠动力药如多潘立酮（demperidone）。多潘立酮，每次 0.2~0.3mg/kg，每日 3 次，饭前 15~30 分钟服用，1 岁以下婴儿需慎用，它是一种外周多巴胺受体阻滞剂，在儿童中可引起血清泌乳素升高。

（3）黏膜保护剂：硫糖铝是一种常用的黏膜保护剂，40~80mg/（kg·d），分 4 次于餐前和睡前服；麦兹林 -S 颗粒剂，小于 3 岁，0.67g 分 2 次口服，大于 3 岁，每次 0.67g，每日 2 次。大剂量硫糖铝增加了血铝浓度，可能引起骨质疏松、贫血、神经毒性，长期应用需要注意[12]。

3. 外科治疗 早期诊断，及时采取非药物手段，必要时加用药物治疗，大多数 LPRD 患儿症状能明显改善，一般不需手术治疗；最大药物剂量难以控制或不能耐受长期服药的患儿可以行胃底折叠术或幽门成形术[13]，但儿童患者经验较少。

（1）抗反流手术的适应证：①反流症状严重，合并食管狭窄、溃疡、出血，严重影响生长发育，药物治疗 2~3 个疗程难以治愈，Barrett 食管；② LPRD 伴有严重的反复呼吸道感染者：如吸入性肺炎、难治性哮喘，甚至窒息（经药物治疗未缓解）；③解剖异常：如食管裂孔疝伴反复呕吐、上消化道出血；④神经系统功能障碍：由于仰卧体位、躯干痉挛等，使腹压增加，出现顽固性反流者，神经系统障碍伴咽部反射功能失调的 LPRD 患者。

（2）Nissen 胃底折叠术是 GERD 手术治疗的标准方法 该手术通过恢复下食管括约肌的完整性，控制反流的发生。对适当的患者进行治疗时，其症状控制率为 90%[14, 15]。此外，如果患者没有合并呼吸道问题，其手术成功率可进一步提高[16]。但该手术目前在儿童开展尚少，经验不多。手术并发症包括结扎处穿孔、小肠梗阻、气胀综合征、感染、肺不张、食管梗阻、倾倒综合征、切口疝和胃轻瘫等。

【小结】已有大量证据表明，儿童咽喉反流与哮喘、持续性喘鸣、慢性咳嗽、呼吸暂停、鼻窦炎、喉软化症、声门下狭窄、喉炎等密切相关。但发生机制和因果关系仍需要进一步的前瞻性临床研究和基础研究进行证明，同时多中心的研究可以获得更多的循证医学证据，证明 LPRD 与相关疾病的关系和影响，并提高对该类疾病的认识，以获得更好的疗效。

（李 兰）

■ **参 考 文 献** ■

1. Vaezi MF.Laryngeal manifestations of gastroesophageal reflux disease.Curr Gastroenterol Rep,2008,10（3）:271-277.
2. Vandenplas Y.Challenges in the diagnosis of gastroesophageal reflux disease in infants and children.Expert Opinion Med Diagn,2013,7（3）:289-298.

3. Carr MM, Nguyen A, Nagy M, et al.Clinical presentation as a guide to the identification of GERD in children. Int J Pediatr Otorhinolaryngol, 2000, 54(1): 27–32.

4. Brodsky L, Carr MM.Extraesophageal reflux in children.Curr Opin Otolaryngol Head Neck Surg, 2006, 14(6): 387–392.

5. Golub J, Johns M, Lim J, et al.Comparison of an oropharyngeal pH probe and a standard dual pH probe for diagnosis of laryngopharyngeal reflux.Ann Otol Rhinol Laryngol, 2009, 118(1): 1–5.

6. Pribuisiene R, Uloza V, Kupcinskas L.Diagnostic sensitivity and specificity of laryngoscopic signs of reflux laryngitis.Medicina(Kaunas)2008, 44(4): 280–287.

7. Zentilin P, Savarino V, Mastraccil, et al.Reassessment of the diagnostic value of histology in patients with GERD, using multiple biopsy sites and an appropriate control group.Am J Gastroenterol, 2005, 100(10): 2299–2306.

8. Pilic D, Frohlich T, Noh F, et al.Detection of gastro-oesophageal reflux in children using combined multichannel intraluminal impedance-pH-measurement: data from the German Pediatric Impedance Group G-PIG.J Pediatr, 2011, 158(4): 650–654.

9. Jung WJ, Yang HJ, Min TK, et al.The efficacy of the upright position on gastro-esophageal reflux and reflux-related respiratory symptoms in infants with chronic respiratory symptoms.Allergy Asthma Immunol Res, 2012, 4(1): 17–23.

10. Sone M, Katayama N, Kato T, et al.Prevalence of laryngopharyngeal reflux symptoms: comparison between health checkup examinees and patients with otitis media .Otolaryngol Head Neck Surg, 2012, 146(4): 562–566.

11. Bate CM, Green JR, Axon AT, et al.Omeprazole is more effective than cimetidine in the prevention of recurrence of GERD-associated heartburn and the occurrence of underlying oesophagitis.Aliment Pharmacol Ther, 1998, 12(1): 41–47.

12. Mayberry JF, Wlliams RA, Rhodes J, et al.A controlled clinical trial of Sucralfate in the treatment of gastric ulcer.Br J Clin Pract, 1978, 32(10): 291–293.

13. Anvari M, Allen C, Marshall J, et al.A randomized controlled trial of laparoscopic Nissen fundoplication versus proton pump inhibitors for the treatment of patients with chronic gastroesophageal reflux disease(GERD): 3-year outcomes.Surgical Endosc, 2011, 25(8): 2547–2554.

14. Fung KP, Seagram G, Pasieka J, et al.Investigation and outcome of 121 infants and children requiring Nissen fundoplication for management of gastroesophageal reflux.Clin Invest Med, 1990, 13(5): 237–246.

15. Little AG, Ferguson MK, Skinner DB.Reoperation for failed antireflux operations.J Thorac Cardiovasc Surg, 1986, 91(4): 511–517.

16. Pennell RC, Lewis JE, Cradock TV, et al.Management of severe gastroesophageal reflux in children.Arch Surg, 1984, 119(5): 553–557.

第十一章

咽喉反流与艺术嗓音的相关问题

一、概述

咽喉反流与嗓音有密切的关系[1-5]，50%以上的咽喉反流患者有嗓音问题[6]，嗓音疾病中咽喉反流性疾病的患病率也很高[7]，这与咽喉的生理特性有关，因为其缺乏内在和外在的反流防御系统，比起自带抗反流防御系统的食管，反流的胃内容物更容易引起咽喉部的一系列改变，从而导致声带不规律振动[8]，使得嗓音出现一系列变化，这些变化对于职业用声者，尤其是艺术嗓音人员来说，是毁灭性的，严重的甚至可以影响其职业生涯。故艺术嗓音人员的咽喉反流问题不容忽视。

二、艺术嗓音的定义

艺术嗓音是指声乐（美声、民族、通俗等）、戏曲（京剧、昆曲、黄梅戏、南音、高甲戏等）、曲艺（相声、大鼓、弹词、脱口秀等）、话剧（包括音乐剧）等舞台表演工作者在舞台表演时所使用的嗓音，它是经过专门的发声训练、艺术加工而获得的特殊的嗓音表现形式。

三、艺术嗓音者患咽喉反流的易感因素

艺术嗓音人员易患咽喉反流，这与他们的职业特点、生活方式、体型和精神因素等有关。据国外文献报道65%的演员、歌手会存在不同程度的咽喉反流[9]：

1. **职业特点** 歌唱属于一项运动，歌唱时腹部肌肉强力收缩，挤压腹部内容物，拉动胸骨下降，产生足够稳定的向上气流支持的同时，也对胃部产生强力挤压，减弱食道下括约肌的作用，从而引起反流；艺术嗓音人员在咽喉反流的情况下进行暖嗓，容易出现喉内分泌物增多和清嗓动作，为防止分泌物误吸进入下呼吸道，会不自觉地使声门出现挤压亢进状态，这也是咽喉反流影响艺术嗓音的一个机制[10]。

2. **精神心理因素** 艺术嗓音人员比一般用声人员要承受更大的精神压力，因为频繁的演出、出席公众场合及参加各种竞赛活动，面对陌生的人群和演出环境，常需要根据场所调整状态；另外由于剧情的需要，他们的情绪波动较大。这些因素都容易导致紧张和焦虑，有研究发现焦虑、紧张等精神因素均会加剧反流[11, 12]。

3. **生活方式** 饮食不规律，因为演出通常在晚上，演出前需要空腹，所以演出后睡前会进食较多；而演出的需要，他们较正常人有更多的旅行，生活不规律，经常熬夜；很多的艺术嗓音人员不注重饮食的营养搭配，喜欢吃快餐、高脂肪食物、油炸食物、柑橘类

和西红柿等，喜欢抽烟、饮酒、喝咖啡等，这都是导致咽喉反流的重要因素。

4. 体型　由于职业中需要良好的共鸣和强有力气流支持等客观因素，很多艺术嗓音人员体型偏胖。有研究发现肥胖病人容易出现咽喉反流，但这个结果有一定争议[13]。

四、病史采集的特殊性

除一般咽喉反流疾病病史和嗓音疾病病史的采集外，需要着重采集艺术嗓音人员的演唱种类、发音姿势、发音方式、演出时间、演出频率、演唱技巧、精神压力等，着重询问患者嗓音障碍症状、发音方式、精神压力等和咽喉反流的发生是否具有相关性。如怀疑嗓音改变与咽喉反流性疾病相关，可以让患者填写反流症状指数量表（reflux symptom index，RSI），大于 13 分可初步诊断。

五、症状

轻者表现为咽喉疼痛、咽部异物感、咽喉部紧缩感、痰多、持续清嗓、声嘶、发音耐受力差、容易疲劳、气息音重及暖嗓时间延长（>20~30 分钟）等；严重者表现为发声困难，高、低音困难，高低音转换困难，假声单薄，音域变窄，混声效果不好，响度不够，破音，音质欠佳，不能完美、流畅、自如地完成声乐作品。

六、体征

频闪喉镜下可见声带充血水肿，室带代偿性增生肥厚，喉室消失，后连合黏膜增生，喉内黏稠黏液附着，严重者可出现弥漫性喉水肿、肉芽肿和声门下狭窄等。发音时出现声门上前后、后前或左右挤压现象，声门闭合不全，滑音时声带张力变化幅度较小，真假声转化不顺畅，声带黏膜波减小等，目前临床实践中主要通过反流体征评分量表（reflux finding score，RFS）来判断发声障碍可能由于反流引起。RFS 大于 7 分，可疑似有咽喉反流的存在。

七、治疗

治疗艺术嗓音人员的咽喉反流性疾病，除一般的常规抗反流治疗外，有以下特殊性：

1. 合理的安排自己的嗓音任务　人的发音系统像一架精密的乐器，使用中也应注意定期检查、保养，用得过度、过频、不当都容易出现问题，合理的安排用嗓时间和强度，尤其在咽喉反流症状严重时，必要时需要取消演出任务，以免对声带造成严重的伤害。

2. 改变生活方式　演出前吃清淡、可口、宜消化、有营养的平衡膳食；避免酸辣刺激食物；避免太过甜腻的食物；避免过凉、过热的食物；避免牛奶、巧克力、薄荷、碳酸、酒精、咖啡因类饮品；避免饱食。

3. 纠正不良的发音方式和习惯　针对每个人的具体情况，进行检查和评估，纠正不正确的发音方式、发音习惯及演唱技巧。

4. 选择合适的曲目　不要过度要求高音或者大曲目，歌唱技巧的练习做到循序渐进。

5. 减缓过强的心理压力　不给自己施加不必要的压力，保持轻松、愉快、平和的心态，采用健康的（深呼吸、音乐疗法、自我倾诉法、运动法、转移目标法等）方式减缓压力。

（马艳利　庄佩耘）

参 考 文 献

1. Koufman JA.The otolaryngologic manifestations of gastroesophageal reflux disease(GERD):A clinical investigation of 225 patients using ambulatory 24-hour pH monitoring and an experimental investigation of the role of acid and pepsin in the development of laryngeal injury.Laryngoscope,1991,101(Suppl 53):1-78.

2. Ross J,Noordzji J,Woo P.Voice disorders in patients with suspected laryngo-pharyngeal reflux disease.J Voice,1998,12(1):84-88.

3. Selby JC,Gilbert HR,Lerman JW.Perceptual and acoustic evaluation of individuals with laryngopharyngeal reflux pre-and post-treatment.J Voice,2003,17(4):557-570.

4. Oguz H,Tarhan E,Korkmaz M,et al.Acoustic analysis findings in objective laryngopharyngeal reflux patients.J Voice,2007,21(2):203-210.

5. Ramirez D,Jimenez V,Lopez X H,et al.Acoustic analysis of voice and electroglottography in patients with laryngopharyngeal reflux.J Voice,2017,2018,32(3):281-284.

6. Koufman JA,Amin MR,Panetti M.The prevalance of reflux in 113 consecutive patients with laryngeal and voice disorders.Otolaryngol Head Neck Surg,2000,123(4):385-388.

7. 王宇光,张立红,余力生,等.咽喉反流对嗓音疾病患者生活质量影响的临床研究.中华耳鼻咽喉头颈外科杂志,2015,50(12):973-977.

8. Gaynor E.Laryngeal complications of GERD.J Clin Gastroenterol,2000,30(3 suppl):531-534.

9. Michael S,Benninger,Thomas Murry,The singer's voice,Plural publishing 2008

10. Sataloff RT,Katz PO,Hawkshaw MJ,et al.Reflux laryngitis and related disorders.4th Ed.San Diego:Plural publishing,2013.

11. Koufman JA.Low-acid diet for recalcitrant laryngopharyngeal reflux:therapeutic benefits and their implications.Ann Otol Rhinol Laryngol,2011,120(5):281-287.

12. 陈茹,林森,陈崇喜,等.咽喉反流与焦虑、抑郁症状的相关分析和治疗.中国耳鼻咽喉头颈外科,2015,22(9):449-451.

13. Halum SL,Postma GN,Johnston C,et al.Patients with isolated laryngopharyngeal reflux are not obese.Laryngoscope,2005,115(6):1042-1045.

第十二章

咽喉反流性疾病相关动物模型研究进展

咽喉反流性疾病是指胃内容物反流至食管上括约肌以上部位，引起一系列症状和体征的总称[1]。既往有学者认为该病是胃食管反流病的食管外表现，近年来研究证实存在咽喉反流性疾病者并不一定伴发反流性食管炎[2]。目前国内外学者对于该病的基础研究较少，发病机制尚不十分明确，因此选择和建立有效的 LPRD 动物模型，不仅有助于进一步了解该病的发生发展，更为临床治疗方案的选择提供理论依据。现将国内外 LPRD 相关动物模型建立的方法综述如下。

一、动物模型的选择

文献报道的 LPRD 相关动物模型的选择主要包括小鼠、大鼠、豚鼠、兔、羔羊、家猪等[3-6]。由于不同物种间解剖结构及组织形态存在差异，选择最接近人类咽喉结构的实验动物，对于咽喉反流性疾病病理变化及分子机制的研究至关重要。Gill 等[7]对小鼠、大鼠、兔、豚鼠、家猪的正常咽喉部组织行组织学、分子结构、超微结构检查，结果发现只有猪的咽喉部组织存在复层鳞状上皮和假纤毛柱状上皮，且上皮细胞间存在紧密连接复合体的表达，与人类咽喉部结构最相似，认为猪是最合适研究咽喉反流性疾病的实验动物。然而由于家猪体积较大，饲养难度高，目前多用于离体组织的观察[8,9]。从以上研究来看，如果实验条件较成熟，将猪作为 LPRD 的活体实验研究是实验动物的最佳选择。

二、动物模型的制备

目前，文献报道的有关 LPRD 动物模型的研究基本都是沿用了胃食管反流病动物模型的方法，研究胃食管反流存在时咽喉黏膜的相关变化，一般是通过内源性和外源性两种途径建立动物模型。

1. 内源性方法　主要是通过手术改变胃肠道解剖使胃内容物、十二指肠液或两者的混合物反流从而导致咽喉炎症。这些手术方式包括破坏贲门结构或功能、结扎幽门和近端小肠、插鼻饲管等方法。

（1）贲门肌松弛术：Hu 等[4,10]为新西兰白兔行全贲门肌切开术，于术后 2 周和 8 周对动物进行食管 pH 监测、喉镜检查、RFS 评分、组织学检查，pH 监测显示术后反流频率、反流指数、最长反流持续时间、24 小时反流次数明显增加，术后 8 周行喉镜检查观察反流体征评分（reflux finding score，RFS）明显增加，组织学检查见术后咽喉部炎症淋巴细胞浸润计数评分、黏膜下腺体增生计数评分明显升高，结果表明兔模型中慢性食管下括约肌功能障碍与反流有关。术后 12 周取食管和咽喉标本行组织学和电子显微镜检查，发现咽喉部组织出现炎性细胞浸润、细胞间隙显著扩大、桥粒数目减少，并在食管样本中观察到伴有乳头样增生的鳞状上皮。为了在分子水平上进一步研究喉咽部蛋白表达生物学特征，Hu 等[11] 又通过对 Wistar 大鼠实施贲门肌肉切除成功构建了大鼠的反流性疾病模型，并对手术后 12 周动物近端食道和喉部黏膜进行了形态学和紧密连接蛋白 Claudins-3 蛋白表达的研究，结果发现上述两个部位的组织在高倍镜下观察淋巴细胞数量增加、Claudins-3 表达显著减少，提示反流导致了食管和喉部淋巴细胞的浸润，而 Claudins-3 表达减少与反流性疾病组织中细胞间隙扩大的形态学特征出现有关，提示 Claudins-3 表达情况可能是大鼠反流性喉炎的敏感指标。

（2）贲门置管术：汪忠镐等[12] 通过切开 SD 大鼠胃腔，将扩张管逆向从胃经贲门插入食管，在幽门以远 0.5cm 处结扎，对照组仅行幽门远处结扎而不植入扩张管，两组均向胃腔内注入亚甲蓝 1ml。结果实验组的动物在手术 10 小时和 17 小时死亡，尸检结果显示食管、气道、咽喉、口腔及鼻腔均可见蓝色附着，而对照组尸检显示食管内可见蓝色液体溢出，气道、咽喉、口腔、鼻腔均未见蓝染，提示在胃食管反流中存在胃食管喉气管反流。Feng 等[13] 对上述手术方式进行了改进，在内镜下于巴马猪的食管上段和贲门处放置金属网状支架，术后 3 天取出支架，术后 14 天行 pH 监测后取咽喉组织标本行透射电镜检查，结果发现反流次数、反流时间和 pH<4.0 的反流事件的百分比明显增加，透射电镜检查可见手术组与空白对照组相比，咽喉部黏膜细胞间隙扩大，桥粒明显减少，提示咽喉反流性疾病破坏了喉黏膜细胞间的屏障。该手术方法创伤小，动物耐受性好，术后存活率高，且猪的喉咽部组织结构与人类更为接近，是目前较为理想的动物模型制备方式。

（3）幽门缩窄手术：限制幽门排空造成幽门狭窄也是文献报道的另一种制作反流性疾病的方法。Habesoglu 等[14] 使用 SD 大鼠进行模型构建，实验组腹腔麻醉用一段，18FR 的尼龙导管将幽门环附近的十二指肠在前胃和腺体部之间用不可吸收线结扎，完成模型制作，对照组行假手术，分别于术后 1 周、4 周和 12 周观察软腭的组织学改变情况，结果显示实验组与对照组相比，软腭黏膜下腺体增生、上皮下水肿、血管迂曲、肌肉萎缩、炎性细胞浸润、腺体外分泌管扩张均有显著差异，这些病理反映了 LPRD 与气道堵塞的关系。Shimazu 等[15] 用丝线将 Wistar 大鼠胃底部结扎减少胃容积，并将 Nelaton 软导管套于幽门处以减缓胃排空，观察术后 2 周至 20 周动物胃食管大体形态改变情况，取咽、喉、气管、肺、食管行组织学检查，术后第 8 周见下咽部黏膜增厚，炎性细胞浸润，术后 12 周可见成纤维细胞增殖、胶原纤维沉积，术后第 16 周胸段食管神经细胞、杓状软骨和肺组织中发现炎性细胞浸润，术后第 18 周可见下咽部黏膜固有层乳头增生，毛细血管扩张增殖，证实胃酸反流所致的炎性反应已延伸至喉部。

（4）鼻饲管置管术：经鼻插鼻饲管是临床上对于咽喉及胃肠疾病治疗常用的操作，很多患者存在反酸、嗳气及咽喉不适，该症状出现原因的研究不多见。Marinho 等[16] 通过对大鼠的研究发现这种鼻饲管引起的不适症状与反流导致的咽喉炎有关。他们通过麻醉动物后将 10~13cm 鼻饲管经 Wistar 大鼠前鼻孔经鼻咽部插入胃内，1 周后处死动物检测动物喉组织中过氧化物酶（myeloperoxidase，MPO）活性、局部炎症及胶原纤维沉积情况，结果显示鼻饲管组动物喉部组织中 MPO 活性显著增加，黏膜下可见中性粒细胞、巨噬细胞以及淋巴细胞等炎性细胞浸润，可能与鼻饲管影响食管括约肌功能造成的反流性炎症有关，而 105J/cm² 的红外激光可以减轻上述组织反应。

上述内源性方法制备动物模型均为胃食管反流动物模型，观察胃食管反流的食管外表现，其优点是可以研究反流疾病的急性病理生理，但也存在一定的局限性，如动物需要很强的耐受性方可接受手术，手术者也需要有较高的手术技巧，动物常死于各种手术并发症、影响动物实验的开展，因此内源性模型的应用也受到一定的限制，同时该方法对非酸反流等发病机制不能做很好的解释。

2. **外源性方法**　该方法主要是通过向活体动物咽喉部组织灌注胃酸、胃蛋白酶、胆盐等，利用上述物质的化学性刺激损伤咽喉黏膜上皮，导致炎症和溃疡从而构建 LPRD模型。

（1）酸和胃蛋白酶：Koufman 等[17]于 1991 年最先使用了酸和（或）胃蛋白酶，每周3 次直接涂抹于猎狗声门下喉部黏膜创面，观察喉部创面愈合的情况。2 周后处死动物，结果发现接触酸的组织比对照组愈合时间延长，而接触酸和胃蛋白酶的组织不愈合，唾液中的硝酸盐一旦与胃酸接触，可产生亚硝胺类物质，可诱发食管上皮或上消化道上皮恶变，认为该机制可能与无烟酒嗜好但有反流者上消化道鳞癌的发生有关。

由于使用的动物种类不同、方法各异，获得的结果也不尽相同。Durkes 等[18]为了研究酸和胃蛋白酶对声带上皮结构的影响，用内镜喷洒导管将酸和胃蛋白酶直接滴在每侧声带膜部，反流组喷洒 pH3~4 的酸化胃蛋白酶（1.0mg/ml）1.5ml，对照组则喷洒 1.5ml 生理盐水，每周重复 3 次，共持续 4 周，第 12 次操作后采集喉组织标本，观察发现实验组和对照组在组织病理学改变、弹性纤维及胶原纤维的数量和形态、相关蛋白表达（上皮屏障蛋白、上皮离子转运蛋白及促炎症因子）等均无明显差异，上皮细胞超微结构、细胞间隙、微嵴高度无明显改变，结果提示健康的声带上皮能够抵御酸性胃蛋白酶的侵袭。

（2）胆盐：脱氧胆酸在 Barret 食管发生中起重要作用，研究提示脱氧胆酸可以通过NF-κB 途径诱导 DNA 损伤和凋亡抵抗，而鹅去氧胆酸可以引起喉黏膜发生炎症浸润。为探讨胆盐在下咽癌发病机制中的作用，Vageli 等[19]采用塑料饲养管将不同 pH 值浓度、伴有或不伴有鹅去氧胆酸的脱氧胆酸液体滴入小鼠下咽和食管上端，每天两次，45 天后行组织学检查（上皮异常增生、上皮厚度）、免疫组化（p-NF-κB）、免疫荧光［rp-NF-κB（S536）、Ki67、ΔNp63、CK14、E-cadherin、β-cateni 和 p-STAT3（Tyr705）］检测，结果提示与单纯酸暴露和其他对照相比，免疫组化和自动定量分析都显示表面暴露于十二指肠液体的小鼠下咽黏膜出现明显的 NF-κB 活化和癌前变化，癌前改变组织中细胞增生因子Ki67，CK14 和 ΔNp63 表达增加，细胞黏附分子 E-Cadherin 减少，脱氧胆酸、鹅去氧胆酸和酸性胆盐暴露组动物出现了咽喉上皮的异常增生或轻度不典型增生，在脱氧胆酸暴露的动物下咽黏膜出现了中度不典型增生，该结果支持十二指肠成分中的胆酸或胆酸成分诱导了小鼠上消化道鳞状上皮分子改变和早期癌前病变，进一步为反流性疾病是导致上消化道鳞状上皮恶性肿瘤的学说提供了实验依据。

外源性方法的优点是操作简单，动物存活时间长，可以长时间观察，但也存在几个局限性：一是灌流液与活体反流物完全不同，二是 LPRD 是一个涉及多方面因素的长期慢性过程，单纯通过化学刺激损伤咽喉黏膜难以完全解释 LPRD 的发生和发展，只能用于研究咽喉和食管黏膜损伤和防御机制。

3. 离体试验 上皮细胞位于声带最外层，在保护声带固有层防止机械、化学、生物侵蚀等方面发挥重要作用[20]。因此喉部离体组织试验多采集声带上皮组织，进行细胞学及组织学检查。Erickson 等[8] 采集猪离体声带上皮并给予丙烯醛、盐酸、过氧化氢等干预后，对上皮细胞行 Hoechst/Ethidium 荧光染色检查细胞膜结构完整性，MTT 法检测细胞代谢活性，结果表明盐酸和过氧化氢干预组细胞膜完整性及细胞代谢活性下降，细胞生存能力降低，组织学检查见上皮组织脱落、糜烂、水肿、分离、间质水肿及空泡化，其维持屏障功能的能力受损。

细胞跨膜电阻是一种广泛用于食管、声带等复层鳞状上皮屏障功能的指标。阻力增大表明屏障功能增强，降低表明上皮渗漏增加、屏障功能受损[21]。Erickson 等[22] 模拟酸性反流，将猪离体声带上皮分别置于酸性蛋白酶、酸和蛋白酶中，结果酸和酸性蛋白酶组暴露 30 分钟后即可出现细胞跨膜阻力降低，表明声带上皮细胞跨膜电阻可能对早期反流相关的上皮改变更为敏感，上皮屏障渗漏的增加导致反流事件对声带上皮和固有层的进一步破坏。

随着电生理研究的深入，声带上皮细胞离子转运通道逐渐成为近年离体组织研究的热点。Erickson 等[23] 将猪声带暴露于 pH3 的盐酸、硫酸和胃蛋白酶中，60 秒后盐酸和硫酸组的声带离子转运一过性快速增加，且与碳酸氢盐的分泌有关。Durkes 等[24] 用类似的方法证实了碳酸氢盐的分泌可能有助于增强声带抗酸的能力，这一结果为碳酸氢盐作为一种新型制剂用于治疗咽喉反流性疾病提供了理论依据。

4. 其他方法 我们在临床上发现 LPRD 患者多数存在熬夜、高脂饮食等不良生活习惯，改变生活习惯后症状有所减轻。为了进一步探讨生活习惯与 LPRD 发病之间的相关性，我们于 2017 年 5 月—2017 年 7 月对我院耳鼻喉科门诊就诊患者进行 LPRD 与不良生活习惯关系的问卷调查，共收集有效问卷 500 份，结果 LPRD 症状评分异常组（RSI>13）匹兹堡睡眠质量指数（Pittsburgh sleep quality index，PSQI）高于评分正常组（RSI ≤ 13），RSI 异常组高脂饮食习惯者百分比也明显高于 RSI 正常组，多因素分析结果睡眠紊乱是 LPRD 的危险因素。我们利用大鼠对睡眠缺乏和高脂饮食与 LPRD 的相关性进行了探讨，将 16 只大鼠随机分为实验组和对照组，实验组大鼠采用改良多平台水平面法剥夺白天睡眠，同时饲喂高脂饲料，对照组大鼠自由睡眠和饲喂维持饲料，2 月后使用双探头上消化道 pH 监测仪连续观察实验组和对照组大鼠 10 小时，将实际检测的 pH<4 的总时间百分率（反流指数）、pH<4 的反流次数和最长反流持续时间（min）换算成 24 小时数值，比较两组动物上述 3 项指标的差异。整个大鼠模型构建过程中无大鼠死亡，结果显示实验组咽喉部电极处反流指数、最长反流时间和 24 小时总反流次数均明显增多，与对照组相比具有显著性差异（P<0.05），3 个月后处死动物取咽部、喉部及食管组织福尔马林固定、石蜡包埋切片、HE 染色观察组织形态，结果发现大鼠喉腔黏膜上皮变成矮柱状或不规则脱落和坏死，固有层及黏膜下层水肿、淤血，可见大量以淋巴细胞为主的炎症细胞、淋巴小结增生、局灶出血、黏液腺增生、导管扩张，提示实验组大鼠出现了 LPRD，上述结果初步提示慢性睡眠剥夺和高脂饮食可能与大鼠 LPRD 发生密切相关，而且我们所采用的方法无创，实验简单，容易操作，实验过程动物无明显痛苦，更加符合实验动物学的 3R 原则，因此慢性睡眠剥夺和高脂饮食可能成为制造 LPRD 动物模型的一种新方法。但慢性睡眠剥夺和高脂饮食两种是单独起作用还是协同作用、详细的作用机制还需要进一步研究证实。

三、问题与展望

上述动物实验采用不同种类的动物和方法对 LPRD 的病因、机制及病理生理变化进行了深入的探讨，为临床治疗提供了很有价值的理论依据。但上述动物模型多数都是 LPRD 与胃食管反流共存或非生理性反流，同时未涉及神经、情绪、应激等相关因素对发病的影响，在研究 LPRD 的发病机制、治疗干预等方面还存在很大的局限性，我们前期的实验结果为构建生理性 LPRD 动物模型提供了线索。

（张延平　宋　徽）

参 考 文 献

1. Koufman JA, Aviv JE, Casiano RR, et al. Laryngopharyngeal reflux: position statement of the committee on speech, voice, and swallowing disorders of the American Academy of Otolaryngology–Head and Neck Surgery. Otolaryngol Head Neck Surg, 2002, 127 (1): 32–35.
2. Lai YC, Wang PC, Lin JC. Laryngopharyngeal reflux in patients with reflux esophagitis. World J Gastroenterol, 2008, 14 (28): 4523–4528.
3. Brisebois S, Samson N, Fortier PH, et al. Effects of reflux laryngitis on non-nutritive swallowing in newborn lambs. Respir Physiol Neurobiol, 2014, 200: 57–63.
4. Hu Y, Xu XB, Chen SY, et al. Laryngoscopy findings and histological results in a rabbit gastroesophageal reflux model. Eur Arch Otorhinolaryngol, 2012, 269 (8): 1939–1944.
5. Liu X, Zheng W, Sivasankar MP. Acute Acrolein Exposure Induces Impairment of Vocal Fold Epithelial Barrier Function. PLoS One, 2016, 11 (9): e163237.
6. Johnston N, Dettmar PW, Lively MO, et al. Effect of pepsin on laryngeal stress protein (Sep70, Sep53, and Hsp70) response: role in laryngopharyngeal reflux disease. Ann Otol Rhinol Laryngol, 2006, 115 (1): 47–58.
7. Gill GA, Buda A, Moorghen M, et al. Characterisation of adherens and tight junctional molecules in normal animal larynx; determining a suitable model for studying molecular abnormalities in human laryngopharyngeal reflux. J Clin Pathol, 2005, 58 (12): 1265–1270.
8. Erickson-DiRenzo E, Sivasankar MP, Thibeault SL. Utility of cell viability assays for use with ex vivo vocal fold epithelial tissue. Laryngoscope, 2015, 125 (5): E180–E185.
9. Bulmer DM, Ali MS, Brownlee IA, et al. Laryngeal mucosa: its susceptibility to damage by acid and pepsin. Laryngoscope, 2010, 120 (4): 777–782.
10. Hu Y, Xu X, Xu L, et al. Dilated intercellular space in the larynx and esophagus of a rabbit reflux model. Auris Nasus Larynx, 2013, 40 (4): 379–382.
11. Xu X B, Hu Y, Wang Y, et al. Expression of claudin-3 in the esophagus and larynx of rat reflux model. Auris Nasus Larynx, 2014, 41 (6): 539–542.
12. 汪忠镐, 来运钢, 吴继敏, 等. 胃食管喉气管反流动物实验初步验证. 临床误诊误治, 2007, 20 (12): 1–2.
13. Feng G, Zhang Z, Diao C, et al. A bama minipig model of laryngopharyngeal reflux and the change of laryngopharyngeal mucosal ultrastructure. J Neurogastroenterol Motil, 2015, 21 (2): 182–188.
14. Habesoglu TE, Habesoglu M, Surmeli M, et al. Histological changes of rat soft palate with exposure to experimental laryngopharyngeal reflux. Auris Nasus Larynx, 2010, 37 (6): 730–736.
15. Shimazu R, Kusano K, Kuratomi Y, et al. Histological changes of the pharynx and larynx in rats with chronic acid reflux esophagitis. Acta Otolaryngol, 2009, 129 (8): 886–892.
16. Marinho RR, Matos RM, Santos JS, et al. Potential anti-inflammatory effect of low-level laser therapy on the

experimental reflux laryngitis:a preliminary study.Lasers Med Sci,2014,29(1):239-243.

17. Koufman JA.The otolaryngologic manifestations of gastroesophageal reflux disease(GERD):a clinical investigation of 225 patients using ambulatory 24-hour pH monitoring and an experimental investigation of the role of acid and pepsin in the development of laryngeal injury.Laryngoscope,1991,101(4 Pt 2 Suppl 53):1-78.

18. Durkes A,Sivasankar MP.In vivo investigation of acidified pepsin exposure to porcine vocal fold epithelia. Laryngoscope,2016,126(1):E12-E17

19. Vageli DP,Prasad ML,Sasaki CT.Gastro-duodenal fluid induced nuclear factor-kappaappaB activation and early pre-malignant alterations in murine hypopharyngeal mucosa.Oncotarget,2016,7(5):5892-5908.

20. Levendoski EE,Leydon C,Thibeault SL.Vocal fold epithelial barrier in health and injury:a research review.J Speech Lang Hear Res,2014,57(5):1679-1691.

21. Sivasankar M,Erickson E,Rosenblatt M,et al.Hypertonic challenge to porcine vocal folds:effects on epithelial barrier function.Otolaryngol Head Neck Surg,2010,142(1):79-84.

22. Erickson E,Sivasankar M.Simulated reflux decreases vocal fold epithelial barrier resistance.Laryngoscope, 2010,120(8):1569-1575.

23. Erickson-Levendoski E,Sivasankar MP.Role for ion transport in porcine vocal fold epithelial defense to acid challenge.Otolaryngol Head Neck Surg,2012,146(2):272-278.

24. Durkes A,Sivasankar MP.Bicarbonate availability for vocal fold epithelial defense to acidic challenge.Ann Otol Rhinol Laryngol,2014,123(1):71-76.